抑郁症

（原书第2版）

DEPRESSION
Causes and Treatment, 2nd Edition

［美］ 阿伦·贝克　布拉德·奥尔福德　著
（Aaron T. Beck）（Brad A. Alford）

杨 芳 等译

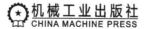
机械工业出版社
CHINA MACHINE PRESS

图书在版编目（CIP）数据

抑郁症（原书第2版）/（美）贝克（Beck, A. T.），（美）奥尔福德（Alford, B. A.）著；
杨芳等译 . —北京：机械工业出版社，2014.6（2024.5 重印）
书名原文：Depression: Causes and Treatment

ISBN 978-7-111-47228-5

I. 抑… II. ①贝… ②奥… ③杨… III. 抑郁症–治疗 IV. R749.405

中国版本图书馆 CIP 数据核字（2014）第 148184 号

抑郁症（原书第2版）

出版发行：机械工业出版社（北京市西城区百万庄大街 22 号　邮政编码：100037）

责任编辑：岳小月　　　　　　　　　　　　　责任校对：董纪丽

印　　刷：固安县铭成印刷有限公司　　　　　版　　次：2024 年 5 月第 1 版第 12 次印刷

开　　本：170mm×242mm　1/16　　　　　　　印　　张：24.25

书　　号：ISBN 978-7-111-47228-5　　　　　　定　　价：79.00 元

客服电话：（010）88361066　88379833　68326294

DEPRESSION 译者序

21 世纪人人享有卫生保健的全球战略性策略目标，既充分体现人类健康发展需求的飞跃发展，也促使学界更多地面对与疾病、健康相关的心理学问题。此外，与心理因素密切相关的心脑血管疾病、癌症等跃居疾病谱和死亡谱前列并占据相当的比例，社会变革与激烈竞争迫使人们的身心健康越来越多地遭遇心理失衡的威胁。时代发展要求大健康学科能兼顾心理学等人文学科知识，以应用型心理学家的角色功能，为人们提供优质的身心健康服务。

上百年来，抑郁症的研究充满生气，并且千变万化。国内学者也就此编撰、出版了培训教材和学术专著。但迄今为止，较全面、系统地介绍国外学者抑郁症相关研究的学术专著却十分鲜见。为此，我们翻译了美国学者 Aaron T. Beck 和 Brad A. Alford 的第 2 版 *Depression：Causes and Treatment*，相信会对我国广大医护人员、健康保健者等有所帮助。

为了回答"什么是抑郁的本质、原因及其治疗"，本书系统总结了有关抑郁在临床医学、护理学、生物学和心理学各个方面的有代表性的研究。和第 1 版一样，这个版本总结了目前临床上关于抑郁的全新已知领域，包括自从这本书40 年前最初出版到现在的发展，同时也像早期的册子，提供了一个历史性的角度。更重要的意义是，它描述了一个原创性的研究项目，代表着在理解抑郁的认知内容及其治疗和护理等方面上的突破。

本书包括认知系统与抑郁情感、动机和生理现象的密切联系，认知疗法作为抑郁症新的治疗系统的实验过程，以及抑郁症的相关理论和抑郁症的治疗及情感护理等，共 4 大部分。其中许多内容在国内难得一见，如本书对大量设计良好的研究进行综合性回顾的结果显示，通过使用维持治疗（可以是认知行为疗法，也可以是抗抑郁药物），几乎有一半的抑郁症能够避免；以及用心理介入治疗的抑郁症患者复发的概率远低于单独用药物治疗的患者的复发率等，这不仅可以帮助读者澄清一些模糊的概念，也可以满足我国医护人员实施抑郁症治疗和护理的全面需要。本书综合了大量文献，可以说，无论对临床医护人员还是教育研究者甚至健康管理者，都具有重要的借鉴意义。

心理学在我国起步较晚，很多重要的理论和技术均为翻译引进，加之本书涉及许多抑郁症的专业化知识，一些关键术语的翻译不尽统一。对此，译者在翻译以及统稿时，尽量参照心理学、医学专业的权威性著作，对比较新的、生僻的或译法较杂的术语同时注明英文，对大多数人名则直接使用英文。

鉴于本书篇幅长、专业术语多和内容涉及面广，翻译难度和工作量均十分巨大。本书译者均为医学、护理学和心理学的专业人士，由此确保了本书的顺利翻译，由衷地感谢我的翻译团队为本书奉献的辛勤劳动和学术贡献。

最后，我们对机械工业出版社的诸位编辑表示衷心的感谢，是他们的努力为本书的出版和顺利问世贡献了激情和灵感，尤其在促使原始经典资料的保留和最近研究的结合中发挥了重要的作用。

当然，由于本书内容涉及面广、交叉学科多，尤其国情文化差别和写作风格迥异，难免有纰漏与错误，恳请同行专家及广大读者批评指正。

杨芳

2014 年 9 月 18 日

DEPRESSION **翻译团队**

主　译：杨　芳

主　秘：胡　菁　　刘　璐

译　者：杨　芳　　杨　群　　李　萌　　周婷婷
　　　　胡　菁　　刘　璐　　张云霞

第 2 版序言 DEPRESSION

抑郁的本质是什么？抑郁由哪些因素造成？它如何治疗？为了回答这一系列问题，贝克调查了上千例临床案例并对它们进行了对照研究，总结了有关抑郁在临床、生物学、心理学以及理论各个方面上的成果。更重要的是，他描述了一个原创性研究项目，代表着在理解抑郁的认知内容及其治疗方面的一个突破。

和第 1 版一样，第 2 版总结了目前临床上关于抑郁的所有已知领域，包括从这本书 40 年前最初出版到现在的发展，同时也像第 1 版一样，提供了一个历史性的角度。此外，在第 16 章，我们回顾了建立在详尽的认知理论和研究基础之上的随机对照实验。

第 2 版的新内容是什么呢？情绪障碍的概念在这些年已经发生了改变，也增加了一些新的类别。现在我们认识到，从世界范围来看，重度抑郁是导致残疾的主要原因，已经不断引起了临床和研究的注意。自本书第 1 版出版后的这些年里，双相情感障碍的一些其他类型已被识别，关于躁狂症和生活事件之间关系的研究已经在进行。新的药物，譬如选择性 5- 羟色胺再摄取抑制剂（SSIRs），或选择性血清素再吸收抑制剂已被研制。在功效上（除了严重的抑郁），它们与三环、不同环式以及在第 1 版中讨论的其他抗抑郁药在化学式上不相关，它们比"第一代药物"具有更明显的优势。这些更新的药物引起的副作用更小，同时在防止服药过量、提高耐受力以及病人的依从性方面能提供更多的安全保障。同时，还增加了选择性血清素再吸收抑制剂与锂、精神兴奋剂以及其他药剂。

现在关于药物疗法仍然有很多未解决的问题。抑郁的药物治疗（甚至使用更新的选择性血清素再吸收抑制剂）依然会导致不希望发生的副作用，譬如60% 的患者性欲出现紊乱。SSIRs 与单胺氧化酶抑制剂药物之间的相互作用是致命的。其他副作用包括胃肠道紊乱、恶心、嗜睡。电休克疗法（ECT）也会引起副作用，一些可替代的治疗正在审查中，包括经颅磁刺激（TMS）。我们描述了关于这项新治疗初步研究的结果和结论。

自本书最初问世后，我们在理解抑郁的生物学基础上已经有了相当大的进步。对于确认包括分裂情感性障碍在内的情绪障碍的遗传基础已经采取了一些措施。关于海马神经元变化、杏仁核变大的研究似乎很有希望。关于"神经营养"(维持细胞的活力) 和"神经形成"(刺激新细胞的生长) 的理论很多，也正在被验证。

尽管在不断地进步，抑郁症的许多生物学方面仍然不确定。一个研究领域发现，特定的大脑变化发生在对于抑郁有效的药理学和心理学治疗。例如，帕罗西汀治疗和认知疗法在调节大脑边缘系统和皮质层上的不同疗效。

研究者继续研究重度抑郁症病理生理学方面，包括一元胺大脑系统多样性的选择。神经肽如促肾上腺皮质激素，作为激素的变量如糖皮质激素的分泌等都在研究中。血浆皮质醇中的地塞米松释放剂被建议作为一个标记物，尽管实验中的睡眠剥夺和快速的节食也会产生相同的效果。

有几项研究已经测试基因标记物是否能够预测不同的药物反应，因此会产生个性化抑郁药物治疗的可能。即使给予等浓度的帕罗西汀，某种特定的基因类型与其他基因类型相比较，由 5-HTTLPR 介导发挥功能的帕罗西汀能够使抑郁症评分降低得更快。关于药物基因组学未来的研究将继续确定能够更好地预测个别药物反应的基因标记物，以及这些反应的原因。最后的结果可能将成为独特的抑郁症药物治疗的方式。

　　在临床与心理学上，治疗抑郁的方式已经取得了大幅进展。目前，关于认知易感性，孩子与父母遗传倾向之间的相互作用以及复发，我们比上一代有了更多的了解。抑郁认知和自杀理论的大多数方面，包括对自己消极偏见的认知，毫无希望的念头作为一个预测因子的重要性、主题内容的特殊性，使得心境协调，在实证上已经得到了验证。认知启动的研究和纵向研究现在支持成人认知易感性的理论，同时关于儿童的证据也出现了。

　　全世界范围内，关于临床抑郁的研究项目正在如火如荼地进行着。作为传统治疗的附属物，以神经生物学机制为靶向的认知疗法正在接受检验。通过多种维度，伴随着关于心理和体细胞的治疗不断成熟，情绪障碍的生物心理社会学的本质在不断升值。事实上，任何事情都有两面性，现象学和生物学之间的二分法不断地被理解。例如，我们回顾的一篇研究发现，在重度抑郁的认知疗法中，患者甲状腺激素水平发生改变，与多种躯体抗抑郁治疗对甲状腺轴的影响一致。未来的研究需要检验认知疗法与躯体治疗对神经形成的影响，特别是齿状回（DG）的颗粒细胞水平，作为海马的一部分被认为是形成新认知关键的思维。

　　正如上面所提到的。抑郁症的研究充满生气，并且千变万化。除了最新进展，第2版几乎保留了第1版里所有原始的研究和想法。在那个时期，认知疗法的基本理论已经得到阐述。第一部分，关于抑郁症的临床方面，在抑郁症的认知方面继续使用自然观察法（见第2章）。这项工作促使了认知内容的形成，把认知系统与抑郁情感、动机和生理现象连接起来（见第12章）。第二部分，关于抑郁症的实验方面，包括弗洛伊德理论最初的实验，导致了"异常发现"，[1]最终形成了一个新的治疗系统——认知疗法。这项研究也被作为第10章的一部分保留着，包括梦的研究和负性梦（"受虐狂"）的计分说明（见附录）。

　　第三部分，关于抑郁的理论方面，包括第1版抑郁消极认知的原始观念和躁狂理论及其他紊乱，包括焦虑、恐惧症、身体症状、妄想狂、强迫症、精神病。同样，第13章明确地阐述了抑郁的各种原因，并且已经形成了几百项研究。对于这些章节，新的部分增加了基因的发现，实证支持了理论，而综合的理论巩固了治疗的一般认知系统。因此，第2版保留了第1版的大部分内容，但是早期的工作因最新的发现引起了争议和更新。

第四部分，关于抑郁的治疗，总结了身体治疗和心理治疗的发展。我们回顾了随机对照实验的结果，特别进行了心理疗法与抗抑郁药物之间的比较。荟萃分析及传统的综述显示，某些心理治疗和药物治疗对情绪障碍的临床治疗同样可行，同时有限的证据建议将两种方法结合。另外，现在已有的数据表明，与药物治疗相比，认知疗法有明显的预防复发的效果。这包括防止重度抑郁复发的团体认知疗法，也包括防止成人再次企图自杀的认知疗法。此外，治疗师的认知疗法经验一般都会有很好的效果。

我们对设计良好的研究进行了综合性的回顾，结果显示，用心理介入方法治疗的抑郁症患者复发的概率只有30%，而单独用药物治疗的患者的复发率为69%。我们回顾了现在支持使用抑郁常规维持治疗的研究。一项主要的研究发现在重度抑郁发作后的5年里，通过使用维持治疗，如认知行为疗法或抗抑郁药物，有一半的抑郁症能够避免。

总而言之，在这次修订中的显著进步，来自对阿伦·贝克经典文本的吸收。如果有些术语是新的，比如情绪障碍的分类，我们用当前的术语取代了早期的术语或者将它们包括在内。因此，在新的版本里，我们保留了第1版中不随时间变化的材料，同时，提取了自那以后所有的进步。

我们非常感谢 Kathleen Shinko，Melissa St. Ledger，Sarah O'Neill，Rachel D'Agostino，Ruslan Denysyk，Mary Donohue，Jennifer Marala，Patrick Orr，Sarah Tarquini 和 James Yadavaia 这些研究助理们。

感谢 Kenneth S. Kendler 对原稿的检阅和评论。Geary S.Alford 对认知神经生物学这一部分的原始资料提供了意见。Donna Rupp 把原稿翻译成美国医学协会的风格。Krista McGlynn 和 Kavita Shah 一起进行了校对。

最后，我们对宾夕法尼亚大学出版社表示由衷的感谢，他们为第2版的发展贡献了激情和灵感。尤其是 Eric Halpern 主任、高级编辑 Jo Joslyn，以及总编辑 Alison Anderson，他们在促使原始经典资料的保留和最近研究的结合中发挥了重要的作用。

第 16 章是对奥尔福德和贝克观点的拓展 Alford, BA, Beck, AT, Psychotherapeutic teeatment of depression and bipolar disorder, in DL Evans & DS Charney (Eds.) *Physician's Guide to Depression and Bipolar Disorder*, New York, McGraw Hill, 2006. Portions of Chapters, 15，选自同一资料来源，得到了麦格劳－希尔集团公司复制的许可。

下面的表格得到了版权所有者的许可，已被重印或采用：

表 1-1 的 资 料 来 源：Lopez AD, Murray CJL, The global burden of disease, *Natuer Medicina* 1998; 4:1241-1243.

表 1-2、表 3-1、表 4-1 ～ 表 4-4、表 6-1、表 6-3、表 8-1 的资料来源：American Psychiatric Association, *Diagnostic and statistical manual of mental disorder*, 4th ed., textual revision (DSM-IV-TR) (Washington, DC: APA, © 2000).

表 1-3 的资料来源：Kessler RC, Chiu WT, Demler O, Walters EE, Prevalence, severity, and comorbidity of 12-month *DSM-IV* disorders in the National Comorbidity Survery Replication, *Archivers of General Psychiatry* 2005; 62, 616-627.

表 1-4、表 1-5 的资料来源：Kessler RC, Berglund P, Demler O, Jin R, Walters EE, Lifetime prevalence and age-of-onset distributions of DSM-IV disorders in the National Comorbidity Survey Replication *Archives of General Psychiatry* 2005; 62, 593-602.

表 3-5 的 资 料 来 源：Lundquist G, Prognosis and course in manic-depressive psychoses. *Acta Psychiat. Neurol. Suppl.* 1945; 35.

表 3-6 的资料来源：Kilon G, Andrews G, Neilson M, The long-term outcome of depressive illness, *British Journal of Psychiary* 1988; 153: 752-757.

表 3-7 的资料来源：Riso LP, Blandino JA, Penna S, Dacy S, Grant MM, Toit PL, Duin JS, Pacoe EM, Ulmer CS, Cognitive aspects of chronic depression. *Journal of Abnormal Psychology* 2003; 112: 72-80 (by permission of American Psychological Association).

表 8-2、 表 8-3 的 资 料 来 源：Bertelsen A, Gottesman II, Schizoaffective psychoses: genetical clues to classification. *American Journal of Medical Genetics*

1995; 60:7-11.

表 9-2 的资料来源：McGuffin P, Rijsdijk F, Andrew M, Sham P, Katz R, Cardno A, The heritability of bipolar affective disorder and the genetic relationship to unipolar depression. *Archives of General Psychiatry* 2003; 60: 497-502.

表 14-2、表 14-5 的资料来源：Masand PS, Gupta S, Selective serotonin-reuptake inhibitors: an update. *Harvard Review of Psychiatry* 1999; 7:69-84 (by permission of Taylor & Francis Group, LLC).

表 14-3 的资料来源：Johnson Gf. Lithium in depression: Areview of the antide-pressant and prophylactic effects of lithium. *Australian and New Zealand Journal of Psychiatry* 1987; 21:356-365.

表 14-7 的资料来源：Baldessarini RJ, Tonodo L, Hennen J, Viguera AC, Is lithium still worth using? An update of selected recent research. *Harvard Review of Psychiatry* 2002; 10:59-75 (by permission of Taylor & Francis Group, LLC).

目 录 DEPRESSION

第三部分 抑郁症的理论方面 //199

第11章 抑郁症的理论 //200

第一部分

抑郁症的临床方面

抑郁症的定义

抑郁症的悖论

就抑郁症而言，存在着很多悖论，但总有一天人们会理解它。比如，抑郁的人，他自身形象与客观现实的对比令人很吃惊。一个富婆总是抱怨她没有经济来源供养她的孩子；一个广受欢迎的电影明星由于认为自己很丑陋所以希求于整形手术；一个杰出的物理学家会苛责他自己很愚蠢。

尽管人们忍受着贬低自我形象的折磨，但他们却不情愿被能证明这些不合理想法本质的客观证据或逻辑示范所动摇。更有甚者，他们会做出一些行为来加强他们的痛苦。一个有钱人衣衫褴褛，公然乞讨来养活自己和他的家人，以此羞辱自己；一个牧师本无罪过，却因为认为"自己是世界上最糟糕的罪人"而想要吊死自己；一位科学家，其成就为众多研究者所认可，却公然"忏悔"说他的发现是一个骗局。

至少，从表面看来，类似于此的态度和行为尤其令人困惑，因为他们似乎否定了人性中一些最有说服力的真理。根据"快乐法则"，患者应当追求最大的快乐和最小的痛苦；根据自我保护本能中生命至上的理论，他们应当试图延长生命而不是终结它。

尽管 2 000 多年前，抑郁症（或者说忧郁症）就已经被确诊为一种临床症状，但有关它那些令人困惑和相互矛盾的特点，至今没有一个完全令人满意的解释。至于它的性质、分类、病因，很多重要部分仍待解决。

其中一些情况如下。

（1）抑郁症是正常脾气的一种夸张表现，还是在质和量上都有别于正常脾气？

（2）抑郁症的病因、典型症状、结果、有效治疗措施是什么？

（3）抑郁症是一种（情绪）反应（迈耶理论）还是一种疾病（克雷丕林理论）？

（4）抑郁症主要是由心理压力和冲突引起的，还是主要与生物性精神错乱有关？

关于这些问题还没有能被普遍接受的答案。事实上，提到抑郁症时，临床医生和研究者有着极大的争执，而关于抑郁症的分类有相当大的争议，有些作者认为使用这些所列出的疾病分类学分类是毫无合理性可言的。关于抑郁症的性质和病因则有更尖锐的分歧，一些专家认为抑郁症是一种精神障碍，而另外一些人坚持认为它是由器质性因素引起的，还有第三方支持将抑郁症分为两类：精神性的和器质性的。

抑郁症的患病率

在精神卫生领域，抑郁症受到每个人的重视。据 Kline[1]（的研究表明），与影响人类的其他任何一个疾病相比，抑郁症带给人更大的痛苦。在美国，诊断患者进入精神病院的疾病中，抑郁症位列第二，仅次于精神分裂症，而在院外，据估计，抑郁的患病率是精神分裂症的 5 倍[2]。1990 年，Murray 和 Lopez[3] 发现单相抑郁症是致残的主要原因，且这种残障会伴随患者很多年。每 10 年的生活中伴有残障的情况，1/10 以上是由单相抑郁症导致的（见表 1-1）。

表 1-1　1990 年全世界致残的主要原因

	年年生活都伴有残障的人数（百万人）	百分比（%）
所有的原因	427.7	
1. 单相抑郁症	50.8	10.7
2. 缺铁性贫血	22.0	4.7

（续）

	年年生活都伴有残障的人数（百万人）	百分比（%）
3. 跌倒	22.0	4.6
4. 酗酒	15.8	3.3
5. 慢性阻塞性肺气肿	4.7	3.1
6. 双相障碍	14.1	3.0
7. 先天异常	13.5	2.9
8. 骨关节炎	13.3	2.8
9. 精神分裂症	12.1	2.6
10. 强迫症	10.2	2.2

资源来源：Adapted from Lopez and Murray1998. For up-to-date WHO data, see http://www.who. int/mental_health/management/depression/definition/en/.

40 多年前，一项具有明显地区性质的系统调查显示，该地区 20 岁以上的人群中有 3.9% 的人在一个特定的阶段会经历抑郁[4]。根据美国精神病学协会的第 4 版《精神障碍诊断与统计手册》[5]可知，人一生中出现抑郁的可能性，男性为 5% ~ 12%，女性为 10% ~ 25%。在任何一个可考虑到的时间点（"流行点"），2% ~ 3% 的男性和 5% ~ 9% 的女性会出现严重的抑郁。Piccinelli[6]回顾了抑郁症性别差异的相关研究，发现性别差异始于青春中期，贯穿于整个成年期（见表 1-2）。

表 1-2　严重抑郁症流行的性别差异　　　　　　　　　（%）

	男　　性	女　　性
终身	5 ~ 12	10 ~ 25
流行点	2 ~ 3	5 ~ 9

资料来源：Adapted from *DSM-IV-TR*.

不同类型和年龄的人的患病率和严重性

在第 4 版《精神障碍诊断与统计手册》[5]中其他类型的情绪障碍（见第 4 章）终身发病率如下：精神抑郁障碍 6%，I 型双相障碍 0.4% ~ 1.6%，II 型双相障碍 0.5%，循环性精神病 0.4% ~ 1.0%，美国国家精神卫生协会[6]报道说 1 880 万美国成年人（18 岁及以上人群中的 9.5%）在特定的一年会经受不同形式的抑郁障碍。在已经建立起来的世界市场经济中，严重抑郁就是导致瘫痪的主要原因[7]。

Kessler 等人[8]提供了人群中 12 个月抑郁症流行率和严重程度的数据。美国国家伴随疾病调查的反复实验涵盖了 2001 年 2 月到 2003 年 4 月期间组织的一个有代表性的面对面家庭调查。该研究进行了一个有组织的诊断性访谈，这是复合型国际诊断性访谈的一个翻版，即世界卫生组织精神卫生调查动议，参与人员包括 9 282 名 18 岁或者以上说英语的反馈者。12 个月的流行情况和从这个研究中得出的对情绪障碍的评估详见表 1-3。

表 1-3　12 个月中情绪障碍的流行情况和严重性　　　　　　　（%）

	严重性			
	十分严重	很严重	中等严重	稍微严重
严重抑郁	6.7	30.4	50.1	19.5
心境恶劣	1.5	49.7	32.1	18.2
I-II 型双相障碍	2.6	82.9	17.1	0
任何一型情绪障碍	9.5	45.0	40.0	15.0

资料来源：*改编于 Kessler et al., 2005。*

发病年龄和终身流行率（在人生的某一个阶段遭受一种情绪障碍的可能性）详见表 1-4、表 1-5。[9]

表 1-4　根据第 4 版《精神障碍诊断与统计手册》，不同的年龄在标准年龄阶段发病率的分布情况以及在 75 岁时预测的终身发病率　　　（%）

	75 岁时预测的终身发病率	特定年龄阶段的发病率							
		5 岁	10 岁	25 岁	50 岁	75 岁	90 岁	95 岁	99 岁
严重抑郁	23.2	12	14	19	32	44	56	64	73
心境恶劣	3.4	7	11	17	31	43	51	57	73
I-II 型双相障碍	5.1	11	13	17	25	42	50	57	65
任何一型情绪障碍	28.0	11	13	18	30	43	54	63	73

资料来源：*改编于 Kessler et al., 2005。*

表 1-5　不同年龄阶段的情绪障碍流行率　　　　　　　（%）

	终身发病率	年龄阶段的发病率			
		18 ~ 29	30 ~ 44	45 ~ 59	60 以上
严重抑郁	16.6	15.4	19.8	18.8	10.6
心境恶劣	2.5	1.7	2.9	3.7	1.3
I-II 型双相障碍	3.9	5.9	4.6	3.5	1.0
任何一型情绪障碍	20.8	21.4	24.6	22.9	11.9

资料来源：*改编于 Kessler et al., 2005。*

抑郁症的描述性概念

今天我们对抑郁症所贴的标签，是在许多古代作家对抑郁症的分类描述基础上进行的。希波克拉底在公元前 4 世纪就对抑郁症进行了第一次临床描述。他也提到了与躁狂和抑郁类似的一些情绪。[10]

公元 2 世纪时的一位内科医生 Aretaeus，对抑郁症患者的描述是这样的"悲伤、沮丧、失眠……因为心烦和缺乏好的睡眠，他们形容消瘦……更有甚者，满怀悲观主义和想死的念头"。值得注意的是 Aretaeus 特意描述了躁狂 – 抑郁的循环过程。一些专家认为他预料到了克雷丕林对躁狂 – 抑郁这两种精神错乱的综合描述，但 Jelliffe 否认了这种假设。

在公元 2 世纪的时候，Plutarch 对抑郁症给出了一个特别生动详细的解释：

> 他对自己的看法是，他是神讨厌的人，总会引起神的愤怒，在这之前还有更糟糕的想法，他不敢采取任何措施避免或者纠正邪恶的行为，唯恐被发现他是在反抗神灵。这位内科医生，赶走了自己的好朋友，"离开我，"这个可怜的人说道，"我，是一个不虔诚的，被神灵诅咒、憎恶的人，应当接受惩罚。他坐在门外，衣着褴褛，时不时赤身裸露，在地上打滚儿，在泥土中忏悔自己这样或者那样的罪孽。他会吃或者喝一些不好的东西。他会走一段牧师不赞同的或其他的路。在敬神的节日里，他们没有任何快乐，相反充满了担忧和惊恐。（引自 Zilboorg[11]。）

19 世纪初时，Pinel 对抑郁症做出了如下的描述：

> 通常抑郁症的症状包括沉默寡言、愁思深重、沮丧多疑、喜好孤独。这些特点，事实上，就是从健康、热情活泼的人中将一些有此特点的人区别出来。然而，没有什么比一个忧愁沉思的人假想出来的自己的不幸形象更丑陋。而且，如果此人拥有强权，刚愎自用，血腥杀戮，那么他的形象就更为可憎！

这些解释与现代教科书上对抑郁症的描述有着惊人的相似，也与当代作家

Clifford W.Beers[12]自传体式的描述相似。我们今天诊断抑郁症所用的主要症状和体征在古代描述如下：情绪紊乱（悲伤、心慌、无能），自我苛责（被神灵诅咒、怨恨），自我贬低形象（衣衫褴褛、赤裸身体、在泥土里打滚），希望死去，躯体的和植物性的症状（焦虑、纳差、消瘦、失眠）；妄想犯有不可饶恕的罪行。

上述对于抑郁症的描述包含了当前情况下它所有的典型特征。有一些精神病性的综合征，它们的临床描述历经时代而恒久不变（抑郁症历经几个世纪，其前后描述仍大致相同，Burton[13]）。值得注意的是历史上对于抑郁症的描述表明它的临床表现是可以从各方面的行为中观察得到的，包括传统心理学上的情感、认知、意志等方面。

因为这些混乱的情绪通常就是抑郁症的显著特征，所以我们习惯性地把这种情况当作一种"基本的情绪障碍"或者"情感障碍"。抑郁症情感组成的核心部分是通过运用情感形容词条录进行定义和评估得以证明的。抑郁症作为一种情感障碍常被误解为其他病症，代表性的有被当作一种"皮肤异常"或"基础性发热"，即猩红热。除了情绪偏差，抑郁症还有很多其他症状，在一些案例中就发现病人根本没有异常情绪的占相当大的比例。就我们目前所掌握的知识，我们不知道哪个是抑郁症的主要临床症状，也不知道它们是否仅仅是某些未知病理性进程的外在表现。

现在我们主要是从以下几个特征对抑郁症进行定义。

（1）明显的情绪交替：悲伤、孤独、冷漠。

（2）消极的自我概念：自我责备和自我怪罪。

（3）退行性或自我惩罚的想法：逃避、躲藏、死亡。

（4）植物性症状的改变：厌食、失眠、性欲缺乏。

（5）活动能力改变：迟缓或急躁。

抑郁症的语义学

实质上，抑郁症概念表达的一个难点在于其语义，即这个术语泛指一种特定的情感或者症状；一种综合征（症候群）；一个定义明确的疾病实体。人们发现当其情绪状态低于他们的基础水平时就会感到抑郁，这种情况并不少见。一个人经历了短暂的悲伤或者孤独后也许就会说他抑郁了。不管这种正常的情绪是否类似于或者与抑郁有关，在异常情况下经历这些情感，人们的反应都是直接的。在任何一件事情中，当一个人抱怨感到极度沮丧、绝望或者不幸时，抑郁就常被用来表达这种主观心态。

抑郁，在情感、认知、行为领域中，这个术语通常特指一个复杂的离差模式（先前的章节就是这样描述的），并不代表它是一种分裂的精神障碍。这种情况下它就被当作一种症候群或者综合征。在精神病理学领域，根据这类症状和体征的强度（异常程度）可将（抑郁症）分为轻型和重型。抑郁有时会是一种明确的精神障碍的伴随症状，比如精神分裂症的表现；在此类案例中，诊断会是这样"精神分裂症伴有抑郁"。有时它又会继发于或者是一个脑部器质性疾病的表现，如全身轻瘫或脑动脉硬化症。

最后，抑郁症被用来特指一种离散的疾病实体。我们通常用一些形容词来限定这个术语，以显示其特殊的类型或形式，例如，反应性抑郁、烦躁性抑郁、精神性抑郁。当抑郁症被当作一个明确的临床实体疾病进行概念化时，除了一些特征性的症状和体征外，它还会被假定为有一些一致的属性，这些属性包括明确的发病类型、原因、持续时间和结果。

美国精神病学协会[5]的诊断手册中有一个这样的分类系统，阐述了其中某些方面，并将这类情绪障碍分为①抑郁障碍（单相抑郁），②双相抑郁，在此之前没有躁狂病史或者轻度躁狂发作，之后则有这样的一个病史。抑郁障碍包括严重抑郁障碍和心境障碍。有一两次的严重抑郁发作我们称之为严重抑郁障碍。这样的发作包括两周的情绪抑郁或者丧失兴趣，同时伴有最少4种症状。心境障碍包括至少两年以上的情绪低落，在这期间心情郁闷的天数要比不郁闷的多。双相障碍通常伴有严重抑郁发作，分为两型，I型双相障碍和II型双相障碍[5]。关于情绪障碍的分类我们会在第4章中详细介绍。

在医学领域，一个临床病例或疾病应当有相应的确定治疗形式（不必包含迄今还未发现的治疗方法）和明确的病因。有相当一部分的实证表明某些药物和（或）电疗对临床型抑郁症有一定的作用，但究其病因却还没有一致的意见。这个话题，在第二部分中我们会继续讨论。

抑郁症和正常情绪

专家就正常个体经历抑郁和情绪改变两者之间的联系并未达成一致意见。情绪这个词通常指一类情感的范围，从极度的高兴快乐到极度的悲伤不幸。因此，包含于其中的特殊情感都是直接与快乐或者悲伤有关。主观说来，例如焦虑、愤怒这类不在快乐 – 悲伤这一范围内的情绪则不包含于其中。一些作者[14]认为所有人都有情绪浮动，因此人有那么几个小时或者几天是郁闷的则是正常情况。这种说法得到了在正常人身上进行的情绪浮动系统研究的支持。[15]

正常个体发生情绪低落或者郁闷的情况与临床上的抑郁症有很多相似之处。第一，对于正常情绪低落和抑郁两者之间主观体验的描述有着相似性。用以描述正常情绪低落的词汇与抑郁症患者表述他们的感情时用的词汇一样，如郁闷、悲伤、不幸、空虚、低落、孤独。然而，也有可能这种相似性是由于抑郁症患者找不到其他合适的词汇用以表达他们的情感，所以只能用自己熟悉的词汇来描述这种病理性状态。事实上，不属于临床型抑郁症的一些患者在描述他们的郁闷情绪时，会将其情感与之前经历的任何一种情感明显区别开来。

第二，抑郁症患者与那些自感悲伤、不幸的人的行为有着相似性，尤其表现为悲痛的表情和低沉的嗓音。第三，抑郁症患者的一些植物性或者躯体性的症状特征在自感悲伤的人身上偶尔也会出现，但这些人并不会被认为患有抑郁症。一个人考试不及格、失业、被人抛弃时也许不仅会感到气馁和凄惨，而且也会出现厌食、失眠、易疲劳。第四，很多人感到郁闷似乎是因为在一个协调规律的外部环境中彷徨了，而与内部刺激、抑郁强度节律性更替的暗示无关。抑郁症和正常情绪低落状态之间的相似性使人们认为病理性的状态只是对正常状态的一种夸大。从表面上来看，这种看法似乎是有理的。接下来第 2 章中，在一个维度内根据抑郁症的强度对其每一个症状进行定级，那么轻度的症状越多，就会与正常人感到郁闷时观察到的现象越相似。[15]

为了支持抑郁症和正常情绪之间有连续性的这个观点，Hankin[16]等人在一群儿童和青少年中，运用 Meehl[17]的生物学分类程序对抑郁症的构成进行检测。考虑到抑郁症状的不对称性，作者只报道了青少年的抑郁是一维的，不是绝对的、臆造出来的。在讨论他们研究成果中所蕴含的其他内容时，Hankin[16]等人指出通过不断打乱比分，该项研究的统计学信度就会得到提高，这样就有助于研究者查明抑郁症的确切原因和结果。

与 Hankin 等人 [17] 的研究结果相似，Haslam 和贝克 [18] 用生物学分类程序对 5 位假定为严重亚型抑郁症患者的症状组成（不连贯部分）进行了测试，包括内源性的、社会性的、自发性的、自我批评性的和绝望性的等类型。该研究采纳了 531 名在门诊被确诊为持续性严重抑郁症患者的自述症状和个性资料。除了内源性的亚型 [18]，其他各亚型的特征没有如预测的一样发生变化。

有人认为许多病理性的状态似乎与正常状态之间有连续性，但在其本质特征上还是区别于正常状态的。为了证明这个说法，我们会将情绪离差和内部体温进行一个类比。然而，内部体温的显著变化和体表温度的变化是连续一致的，潜在因素引发的巨大离差也不是正常健康状态的延伸：一个人也许会得病，例如伤寒，它以一系列的进展性体温变化为特征，然而与正常状态还是绝对不同的。同样，抑郁症出现的情绪离差也会是一种疾病进展的特征，这与正常状态是有区别的。

关于抑郁症和正常情绪波动之间的关系，专家并没有达成一致的看法。一些作家，如克雷丕林和他的追随者，已经把抑郁症当作一种定义明确的疾病，与正常情绪截然不同。他们假定存在一种深层次的生物学紊乱，而这正是导致抑郁症的关键因素。这个疾病和健康的二分法理论通常为体因性学派所用，环境论者似乎也支持这样的持续性假设。在他们看来，一个敏感的人身上存在着一系列持续性的情绪反应，从正常反应到极端反应。精神生物学派的创始人阿道夫·迈耶（Adolph Meyer）就倾向于这种观点。

直到抑郁症的病因学问题得以全面解决，正常情绪和抑郁症两者是对立的还是连续的这个问题才会有最终答案。

抑郁症的症候学

目前的系统性研究

正如第 1 章中所说，从古代开始有关抑郁症的描述就有连贯性。然而，尽管作家对抑郁症的诸多特征意见一致，但其他许多方面并未达成一致看法。我们普遍认为抑郁症的核心症状和体征是情绪低落、悲观主义、自我批评、迟缓、焦虑。抑郁症原有的其他并发症状和体征有自发性症状、便秘、注意力集中困难、思维迟缓、焦虑。1953 年，坎贝尔（Campbell）[1] 列举了 29 种自发性紊乱症状，在躁狂型抑郁中最常见的是热潮红、心动过速、呼吸困难、虚弱、头疼、寒冷、四肢麻木、偏头痛、眩晕。

很少有系统性的研究用以描述抑郁症的特有症状和体征。Cassidy[2] 等人将 100 名被确诊为躁狂型抑郁的患者作为控制组与 50 名被确诊为医疗疾病的患者进行症状学对比，通过让他们完成一张有 199 道题目的问卷来判定其特有症状出现的频率。在精神病组中，出现这些症状被认为具有更重要的意义，它们是厌食、睡眠紊乱、情绪低落、有自杀念头、哭泣、易激惹、害怕丧失理智、注意力集中困难、妄想。

很有趣的是，Cassidy 和他的团队发现在躁狂型抑郁组中只有 25% 的人认为自己会转好，而医疗疾病组中有 61% 的人认为自己会转好。这体现了躁狂型抑郁症患者特有的悲观主义想法：与医疗组中不可救治的病人相比，他们则几乎都被期望从疾病之中完全康复过来。有时，躁狂型抑郁的有些症状，如便秘，在两组患者中出现的比例是相似的。

坎贝尔报道了躁狂型抑郁症患者高频率出现医学症状的原因在于自主神经性紊乱。然而，Cassidy 的研究发现，至少两组患者出现的大部分医疗症状是一样的。而且，在一个健康人群组成的控制组中，也会出现很多这些症状。例如，在躁狂型抑郁组中有头痛症状的占 49%，医疗疾病控制组中占 36%，健康人群控制组中占 25%。当把躁狂型抑郁、神经性焦虑、癔症患者的症状进行比较时，发现至少后两组患者自发性症状出现的频率与躁狂型抑郁组是一样的。例如，在躁狂型抑郁组中有心悸的占 56%，在神经性焦虑组中占 94%，在癔症组中占 76%。所以，很明显自发性症状不是躁狂型抑郁障碍患者所特有的。

在 20 世纪 60 年代早期的时候，有人组织了两个抑郁障碍症状学的系统性调查以描述其典型的临床情况，同时提出了抑郁症的典型亚型。[3, 4] 但是由于这个案例中的主要人员为抑郁症者，没有非抑郁症的精神病患者作为对照组，因此不可能得出哪些症状群是抑郁症所特有的或者哪些是与其不同的亚型，以及哪些症状在其他精神病患者或者健康人身上也会出现。

接下来在第 1 版资料基础上进行了整体修改后的再版，有较少部分的语言更新。在书的最后一个章节，作者根据他们所理解的 21 世纪的时代和文化对抑郁症症状的多样性作了一个简明的阐述。

在对主诉进行回顾后，从 4 个方面描述了抑郁症的症状：情感的、认知的、躯体性的和植物性的。紧接着的一个章节描述的是妄想和幻觉。这样的分配看起来也许会有些随意，但毫无疑问的是那些单独描述的症状仅仅是同一现象的不同层面。虽然不可避免地会出现重叠交叉，但我认为目前尽可能广泛地提出症候学是合理的。症状分类之后的一部分是关于行为观察的，这部分是通过直接观察患者的语言和非语言行为得出来的。

主诉

虽然有时它会提示是一种躯体性疾病，但抑郁症患者的主诉通常直接指向其诊断标准。然而,有效的提问通常能够断定抑郁的基本症状是否存在。

主诉形式多种多样:①不愉快的情绪状态,②生活态度的改变,③特定的抑郁性躯体症状,④非典型抑郁性的躯体症状。

最常见的主诉[5]有"我感到很悲惨""我感到无助""我感到绝望""我担心一切事情"。虽然我们通常认为抑郁症是一种情感障碍,但需要强调的是并不是所有的抑郁症患者都会有主观情绪的改变。在其他许多疾病障碍中,某些重要临床症状的缺失并不能排除不是该种疾病障碍。

例如,在我们的系列研究中,中度抑郁症患者中只有 56% 的人承认感到悲伤或不幸。有时,主诉主要表现在行为、反应、生活态度的改变上。例如,一个病人会说,"我再也没有任何目标了""不管发生什么我都不会在乎了""我看不到生活的动力了"。有时候,主诉就是感到生命毫无价值。

通常,抑郁症患者的特征是其主诉围绕躯体性症状展开,病人会抱怨感到疲劳、乏力、纳差。有时病人会抱怨自己外表或者身体机能的改变,认为自己开始变老或者变丑。另外一些人会诉说一些明显的症状如"我肠梗阻了"。

抑郁症患者频繁地去医疗诊所或者咨询内科医生或家庭医生,提出的一些症状提示其患有躯体性疾病[6]。然而,体格检查没有发现任何身体异常,在其他病例中也会发现患者会有一些微小的身体异常,但其程度轻微,不足以解释病人的不舒服。在进一步的检查中,病人也许会承认有情绪上的改变,但我们一般仍倾向于将其归为躯体症状。

病人的主诉通常为严重的局部或全身疼痛。Bradley[7] 报道的 35 例抑郁症患者中,主要的主诉为严重的局部疼痛。在每一个病例中,患者说抑郁的感觉或是自发性的,或是在访谈中被引发出来的。在有些病例中,疼痛则完全与抑郁有关,抑郁症状越突出,痛苦也就越明显。Kennedy[8] 和 Von Hagen[9] 报道说电疗对与抑郁症有关的疼痛有效。

Cassidy[2] 等人分析了躁狂型抑郁症患者的主诉,将其分为以下几类,包括:①精神性的,②局部医疗性的,③全身医疗性的,④医疗性与精神性混合型,⑤医疗性的、全身的、局部的,⑥没有明确信息。每一类型的一些典型主诉如表 2-1 所示。

表 2-1　100 名躁狂型抑郁症患者的主诉和 50 名医疗性疾病患者的主诉　　　（%）

主诉类型	躁狂型抑郁症患者组	医疗性病控制组
精神性的	58	0
局部医疗性的	18	86
全身医疗性的	11	6
医疗性与精神性混合型	2	6
医疗性的、全身的、局部的	2	0
没有明确信息	9	2

资料来源：改编于 Cassidy 等人的研究，1957 年。

①精神性的（58%）："郁闷的""我没有任何可期待的事情""害怕孤独""缺乏兴趣""不能记起任何事情""感到沮丧、受伤害""脾气暴躁、无端愤怒""我是如此愚蠢""我十分混乱""有时很不开心""宅在家里"。

②局部医疗性的（18%）："头重感""喉头阻塞感""头痛""尿频""炸裂性头痛""反胃"。

③全身医疗性的（11%）："累""我精疲力竭""我疲乏到极点""易疲倦""多梦""我无法工作，感到虚弱""我（感觉自己）像树叶一样飘摇"。

④医疗性与精神性混合型（2%）："我畏惧死亡，呼吸困难""脖子僵硬、哭泣"。

⑤医疗性的、全身的、局部的（2%）："呼吸困难、全身疼痛""我没有力气，我的手臂很虚弱""我无法工作"。

⑥没有明确信息（9%）。

作者把躁狂型抑郁症患者和控制组的医疗性疾病患者所讲述的不同症状及其各占的比例制成了表格。值得注意的是，两组患者中均有 33% 的人说，他们的医疗症状不是局部的就是全身性的。

症状

通过几个步骤，我们确定了哪些症状可以包括在这里。首先，我们研究了一些有关抑郁症的精神病学教科书和论著，来确定哪些一致结论可以归纳为抑郁症的症状。其次，通过对接受心理治疗的 50 位抑郁症患者和 30 位非抑郁症患者的细致研究，我们试图找出哪些症状在抑郁症患者身上出现的频率要远高于非抑郁症患者。在这个表格的基础上，构建了一个详细目录，涵盖了与抑郁症有关的条目，对 100 名患者进行了预测。最后，对这个目录进行了修订并对966 名精神病患者进行了预测。通过这个目录得出的抑郁症症状分布情况详见表 2-3 ~ 表 2-7。

其中一个症状，叫易激惹，与非抑郁症患者相比其出现的频率并不是很高，因此，就将其从列表上剔除了。顺便说一句，Cassidy 和他的同事[2] 发现这个症状在神经性焦虑患者身上出现的频率比在躁狂型抑郁症患者身上的更高。

那些常被归为躁狂型抑郁症的症状在本章中就不加以描述了。例如，畏惧死亡不包括在内，因为在初步的临床研究中发现与非抑郁症患者相比，这个症状在抑郁症患者中不再常见。事实上，Cassidy、Flanagan、Spellman[2] 等发现，在神经性焦虑患者中有 42% 的人畏惧死亡，而在躁狂型抑郁症患者中仅有35%，同样，在躁狂型抑郁症患者中有 60% 的人便秘，而在癔症患者中是 54%。因此，这些所谓的特殊症状似乎并不是抑郁症的特定症状。

我们的症候学分析没有采用传统的疾病分类方法。我们根据患者抑郁的程度对其进行分类，而不是他们最初诊断的症状，如躁狂型抑郁反应、精神分裂、焦虑等。这么做的原因有两个，第一，我们发现根据标准命名法作出的诊断其评分者间信度相对较低，因而据此做出的任何诊断其可信度相对也较低。相反，精神病学家认为根据抑郁的程度作出的诊断，（这两者之间）则具有较高的相关性（0.87）。第二，我们发现组成抑郁症的症候群不仅在神经性抑郁、躁狂型抑郁症患者中可见，而且在最初诊断为焦虑、精神分裂、强迫性神经症等患者身上也可见。事实上，我们发现，与那些最初诊断为精神分裂或强迫性神经症的患者相比，最初诊断为抑郁症典型分类中的一种的患者也许抑郁程度更轻。所以，我们根据抑郁的程度将样本成员分成了 4 组：无抑郁、轻度抑郁、中度抑郁、重度抑郁。

为了对这些症状做出一个常规的定性区分，我们已经尝试研制了一个指南来评估它们的严重性。根据患者表现出来的抑郁程度，对其症状进行了讨论。这也许会给临床医生或研究者在进行抑郁严重度定量评估时带来帮助。鉴于以上的表格显示了无抑郁、轻度抑郁、中度抑郁、重度抑郁症患者症状之间的相关性，我认为可以将此作为诊断抑郁症的一个指南。以上表格在数据收集上所用的方法会在第 10 章中详细介绍。样本成员的描述详见表 2-2。

表 2-2　种族、性别不同的患者抑郁程度分布情况

	抑郁程度				
	无	轻度	中度	重度	全部
白人男性	71	98	91	15	275
白人女性	51	90	137	40	318
非裔美国男性	50	32	30	4	116
非裔美国女性	52	77	102	26	257
所有白人	122	188	228	55	593
所有非裔美国人	102	109	132	30	373
所有男性	121	130	121	19	391
所有女性	103	167	239	66	575
所有人	224	297	360	85	966

情绪症状

情绪症状这个词涉及患者情感的改变或者因为他情感状态而直接引起的行为改变（见表 2-3）。在评估情绪症状时，很重要的一点是评估患者发病前的情感水平和行为，就像检查者会评估患者的特殊年龄、性别和所处的社会群体以判断其情绪改变是否在正常范围内。与一个不管抑郁与否都习惯哭泣的人相比，一个很少或者从未哭泣的人变为频繁地哭泣提示其抑郁程度相当严重。

表 2-3　抑郁症患者和非抑郁症患者的情绪症状出现的频率　　　　　　　　　（%）

症状	抑郁程度			
	无（n=224）	轻度（n=288）	中度（n=377）	重度（n=86）
沮丧	23	50	75	88
自我嫌弃	37	64	81	86
缺失满足感	35	65	86	92
缺失依恋感	16	37	60	64
哭泣	29	44	63	83
缺失欢乐感	8	29	41	52

1. 沮丧的情绪

不同的临床患者对抑郁症的情绪特征描述也不尽相同。不管病人运用什么样的词汇描述他的主观感受，都需要检查者进一步探究。例如，如果患者用

"郁闷的"这个词，检查者就不应当仅看到其表面意思，还要尝试探究这个词对于病人来说的深层意义。那些不是临床型的抑郁症患者会用这些形容词来特指那些不稳定的情感，如孤独、厌烦、气馁。

有时候，我们用躯体性名词来描述这些情感，如"有一团东西在我喉咙里""我感到胃里空空的""我感到胸闷"。进一步的调查研究发现，这些情感普遍与其他用形容词描绘的患者所表达的情感相似，如悲伤、不幸、孤独、厌烦等。

情绪离差的强度必须由检查者来评估。抑郁程度的大致标准是用限定的形容词或副词或患者对这种感觉的忍受度，将其相对的程度或暗含的病态表达出来，如"稍微地""很"（如我感到如此糟糕，再也无法忍受）。

抑郁症患者在回答"你感觉怎么样"这种问题时所用的形容词如下：悲惨的、绝望的、郁闷的、悲伤的、孤独的、不开心、心情低落、羞辱的、羞愧的、担忧的、无能的、有罪的。严重抑郁症患者中有 88% 的人说有不同程度的悲伤、忧愁，而非抑郁症患者中只有 23%。

轻度的：患者表现出忧郁、悲伤，白天会有较大的不悦情绪波动，有时则没有，甚至会感到愉快。外界刺激也能部分或完全缓解烦躁不安感，如一句赞美，一个玩笑，或者一件顺利完成的事情。检查者稍加努力或者巧用智慧就会获得患者的积极反应。处于这个层次的患者通常对玩笑或奇闻逸事等娱乐活动会做出真实的反应。

中度的：患者的烦躁情绪更明显，持续时间更长，并且不易受到他人试图劝其振作的行为影响，任何缓解状态都是暂时的。而且这种烦躁不安的情绪表现为昼重夜轻。

重度的：严重抑郁的患者倾向于说他们感到"绝望"或"悲惨"。焦虑不安的患者经常声称他们"忧心忡忡"，而据我们书中所描述，严重抑郁的患者中70% 的人表示他们总是感到悲伤并且"无法摆脱它"，或他们是如此悲伤以至于非常痛苦，或他们是这么悲伤，已经无法忍受。

2. 对自我的消极情感

抑郁症患者通常对他们自己表现出消极情感，这些情感也许与一般的烦躁不安有关，但放在他们自己身上则就不同了。患者会将厌恶自己的情感和对自己的消极情感区分开来，如"我一无是处"。在非抑郁症患者中有 37% 的人有自我厌恶感，而严重抑郁症患者中则有 86%。

轻度的：患者说他们对自己感到失望，同时伴有这样的想法"我已经让每个人都失望了……如果我再努力一点，我就能达到他们的期望了"。

中度的：自我厌恶感更为强烈，甚至发展为嫌弃自己，与之一起的想法为"我是一个软弱的人……我什么事都做不好……我一无是处"。

重度的：患者的自我厌恶感逐步增加，达到完全憎恶自己的地步，然后就会这样说"我是一个可怕的人……我不应该活着……我是一个卑鄙的人……我憎恨自己"。

3. 欲望满足感缺失

缺失欲望满足感在抑郁症患者中相当普遍，因此很多患者将其视作自己患病的主要症状。在我们的书里，严重抑郁症患者中有 92% 的人表示至少缺失部分满足感。总体而言，这在抑郁症患者中是最为普遍的现象。

患者最初是在一些活动中表现出不满意，随着抑郁病情的进展，表现为对自己所做的每一件事情都不满意。就连平常那些与生理性需要和欲望相联系的行为如吃东西、性生活也不例外。甚至获得名誉、爱情、友情，参与谈话，这些主要的社会心理经历也不能让他们感到满足。

一些患者强调缺失欲望满足感让其察觉在原来的生活中他们是如此重视满足感。不管这种说法能否正确解释患者发病前的状态，但不可否认的是那些躁狂的患者对于满足感有着一种狂热的追求。

满足感的缺失最初表现在活动中缺少责任心或义务感，如工人、宅男宅女或者学生，他们通常会去参加娱乐活动来弥补并增强满足感。这个观察发现促使 Saul[10] 和其他人提出，在抑郁症患者身上，"付出 – 收获"是失衡的；患者若在心理上有很长一段时间的被遗弃感，多半就会通过本能地付出、强调被需求、参与责任较轻容易获得实际满足感的活动来使自己满足。然而，更深程度的抑郁，即使是被动的、退行性的活动都不能给患者带来满足感。

轻度的：患者抱怨生活失去了乐趣，他们不再从家人、朋友或工作中获得"快感"。突出表现为涉及责任、义务或努力的活动就不易令其满足。于是患者通常就会在消极活动如消遣、放松或休息等中获取更大的满足感。他们也许会追求一些不同寻常的活动以获得一些以前的刺激感。一个患者说他通过看成人片就能缓解其轻度抑郁的状况。

中度的：患者大部分时间感到很乏味。他们也许会尝试一些以前很喜欢的活动，但这些活动现在看来似乎都平淡乏味。以前他们对那些商业性或者专业性的活动感到很兴奋，但现在却毫无感觉。他们也许会在生活的改变中获得暂时的缓解，如度假，但是恢复正常生活后那种乏味感也回来了。

重度的：以前那些活动能让他们感到快乐，现在却再也感受不到任何乐趣，甚至会感到厌恶。现下盛行的对爱情或友情的礼赞与表达也不能给他们带来任何满足感。患者几乎一致抱怨没有什么事情能给他们带来满足感。

4. 情感依恋缺失

对他人或活动情感的缺失通常也伴有满足感的缺失。这表现为对特殊活动的兴趣降低或对他人的爱慕、关注减少。而对家庭成员关心的缺失通常是患者发现自身问题的原因，有时也是他们寻求医疗帮助的主要原因。严重抑郁症患者中 64% 的人表示对他人失去情感或兴趣，然而非抑郁症患者中仅 16% 的人有此症状。

轻度的：轻度抑郁的患者，对活动的热情或专注会有一定程度的降低。有时患者说对自己的配偶、孩子或者朋友再也不会有和以前一样强烈的爱与关注，但同时却又会更加依赖他们。

中度的：兴趣或积极情感的缺失会进展为淡漠。许多人将此描述为这就像一道"墙"隔在了自己和别人之间。有时丈夫会抱怨说他不再爱自己的妻子了，或者一位母亲发现她似乎不再关心她的孩子。以前是一个工作狂的人说自己现在对工作再也不感兴趣了。男性和女性也都不再关注对方的外貌。

重度的：对外界事物失去依恋会发展为冷漠无情。患者不仅会对家人失去积极情感而且会惊讶地发现他们仅有的情感都是消极的。在一些病例中，患者只有一种情感，即厌恶，而这也许会被其依赖性所掩盖。这类患者的典型说法是"我被告知我有爱，可以爱，但我现在对家人没有任何感情，我没有诅咒他们，我知道这个很恐怖，但我有时会很讨厌他们"。

5. 哭泣

抑郁症患者中哭泣很常见，在我们的系列研究中女性尤为明显。严重抑郁的患者中 83% 的人说与抑郁前相比，他们哭得更频繁，有时即使没有眼泪也会想哭。

一些患者之前很少哭泣，但我们通过观察到的强烈的哭泣欲望可以诊断他们是抑郁发作。一位女性患者这样叙说"我不知道自己是否悲伤，但我就想哭，所以我想我是抑郁了"。进一步的提问则会引出患者抑郁的其他主要症状。

轻度的：流泪或哭泣感增强。平常不会影响患者的刺激或环境现在都能引出患者的眼泪。例如，一位母亲会在与孩子争执或感到丈夫不再关心自己时突然哭泣。尽管哭泣在轻度抑郁的女性患者中很常见，但在男性中则少见。[5]

中度的：患者在进行精神性访谈的过程中也许就会哭泣，提到他们自身的问题时则会引出眼泪。当讨论到自己的问题时，那些从童年起就没哭泣过的男性也会哭。女性也许会没有缘由地哭泣，"它就像潮水一样向我袭来，我忍不住就想哭"。有时患者在哭完后会感到放松但更多的时候是感到更抑郁。

重度的：当他们到达严重抑郁的程度时，那些在抑郁早期容易被感动得流泪的患者会发现自己即使想要哭泣时却再也无法哭泣。他们想流泪却没有眼泪（"干性抑郁"），29% 的人说尽管他们以前感到悲伤时会哭泣，但现在即使他们想要哭泣，却再也不能哭泣。

6. 欢乐感缺失

抑郁症患者常常会说他们已经没有幽默感了。然而问题似乎并不在于失去察觉笑点或讲笑话的能力，而在于患者无法对幽默作出正常反应。他们没有被逗乐，也不想笑，更没有从笑话或卡通动画片中感到快乐。

在我们的书里，严重抑郁的患者中有 52% 的人表示他们已经缺失了幽默感，而非抑郁症患者中仅 8%。

Nussbaum 和 Michaux[11] 研究了 18 位严重神经性的和精神性抑郁症患者对幽默（谜语和笑话）的反应，他们发现患者对幽默刺激反应的改善与临床上抑郁症状的减轻是一致的。

轻度的：过去很喜欢听笑话或讲笑话的患者发现现在再也没有这种欢乐感了，他们表示笑话一点都不有趣。而且，也不能和从前一样处理好朋友们的戏谑或开的玩笑。

中度的：患者似乎也能察觉到笑点并勉强挤出一个笑容，但他们并没有感到开心，他们看不到事情好的一面，反而把每件事都看得很严肃。

重度的：患者对他人讲的所有幽默的俏皮话都没有反应。其他人或许会被一个玩笑中的幽默元素逗乐，然而这些患者似乎更容易对夸张的或仇恨的内容作出反应，并且感到受伤害或厌恶。

认知表现

抑郁症患者的认知包括许多不同种类的表现（见表2-4）。第一个症状就是对自己、个人经历和未来的扭曲态度，包括较低的自我评价、自我形象扭曲和消极的期望。第二个症状是自我责备，它揭示了患者因果性的观念，他们倾向于将自己定位为对遇到的任何困难或问题都要负责任。第三个症状发生在做决定时，患者的典型表现是举棋不定、犹豫不决。

表2-4　抑郁和非抑郁症患者中认知与动力性表现出现的频率　　（%）

表现	抑郁的程度			
	无（n=224）	轻度（n=288）	中度（n=377）	重度（n=86）
自我评价低	38	60	78	81
消极期望	22	55	72	87
自责和自我批评	43	67	80	80
优柔寡断	23	48	67	76
自我形象扭曲	12	33	50	66
失去动力	33	65	83	86
自杀的念头	12	31	53	74

1. 自我评价低

自卑是抑郁的一个特征性症状，自我贬低就是患者审视自我时一个明显的方式，他们认为自己缺乏那些对他们来说特别重要的特质：能力、成就、智慧、健康、力量、个人魅力、名声或者经济来源。患者经常会用这些词汇表达自己的这种缺失感"我是低等人""我不能胜任这项工作"。严重抑郁的患者中81%的人有此症状，非抑郁症患者中仅有38%的人。

患者抱怨自己的爱情或物质财产被剥夺，体现出了他们的缺失感。这种反应在抑郁前分别遭遇了不愉快的恋爱或经济亏损的患者身上最为明显。

轻度的：患者对自己的错误或遇到的困难表现出一系列的反应，并据此认为自己有缺陷。他们将自己和他人作比较，更多的时候认为自己是低等的。然而，通过让患者正视合理的现象或劝导他们，我们至少有可能暂时纠正其错误的自我评价。

中度的：患者的大部分想法都与缺失感相联系，并把自己在各种处境中的无能表现归因为缺失。他们会夸大任何错误的程度和严重性，当看待自己现在和过去的生活时，会把失败放大，把成功缩小。他们抱怨丧失了自信，这种缺失感是如此明显以至于面临自己过去轻而易举就能完成的任务时，他们会说"我无法完成它"。

宗教徒或道德主义者倾向于详细论述他们的罪过或道德缺点。那些拥有个人魅力、智慧或商业成就的患者则倾向于认为自己在这些方面的表现都开始变差。我们通过安慰患者或提出与引起他们强烈抗拒心理相矛盾的证据来尝试修正其扭曲的自我评价，但任何关于自身的现实主义想法都是易变的。

重度的：患者的自我评价达到最低点，他们大肆贬低自己的个性以及自己作为父母、配偶、老板的角色价值。他们认为自己毫无用处、笨拙，完全就是一个失败者。他们声称自己是家人的负担，如果没有他们，家人就会过得好很多。严重抑郁的患者心事重重，认为自己是世界上最坏的罪人，毫无用处，做不成任何事情。就算我们试图纠正他们这些错误的想法也是徒劳的。

2. 消极期望

阴沉的想法和悲观主义思想很容易让我们联想到之前所提到的"绝望"这种情感。抑郁症患者中 78% 以上的人有这种阴沉的想法，而非抑郁症患者中仅22%。这个症状与临床抑郁症的分级有极高的一致性。

抑郁症患者看待事情总是想到最糟糕的一面，抵制任何积极的想法，极大地阻碍了他们的治疗进程。这种消极的想法常常使那些想要帮助他们的朋友、家人或医生备受挫折。例如，我们常会看到患者把抗抑郁药物丢掉，因为他们有这样一个先入为主的想法"他们什么事都做不好"。

焦虑症患者能够把消极期望与现实相糅合，从而避免不愉快的事情或让它很快过去。然而，抑郁症患者考虑未来时认为现在的糟糕情况（经济的、社会的、身体的）会持续，甚至变得更糟。这种表现以及患者症状或问题的不可逆性构成了他们自杀行为的逻辑原因。绝望与自杀之间的关系表明，所有与自杀相关的症状，绝望的相关系数中自杀的数值最高。

轻度的：患者处于一种模棱两可、含糊不清的情境中时就倾向于想到消极的后果。当伴侣或朋友认为预想到的有利结果是合理的时，他们却认为是消极的甚至悲观的。不论关注的主题是健康、个人问题还是经济问题，他们怀疑任何改善是否会出现。

中度的：患者认为未来毫无保障可言，并声称没有任何值得期待的事情。我们很难让其去做任何事情，因为他们的第一反应就是"我不喜欢它"或"它毫无意义"。

重度的：他们看到的未来充满黑暗与绝望，并声称永远都摆脱不了困扰，任何事情也都不会变好。他们认为自身的问题没有一个能够得到解决。他们会这样说"这已经是人生的尽头了，从此我只能变得更老更丑""再也没有我存在的意义和存在我的地方，我没有未来了""我知道自己再也不能恢复了……一切都完蛋了"。

3. 自责和自我批评

抑郁症患者坚持责备和批评自己似乎与他们以自我为中心、偏好批评自身所谓的缺陷有关。他们特别喜欢将负性事件的发生归为自身的缺陷，然后为这所谓的缺陷斥责自己。在更多严重的病例中，患者也许会因为与自己毫不相干的事情责备自己，并且粗暴地虐待自己。严重抑郁症患者中 8% 的人有此症状。

轻度的：在轻度抑郁的病例中，当患者觉得自己达不到坚韧、至善的标准时就会责备和批评自己。在他们看来，如果人们对其反应冷淡，或认为其做事拖拉，他们就会严责自己是白痴或蠢货。他们似乎不能忍受自身的任何缺点，不能接受那些是人都会犯的错误。

中度的：当自己的品性或行为低于标准要求时，他们就会从各个方面毫不留情地批评自己。对于那些明显不是因为他们的失误酿成的灾祸，患者还是倾向于批评自己。他们的自我批评主义显得更为极端。

重度的：达到严重状态时，患者的自我责备与批评表现得更为极端。他们声称"我对这个世界上所有的暴力和苦难负责，无论做什么我都无法赎清自己的罪孽，我希望你们把我拉出去绞死"。他们认为自己就是社会的"麻风病人"或罪人，并把各种外来刺激曲解为公众对自己的非难。

4.优柔寡断

抑郁症患者的特点就是做决定困难，在各种选择之间摇摆不定，容易改变主意，这不仅让患者的家人和朋友感到苦恼，患者本人也是。轻度抑郁症患者中48%的人有此症状，严重抑郁症患者中则有76%。

这种优柔寡断至少表现在两个方面。第一个方面是在认知领域，患者总是预感做的决定是错误的：不论什么时候他们总认为自己做的决定可能是错误的，而且他们也会后悔做出这样的选择。第二个方面主要是动力性的，与"意志瘫痪"有关，表现为有回避倾向，依赖感增强。患者缺乏思考运算的动力，无法对一件事得出一个结论。而做决定对他们来讲也是一种负担，他们想要逃避或者在觉察到艰难的处境时至少能得到帮助。此外，他们发现每做一个决定就要随之采取一系列的行动，而他们总是拒绝行动，所以就会一直拖延。

对于抑郁症患者来说，必须以社会或家庭的角色来做日常决定是一个大问题。一位教授做讲座时无法选定要讲哪些内容；一位家庭主妇无法确定晚饭应该煮些什么；一个学生无法决定寒假是用来学习还是回家；一位执行官无法决定是否要雇用一位新助理。

轻度的：平常能够迅速作出决定的患者现在发现问题的解决方案似乎不再那么容易找到。这类患者在正常状态下几乎不假思索就能做出一个决定，然而现在却发现他们似乎逼迫自己把问题复杂化，反复猜想决定做出后的可能性结果，并且会联想到许多毫不相关的选择。通常做决定时的不确定性反映出了患者害怕做错决定的心理，于是就会频繁地向他人求证其决定是否正确。

中度的：患者在生活的方方面面都表现出决定困难，甚至小到穿什么衣服、上班走什么路线、是否要剪一个头发这类问题。其实，很多时候做出什么决定并不是特别重要，但因为患者的犹豫不决却会导致不利的后果。例如，一位女性花了几周的时间都不能决定到底用哪种颜料装潢她的家。在我们看来，这两种颜料几乎没什么区别，但就因为她没法做出一个选择导致家里乱糟糟的，而油漆工也不得不为此停下工作直到这位女性作出抉择。

重度的：严重抑郁症的患者认为他们根本没有能力做出决定，因而几乎都不去做尝试。一位女性被教促列出一个购物单或者她的孩子露营时需要准备的衣服时，她会坚持说自己无法决定到底要写哪些东西。患者质疑自己所说的任何话、所做的任何事。一位女性患者甚至怀疑她是否正确地告诉了精神病医生她的名字并用清晰的发音将名字讲出来。

5. 自我形象扭曲

扭曲自我形象是抑郁症患者的鲜明表现，女性多于男性。在我们的书里，严重抑郁症患者中66%的人认为自己不再有魅力，而非抑郁症患者中仅12%。

轻度的：患者似乎开始变得过分关注自己的外貌，一位女性每次经过镜子看到自己的形象时都会不自觉地皱眉头。她不停地审视自己脸上的瑕疵，想到自己相貌平平、体态肥胖就一副心事重重的样子。一位男性开始为他不间断地脱发担忧，并深信女性会因此而认为他没有魅力。

中度的：患者对外貌的关注度越来越大，一位男士认为自从他抑郁发作以来他的外貌就发生了变化，即使没有任何客观的证据支持他的这个想法。当他看到一个丑陋的人时，就会想"我也就像那样"。当他开始担忧自己的外貌时他就眉头紧皱。当他在镜子里看到自己这副样子时就会想"我满脸皱纹，而且这些皱纹永远都不会消失了"。一些患者开始冀求于整形手术来修补这些由他虚构或夸大出来的面容改变。

有时候女性会认为她变胖了，即使没有客观证据支持她的这种想法。事实上，有些患者明明体重正在减轻时也会有这种想法。

重度的：这种个人魅力缺失感变得更为复杂，患者认为他们长相丑陋，面目可憎。他们期盼关注他人，但真的碰见他人时又会骤然转变态度，如一个妇女蒙着面纱，但每次有人走近她时就会把头撇过去。

动力性表现

抑郁症患者显著的动力性表现为有意识的奋斗、迫切的期望、冲动。通过观察患者的行为可以推断其动力模式，然而直接提问则会引出一个关于动力表现相对准确、综合的描述（见表2-4）。

抑郁症患者动力性表现的极端是退化行为。使用"退化"这一词，是因为患者在一些需要责任感、主动性或活力的活动中表现消极。他们刻意回避那些与成人角色相关的活动，反而参与那些小孩子玩的游戏。当面临一个选择时，他们宁愿被动（选择）而不是主动（选择），宁愿依赖别人而不是独立自主；他们宁愿逃避责任和问题也不愿尝试去解决；他们追求即刻而短暂的满足感而不是延迟长久的满足感。逃避主义的终极表现就是通过自杀来结束生命。

这些表现的一个重要原因是它们与患者发病前的目标和价值观大相径庭。实质上，正是消极、退却或自杀的想法导致患者抛弃了自己的家庭、朋友和工作。同样，患者也不尝试通过取得成就或处理好人际关系来获得满足感。更有甚者回避最简单的问题，不断堆积直至问题几乎将他们淹没。

事实上，尽管两者明显相关或也许相关，动力模式仍代表基础模式同一层面的不同方面，因而要将其作为一种特殊模式提出来，也许某些症状是首要的，其他的是第二位甚至第三位的，例如，可以这样假设，逃避主义、消极想法、无价值感、外部投资失利、疲劳感导致了患者的意志瘫痪。由于这些提议都是纯粹假设出来的，所以目前与其过早将某些症状指定为首要的，还不如先将它们区别开来看待。

1. 意志瘫痪

抑郁的一个显著特征就是丧失积极动力。患者自理能力出现很大的问题，即使是最基础、最重要的日常生活都不能满足，如吃饭、消化、服药以减轻自己的痛苦。这些问题的本质似乎是这样的，尽管他们规定自己应该做什么，但是内心却并不想去做。即使被逼迫、哄骗、威胁要去做这些事情，他们似乎还是打不起精神。轻度抑郁的患者中 65% 的人有此症状，重度抑郁中 86%。

有时，患者生活中一个现实的或迫在眉睫的转变会激起他的积极动力。当一个智力迟钝、情感淡漠的患者，其丈夫忽然患病时，她就会产生想要帮助他的强烈愿望。另外一位患者，当其被告知要住院时——在她看来这是一件很令人厌恶的事，她就会表现出积极动力。

轻度的：患者发现他们不再对某些特殊的事情自发地产生想法，尤其是那些不能够给他们带来即刻满足感的事情。一位广告总监发现自己没有动力、不想努力去制订一个增加销售的特别计划；一位大学教授发现他对准备演讲稿毫无兴致；一位医学生失去了他学习的动力。一位活跃于家庭和社区的各项活动中的人，在退休后描述自己丧失动力的表现时如下说："我做任何事情都没劲，我只是机械地做一些事情，甚至都不知道自己在做什么，我就像个机器人一样，当我感到能量耗尽时我就停止做事情。"

中度的：在中度抑郁的案例中，绝大部分患者在日常活动中普遍失去自发性欲望。一位女性抱怨道，"我知道有一些事情我必须去做，如吃饭、刷牙、洗澡，但我就是不想去做"。与重度抑郁症患者相反，中度抑郁的患者发现他们可以'强迫'自己去做一些事情。且对来自他人的压力或潜在的尴尬处境非常敏感。例如，一位女性在电梯前等了15分钟，因为她无法说服自己去按下电梯按钮，但当有其他人也来乘电梯时，她却会迅速按下按钮以免让别人觉得她很古怪。

重度的：在重度抑郁的病例中，患者常常意志完全瘫痪。他们没有动力做任何事情，即使那些事情是维持日常生活所必需的。因而，除非有人刺激或敦促他们去做事情，否则他们就一动都不想动。所以，有时很有必要把患者从床上拉起来，帮他们洗漱、穿衣，喂他们吃饭。在极端病例中，患者甚至懒惰到不想和人交流。一位女性，处于最为严重抑郁的阶段时甚至都无法回答问题，后来谈到她的状况时，她说即使自己"想要"回答问题，她都无法驱动自己的"意志力"来这么做。

2. 回避、逃避和戒断

抑郁症患者的普遍想法是要打破常规的生活模式或路线。办公室助理想要脱离文字工作，学生每天都做遥不可及的白日梦，家庭主妇（"煮夫"）渴望脱离烦琐的家务活。抑郁症患者把他们所要承担的责任视为沉重的、无意义的、累赘的，想要逃离，去一个避难所或参加让其感到轻松的活动。

这些逃避主义想法与意志瘫痪的态度是相似的。但两者有一个明显的区别，逃避主义者对于特定的目标是有一定动力的，然而意志瘫痪者则是丧失或缺乏动力。

轻度的：轻度抑郁的患者在做一些他们认为无趣或费力的事情时会倾向于躲避或推迟，对于他们认为不重要的细节则会回避。对于那些不能给他们带来即刻满足感或涉及努力的活动，他们会全程拖延或躲避。一方面他们会被涉及努力和责任的活动吓退，另一方面却也会被那些被动的或更为简单的活动吸引。

学生抑郁时是这样表达他的想法的：上课时集中注意力很难，做白日梦很容易。出去和女孩儿约会很难，待在家里很容易喝酒……直截了当地说话很难，含糊不清地回答很容易。写东西时表意明确很难，草率了事很容易。

中度的：中度抑郁的患者，回避念头更为强烈，并表现在几乎所有的日常活动中，一位抑郁的大学教授对他的逃避想法有如下描述：我强烈地想要逃避，我认为自己在其他任何一个职位或者专业中都会比在教授的职位上做得更好，所以当我搭公交时就希望自己是一名司机而不是一位教师。

患者不停地思考转移注意力或逃避的途径，他们沉迷于消极的娱乐活动中，如看电影、看电视、喝酒买醉。他们也许会幻想去沙漠或过上小资的生活。在这个阶段，由于更为看重个人关系，所以他们更想从社会关系中脱离出来。同时，由于他们与日俱增的孤独感和依赖性，也许会想要和其他人待在一起。

重度的： 在严重抑郁的病例中，患者喜好孤僻，有明显的回避或逃避念头。他们经常待在床上，有人来时就会藏在被子里。一个患者说，"我就是想从人群中逃离，并且逃避一切事情，我不想看到任何人，不想做任何事，只想睡觉"。严重抑郁症患者常见的一种逃避方式是自杀。他们想要结束生命的念头非常强烈，并将其视为逃离生活困境的一种方式。

3. 自杀观念

有史以来自杀和抑郁就是紧密相关的，尽管非抑郁症患者也会有自杀观念，但在抑郁症患者中更为常见。在我们的系列研究中，自杀观念在非抑郁症患者的各种症状中出现的频率是最少的（12%），但在严重抑郁症患者中有74%。

这种差异表明，这个特殊症状的诊断价值在于能够确诊抑郁症。该症状表现出来的程度与抑郁症的程度呈高度相关。

抑郁症患者自杀的形式多种多样，也许会表现为一种消极的想法（我多希望我已经死了），或一种"积极的"想法（我想杀死自己），或一种反复的、强迫的、毫无意义的想法，或是一个白日梦，或一个刻板的构想。在一些患者身上，自杀观念贯穿于疾病的整个过程，患者不得不努力挣扎摆脱这种想法。在其他的病例中，这些想法开始是零星出现，后来逐渐增加，只有在这种想法短暂消失时，抑郁程度才稍有减轻。患者经常说，一旦自杀的念头消失，他们就会很高兴自己没有被这种念头征服。值得注意的是，冲动性的自杀尝试和蓄谋已久的自杀尝试是一样危险的。

自杀症状对于抑郁症诊断的重要性显而易见，尤其是现在我们还将其视作抑郁的一个仅有的特征，因为我们认为抑郁致死的结果很可能是由自杀观念导致的。在一个躁狂型抑郁症患者的跟踪调查研究中发现，10年的观察结果中，抑郁症患者的自杀的率为 2.8%，25 年的观察结果中为 5%。[13]

轻度的：轻度抑郁的患者中 31% 的人有自杀观念。这些想法以消极的形式表现出来，如"如果我死了会更好"。他们声称不会采取措施加速死亡，但总是有想死的念头。有一位患者特别期待一场飞机旅行，因为他认为可能会出现一场空难。

有时患者对于生命表现得很冷漠（"我不在乎是死是活"），另外一些患者则持摇摆不定的态度（"我想要去死但同时我又害怕死亡"）。

中度的：在这些病例中，自杀观念表现得更为直接、频繁、强迫。患者很有可能会有冲动的或预谋的自杀行为，并以消极的形式表现出来："我希望明天早上我不会再醒过来"或"如果我死了，我的家人就会过得更好"。这种观念也会有积极的表达，从模棱两可的声称"我想杀死自己但又没那个胆子"，到赤裸裸的宣言"如果我能杀死自己并且不把事情搞砸我一定会抢在前面杀了自己"。患者会冒不必要的险来实现自杀的想法。很多患者开车时超速驾驶以期望能够发生一些事情。

重度的：在严重抑郁的病例中，尽管患者会因反应迟钝而自杀未遂，但他们的自杀观念仍旧很强烈。其中典型的说法如下："我感到如此绝望，你们为什么不让我死""这没用的，一切都没了，只有一条出路——杀了我""我必须让自己死，我无法活着，但你们又不让我死""我无法忍受再多活一天，请帮我脱离苦海"。

4. 依赖性增加

在这里我们使用"依赖"一词特指患者期望接受帮助、指引、指导，而不是现实中的依赖某人。通常只有在描述临床型抑郁时偶尔会强调依赖，然而，在抑郁症的很多精神动力学解释中，依赖被视为抑郁的一个主要病因。[14, 15] 那些作者也强调将口欲归为抑郁症患者的依赖思想。

由于依赖更多的是由其他情况包括抑郁所导致的。我们就可以提出这样一个问题，是否依赖作为抑郁症的一个明确症状是合理的。患有急性或慢性躯体性疾病的患者表现出明显的且与日俱增的依赖性，而且，那些被掩饰的或压抑的依赖被很多理论家认为是导致某些身心状况的主要原因，如消化性溃疡，酒精成瘾或其他成瘾。然而，我想提出的争辩是，坦率、公然、强烈地提出要求帮助、支持、鼓励这些行为是抑郁症早期的明显症状，并且符合临床上任何一种对此症状的描述。在其他情况下，强烈的依赖也许只是一个易变、暂时的特征。

在没有帮助的情况下，患者需要帮助的渴望似乎超过了实际需要的帮助，那就是他们想要达到的目的。然而，获得帮助除却它特定的重要性，似乎给患者带来了特殊的情感意义，而且通常是令人满意的——至少暂时是这样的。

轻度的：那些平时自我效能感强、独立性强的人，开始表现出想要获得帮助、指导或支持的愿望。当患者和自己的妻子在一起开车时，患者平时总是坚持自己开车，现在会要求他妻子开车，他觉得自己能够开车，但此时他更想要他的妻子来开车。

随着依赖思想越来越强烈，它们会逐渐取代习惯性的独立感。患者现在发现与其让他们自己单独做事，他宁愿有人陪着他们一起做，依赖性似乎也绝不是简单的绝望和不满足感或疲劳感的副产品。

即使患者能够意识到自己并不需要帮助，但他们仍会渴望获得帮助。当他们得到帮助时，通常会表现出一些满足感，从而减少一些抑郁感。

中度的：患者想要别人帮他做事，获得指导、保证的要求更为强烈，在轻度抑郁时想要帮助的患者，现在认为必须获得帮助。获得帮助不再是一种可选择的享受，而是一种必需的想法。一位抑郁的女性，在法律上已经和她丈夫离婚，却会乞求丈夫回到她身边，并说“我非常需要你”。除了需要一个强大的人在她身边，她需要他什么并不是十分明确。

当面临一项任务或一个问题时，中度抑郁的患者在尝试自己承担它们时会有一种被迫寻求帮助的感觉。他们频繁地声称自己需要被告知做什么。对于某种行为的过程，一些患者会不停地询问别人的意见。似乎他们更多的是想要获得解决问题的方法，而不是将方法付诸实践。一个妇女会问一大堆关于一些琐碎事情的问题，但却并不是很关注答案，这样的话另一个回答就会随即而来。

重度的：患者渴望获得帮助的强度又增加了，愿望的内容投射出消极的支配性。患者想着需要某人帮其做所有的事情，包括照顾他们，而这几乎也就是他们唯一的想法了。患者对获得指导或建议不再关心，他们想要其他人帮自己做工作，为他们解决问题或分担问题。患者对她的家庭医生坚持声称并辩护说：“医生，你必须帮我。”她想家庭医生帮她做所有的事情，而自己不做任何事情，她甚至想要家庭医生收养她的孩子。

患者也许会通过不愿意离开医生的办公室或不想医生离开来表现他们的依赖性，最终会使访谈变为一个非常困难和痛苦的过程。

植物性和躯体性的症状

躯体性或植物性的症状被一些作者认为是一种基本的自发性的或下丘脑调节紊乱的证据，而且由此导致了抑郁。[1, 16] 这些症状，与预想的情况相反，彼此之间的相关度较低，抑郁程度的临床分级相关度也较低。组间关联情况详见表 2-5，在抑郁症患者和非抑郁症患者中这些症状各自出现的频率详见表 2-6。

表 2-5　躯体性的和植物性的症状之间的相关度（ *n*=606 ）

症状	疲劳	缺乏睡眠[①]	缺乏食欲[①]	缺乏性欲[①]
抑郁的程度	0.31	0.30	0.35	0.27
易疲劳		0.25	0.20	0.29
睡眠紊乱			0.35	0.29
缺乏食欲				0.33

①皮尔森相关系数。

表 2-6　抑郁症患者和非抑郁症患者植物性和躯体性症状出现的频率　　　　（%）

表现	抑郁程度			
	无（ *n*=224 ）	轻度（ *n*=288 ）	中度（ *n*=377 ）	重度（ *n*=86 ）
缺乏食欲	21	40	54	72
睡眠紊乱	40	60	76	87
缺乏性欲	27	38	58	61
易疲劳	40	62	80	78

1. 缺乏食欲

对于很多患者来说，缺乏食欲是抑郁初期的第一个信号，而食欲的恢复也会是摆脱抑郁的第一个信号。严重抑郁症患者中 72% 的人有不同程度的缺乏食欲，非抑郁症患者中仅 21%。

轻度的：患者吃饭时不再有习惯的滋味或快感，对食物想法迟钝。

中度的：患者对食物几乎没有了欲望，甚至不会意识到自己没有吃饭。

重度的：患者必须强迫他们自己，或被迫吃饭，甚至会对食物产生厌恶感。严重抑郁几周后，体重会明显下降。

2. 睡眠紊乱

抑郁的显著症状之一就是入睡困难，即使在非抑郁症患者中也有相当大比例的人有此症状。严重抑郁症患者中87%的人有入睡困难，非抑郁症患者中为40%。

关于抑郁症患者睡眠问题的相关细致研究有很多（见第9章）。在直接观察患者及其脑电图记录的基础上，调查者提出了强有力的证据，抑郁症患者的睡眠少于正常人。此外，这些研究发现患者在晚上会有一系列不同程度的坐立不安和躁动表现。

轻度的：患者比平时早醒几分钟，在许多病例中，他们也许会这样说，虽然平常他们睡觉很安稳，一直睡到被闹钟吵醒，但现在却在闹钟响前的几分钟就醒了。在一些病例中，睡眠紊乱在预想之中：他们发现自己比平时睡得更多了。

中度的：患者比平时早醒一两个小时，而且不停地抱怨说睡眠并不安稳，更有甚者，他们似乎花了大部分的时间在灯光下睡眠。他们在睡着三四个小时后也许就会醒来，然后服安眠药才能使自己再次入睡。在一些病例中，患者表现为嗜睡，也许一天会睡12个小时。

重度的：患者入睡四五个小时后就频繁地醒来，并且无法再入睡。在一些病例中，他们声称自己在晚上根本不睡觉，并且一直处于思考状态。然而，很可能如Oswald[17]等人指出的一样，患者实际上处于一种日光睡眠状态中很好的一个阶段。

3. 性欲减退

无论是自主地或直接地对某人都表现出缺乏兴趣，没有性冲动。抑郁症患者中61%的人有此症状，非抑郁症患者中为27%。缺乏力比多与缺乏食欲、对他人冷淡、郁闷情绪高度相关。

轻度的：患者通常都会有轻微的自发性的性欲减退或对性刺激反应迟钝，然而，在一些病例中，轻度抑郁的患者性欲似乎是增强了。

中度的：性欲明显减退，只有给予相当大的刺激时才会被唤起。

重度的：对性刺激不再有任何回应，甚至会产生厌恶感。

4. 疲劳

抑郁症患者中 79% 的人疲劳感增加，非抑郁症患者中仅 33%。一些患者的这种症状看起来就像是单纯的躯体症状：肢体沉重、躯体僵硬，而其他人所说的疲劳感则是丧失活力或能量。患者抱怨说自己无精打采、疲惫不堪、无力行动、体力耗尽。

有时候，我们将疲劳感和缺乏活力以及回避想法区分得很清楚，然而却有趣地发现疲劳感与缺乏满足感以及悲观面容高度相关（0.36），与其他躯体症状或植物性的症状如缺乏食欲（0.20）、睡眠紊乱（0.28）也相关。缺乏满足感和悲观面容的相关系数表明精神层面也许是患者疲劳感的主要原因。当然，相反的情况也应当被考虑为一种可能，至少在名义上是疲劳影响了精神状态。

一些作者将抑郁概念化为一种"消耗症状"，因为患者明显易疲劳。他们假定患者在抑郁发作之前消耗了相当大的能量，而抑郁状态代表了一种躲避。在这一阶段，患者将再次蓄积一些能量。有时这种疲劳是睡眠紊乱导致的，与之相反的理论是，有人观察到患者即使在服安眠药后睡眠更多了，疲劳感也没有减轻。有趣的发现是睡眠紊乱和疲劳感之间的相关度仅为 0.28。如果睡眠紊乱是一个主要的因素，那么就会出现相当高的相关度。正如第 12 章中将要讨论到的，易疲劳也许是缺乏积极动力的一个原因。

昼间易疲劳的变化与情绪低落和消极期待两者是平行的。患者在刚睡醒时感到很疲劳但之后疲劳感却会有一定的减轻。

轻度的：患者发现他们比平时更容易感到劳累。如果患者在抑郁之前有一小段的轻度躁狂史，那么就会出现一个鲜明的对比：以前他们能够工作几个小时仍然精力充沛，不感到疲劳，然而现在稍微工作一段时间后就会感到疲劳。患者也不是每次情感转移或短暂休息后都会恢复活力，但这种改善是易变的。

中度的：患者在早上醒来后就会感到疲劳，任何活动都会增加他们的疲惫感。休息、放松、娱乐似乎都不能减轻这种感觉，而事实上，反而会夸大它。一个在健康时能够走很长路的患者在抑郁后走一小段路就会感到疲惫。不仅是躯体性的活动，连那些需要集中精神的活动如阅读也常常会增加他们的疲劳感。

重度的：患者抱怨他们太疲劳了而不能做任何事情，但在外部压力下他们有时能完成需要耗费大量精力的任务。然而，没有这样的刺激，他们几乎无力做任何简单的事情如穿衣服。例如，他们会抱怨说自己没有足够的力气来抬起胳膊。

妄想

抑郁的妄想表现可以分为以下几类：无用妄想、自罪妄想、被害妄想、幻觉、躯体妄想、贫穷妄想。以上所提到的任何畸形的认知都会逐渐发展至最终被认定为妄想。例如，自尊感低的人会逐步发展到认为自己是魔鬼，一个倾向于责备自己的人最终会发展成为把所有的罪行都归到自己身上，如刺杀总统。

为了确认精神性抑郁的患者中各种妄想出现的频率，我们采访了 280 名此类患者，访谈结果详见表 2-7。

表 2-7 不同程度的精神性抑郁症患者出现各种妄想症状的频率（n=280；%）

妄想症状	抑郁程度			
	无（n=85）	轻度（n=68）	中度（n=77）	重度（n=50）
无用	6	9	21	48
罪责	11	19	29	46
邪恶	3	4	3	14
惩罚	18	21	18	42
死亡	0	2	3	10
躯体衰弱	9	13	16	24
肥胖	5	6	14	20

1. 无用妄想

严重的精神性抑郁的患者中 48% 的人有无用妄想，一位患者在表达这种妄想时叙述如下："我必须把自己哭死，我无法活着也无法随便死去，我是如此失败，如果我没有出生，一切就会好很多，我的存在就是一种负担……我是世上最低等的人……我是次人类。"另一位患者会说："我毫无用途，做不了任何事情，我从来都没做过有价值的事情。"

2. 自罪和自惩妄想

一些患者认为自己犯了可怕的罪行所以他们理应受到惩罚。严重精神性抑郁的患者中，46% 的人妄想自己犯有重大罪行。在很多病例中，患者会觉得严苛的惩罚如折磨，近在眼前；42% 严重抑郁的患者会想象惩罚有多种形式。其他许多患者认为自己正在接受惩罚，而医院就是一个刑罚机构。患者恸哭道，"上帝不是从不放弃的吗？""为什么一定要我来接受惩罚？""我心已死，难道他看不见吗？他就不能让我一个人静一静吗？"在一些病例中，患者会认为他们就是魔鬼，严重的精神性抑郁症患者中 14% 的人有此妄想。

3. 虚幻妄想

传统说法都认为虚幻妄想与抑郁症有关，一种典型的虚幻反应表现在如下的状态中："这没用的，一切都丢失了，这个世界空无一物，昨晚所有人都死了。"有时患者认为他们自己已经死亡，严重抑郁的患者中 10% 的人有此症状。

器官剥夺在虚幻妄想的患者中尤为常见，他们抱怨说自己的器官丢失了或者内脏被人移走了，一般叙述如下："我的心、肝、肠都没有了，我什么都没有了徒有一具空壳。"

4. 躯体妄想

有时患者认为自己的身体状况正在变糟，或者得了绝症。在严重抑郁的患者中，24% 的人认为他们的身体正在变得衰弱，20% 的人认为自己得了肥胖病。躯体妄想患者的叙述如下："我不能吃东西，这些东西在我嘴里的味道很恐怖，我的肠子有问题，无法消化食物""我不能思考了，我的脑子一团糨糊""我的肠子都阻塞了，食物无法通过"。严重异常的患者也会有与此相似的想法"过去半年我都没睡过觉"。

5. 贫穷妄想

贫穷妄想似乎是抑郁症患者过度关注自己的经济状况所导致的症状。一个富有的患者也许会这样哭穷："我所有的钱都没有了，我靠什么生存？谁会为我孩子的午餐埋单？"许多作者对于这类人会这样描述，表里不一，衣着褴褛，去乞讨钱财或食物。

在我们的系列研究中，没有对贫穷妄想进行调查。因为我们研究的患者中低收入人群占了很高的比例，因而很难将妄想的贫穷和现实的贫穷区分开来。

在 Rennie[13] 的研究中，99 位重性精神病患者中有近一半的人有妄想症状；49 位患者有被害妄想和不抵抗思想（每种妄想的人数没有说明）；25 位患者有典型的抑郁症妄想，大部分与自责、自我贬低或者死亡、形体改变、不道德行为相联系。在老年组的患者中妄想最为普遍（72%），50 岁以上的患者群他们的主要想法围绕贫穷、被恐怖的手段打击、折磨、被下毒或被泼粪便展开。

幻觉

Rennie 发现 25% 的患者有幻觉症状。这在复发的抑郁症群体中是最明显的表现。出现幻觉的患者叙述如下："我能与上帝交谈""我听到了这句话，'你的女儿已经死了'""我听见人们在我的胃里窃窃私语""我在圣诞节那天看到了一颗星星""我看到了我死去的母亲并听到她说话了""有个声音告诉我不能吃东西""有个声音告诉我说要往回走""我看到了上帝和天使并听到了他们讲话""我看到了死去的父亲""我在食物里面看到了动物的脸""听到了死去的兄弟和其他人的声音""看到丈夫躺在他的棺材里""有一个声音告诉我说'不要和你的丈夫在一起'""看到两个人在挖坟"。

在我们的研究中，严重精神性抑郁的患者中 13% 的人承认听到谴责他们的声音。这是报道的幻觉中最常见的表现。

临床测试

表象

在我们的研究中，精神病学家对抑郁症和非抑郁症患者某些临床特征的强度进行了分级。这些症状中的大部分都会被认为是一种信号，也就是说它们是从患者可观察到的行为中概括出来的，而不是从患者的自我描述中得出的。其他一些特征是通过患者的口头描述和行为观察得出来的。其中一些特征与前面章节中的描述有重叠。通过这个特殊的研究，我们将表中症状出现的频率与临床测试中得到的结果进行了对比。

样本人群中的 486 位患者来源于表 2-2 中描述的 966 位患者群的后一部分。非抑郁症患者、轻度、中度、重度抑郁症患者的临床症状分布情况详见表 2-8。

表 2-8 不同程度的抑郁症患者出现以下临床特征的频率（%，*n*=486）

临床特征	抑郁程度			
	无	轻 度	中 度	重 度
悲观面容	18	72	94	98
佝偻的姿势	6	32	70	87
在访谈中哭泣	3	11	29	28
讲话迟缓等	25	53	72	75
情绪低落	16	72	94	94
日间情绪变化大	6	13	37	37
有自杀想法	13	47	73	94
优柔寡断	18	42	68	83
绝望	14	58	85	86
不满足感	25	56	75	90
自觉有罪	27	46	64	60
缺乏兴趣	14	56	83	92
缺乏动力	23	54	88	88
易疲劳	39	62	89	84
睡眠紊乱	31	55	73	88
缺乏食欲	17	33	61	88
便秘	19	26	38	52

大部分的抑郁症可以通过仔细检查得以确诊。悲伤、抑郁的表情结合迟钝、激进的思维构成了抑郁症的特殊病征。然而，很多患者会用愉快的假象（"微笑抑郁"）掩饰不愉快的情绪，这就需要仔细地询问才能引出患者痛苦的表情。

面部的表情显示了与悲伤有关的典型特征。嘴角下拉，眉头紧皱，皱纹加深，眼睛经常哭得红肿。临床医生对此的描述是阴沉的、凄凉的、郁闷的、沮丧的、不苟言笑的、严肃的、不服从的。[5]Lewis 报道说在他的样本患者中，绝大部分的女性都会哭，但只有 1/6 的男性会哭。

在严重抑郁的患者中，脸上似乎都是僵硬的阴沉表情。[19] 然而，很多患者的表情是多变的，尤其是当他们的注意力被感觉转移的时候。严重抑郁的患者有时也会有真诚的笑容，但通常很短暂。一些患者会表现出勉强的或社交性的笑容，这都带有欺诈性。所谓忧郁的微笑是很容易识别的，它暗示了患者缺乏真正的娱乐时光。当检查者讲一个笑话时，患者也许就会出现这种表情，但这只是显示了患者对幽默有很好的觉察性，但其实没有真实情感的回应。

85% 的抑郁症患者有悲伤面容（包括轻、中、重度的患者），非抑郁症患者仅 18%。在严重抑郁症患者群中，98% 的人有此特征。

迟缓

迟缓性抑郁症患者的明显标志就是自发性活动减少。患者倾向于长久地待在一个地方，一动不动。尽管患者的躯体轻盈但仍然行动迟缓、谨慎。他走路缓慢，弯腰驼背，步态迟疑。在我们的样本人群中，87% 的严重抑郁症患者有此类姿势特征。

患者讲话时自主性降低，言辞减少。他们不再主动与人交谈，不再自愿发言，就算被人提问，回应时也只有只言片语。有时，只是谈论到一个痛苦的话题，患者就会表现得少言寡语，他们的说话声音常会降低，交流的内容也很单调。75% 的严重抑郁症患者有此声音特征。

患者说话越是迟缓，越不能将一句话说完，回答问题时含糊不清，严重者甚至哑口无言。正如 Lewis 指出的，有时仅凭少言寡语我们很难把抑郁症患者和隐藏得很好、疑似偏执型精神病的患者区分开来，两者说话时都有暂停、犹豫、回避、中断、简短的特点，确诊时仍需要依赖其他观察，如具体的说话内容和行为表现。

严重抑郁的患者也许会表现出被称为木僵或半木僵的综合征。单独来说，患者不论站着、坐着或躺着都表现为一动不动。如果有，那也是很少，就像在焦虑或明显意识模糊的患者身上也很少看到蜡样屈曲一样。患者对刺激的反应程度各有不同，一些人会因为检查者的持续努力而有所回应以（与检查者）建立一个和睦的关系，有的人反应则很明显。在他们恢复后，作者根据后面的目录问了几位抑郁症患者，他们回答说，在进行临床测试时，他们是有感觉和想法的，但无论如何就是表达不出来。

在一些极端的病例中，患者不吃不喝，即使这些都是必需的，他们嘴里含着食物却不嚼，直到有人帮他们把这食物吐出来。在这种情况下就必须用管饲来维持他们的生命。有时患者的肠蠕动消失，那么手取粪便或者灌肠就是必需的。患者唾液增多，则会出现口角流涎。眼睛一眨不眨，则会出现角膜溃疡。在第 8 章的良性木僵中对这些极端病例会有更多描述。

Bleuler(p.209)[20] 描述了抑郁的三联征包括情感迟滞、行动迟缓、思维迟钝，前两种是迟缓型抑郁的典型特征，然而，有人也坚定地认为这类患者的思维是活跃的（甚至是活跃过度的），尽管他们讲话时表现迟钝。此外，精确的心理测试也并没有显示出抑郁对思维过程有重大的影响（见第 10 章）。

焦虑

焦虑性抑郁症患者的主要特征是不停地动。他们无法在椅子上坐定，要不断地动来动去。他们双手交叉或缠弄着手帕，传递出内心的不安、慌乱。他们撕扯着衣服、抓挠皮肤、握紧或松开十指，不停地抓挠头皮或者身体其他部位直到抓破皮肤。

在访谈过程中，患者会多次离开椅子，走向门口。晚上他们会频繁地起床，在房间里来回走动。就像他们很难静止不动，他们也很难将注意力集中在建设性的活动上。从他们不停的唉声叹气中我们也可以看出其焦虑。他们会去找医生、护士或其他患者，围着这些人提要求或恳求某些保证。

患者暴怒、苦恼的情感与其思维是一致的，他们恸哭道，"为什么由我来做这件事，噢，上帝啊，我到底算什么，请可怜可怜我吧"。他们认为自己将被屠杀或活活烧死，悲叹道，"我的内脏都没了，这是无法忍受的"。他们会尖叫，"我无法忍受这样的痛苦了，请把我带离苦海"。他们会呻吟，"我没有家了，也没有家人，我只想死，就让我死了吧"。

迟缓型抑郁的患者思维似乎都是围绕着他们自己的命运，有一种听天由命的感觉，而焦虑的患者，不能接受或忍受这些想象的折磨。他们焦虑的行为似乎代表了对即将来临的劫数所做的绝望斗争。

症状群的差异

儿童和青少年

Weiss 和 Garber[21] 综合了一些关于儿童和青少年，在像成人一样经历和表达抑郁情感时的经验之谈，尽管我们普遍认为抑郁在这个年龄群体中是多发的，但其发展水平对抑郁的现象学影响是相对较小的，个人情况的发展前景也预示了这种疾病现象和经历的独一性。所以，在确诊患者为抑郁症时，如果有可能必须将其生理、社会、认知发展水平考虑在内。

考虑到与此问题相关的一大堆研究，Weiss 和 Garber[21] 提出还有以下一些问题没有解决：我们还不知道儿童和青少年时期的抑郁是如何与成人的抑郁相区别的，然而，它们的确有关联。为了找出不同，他们就根据发展水平将个体抑郁的持续性和持续的形式或性质区别开来。在他们提供的其他例子——兴趣缺失中（缺乏愉悦感），提出了所有阶段的发展水平，但每个阶段的表现都不相同。儿童的兴趣缺失会表现在对玩具不感兴趣，青少年表现为对凡事都感到无聊，成人则表现为缺乏性欲。

需要重视的是，对抑郁经验之谈的文献进行综述和荟萃分析[21] 后得出的结果，并不意味着儿童和成人在经历和表达抑郁时是没有区别的；我们宁愿说目前的研究就是这样，而明确的结果还没有出现。如果在合理的干预性研究下，我们能够发现区别，那么研究最为关键的问题就是这种区别是抑郁的原因还是结果。然而，在涉及那一步之前，"最主要的是这些包含抑郁综合征在内的症状群是否存在发展性的区别，这个问题还有待回答"。

美国心理协会[22] 的官方诊断手册并没有如上述研究者的综述来得周到，他们宣称儿童和青少年抑郁大发作的"核心症状"是相同的。然而，也声称随着年龄的增长一些突出的特殊症状也会改变，"某些症状如躯体反应、易激惹、社交分离在儿童之中尤为常见，然而，与青春期和成年期相比，心理运动迟缓、嗜睡、幻觉在青春前期少见"。

文化差异

为了防止由于经历和交流抑郁症状的差异所引起的漏诊或误诊，我们必须很好地理解与患者之间的文化差异。[22] 下面就举一个具体的例子："神经"或头疼（在拉丁或地中海民族的文化中）、虚弱、疲劳、"失衡"（在中国和亚洲的文化中），"心脏"有毛病（在中东的文化中），或"心碎了"（在印第安霍皮人的文化中），这些主诉，也许表达的都是抑郁的情感体验。由于抑郁在世界范围内不同文化之中的差异性表达，我们需要更多的研究来全面理解其症状。

进程和预后

作为一种临床疾病的抑郁症

在第 2 章中，抑郁症被认为是一种精神病理学的症状或综合征。我们在横断面上对抑郁症的临床特征进行了检测，也就是说，用一连串的病理学现象来解释其在发作时的表现。在这一章中，抑郁被当作一种不连续的临床症状（如双相障碍或恶劣心境），但就其发作、缓解、复发的过程而言，它有一些明确的特征。作为一种临床表现或反应类型，抑郁有很多突出的类型，可以将其与其他疾病如精神分裂症区分开来，即使这些疾病含有与抑郁相关的元素。抑郁症作为其他疾病的一种伴随症状在这一章中就不再讨论，但鉴于它在情感分裂的目录中与精神分裂症候学相联系，我们将在后面对其进行讨论（见第 8 章）。

抑郁症的临床特征中重要的如下：有明确的发作时间，症状的严重性是一个逐步发展的过程，直至患者情绪降至最低点，然后这些症状会有一个匀速复原的过程（改善），直至发作结束。症状的缓解是自发的，复发也是有可能的，发作间期则没有抑郁症状。

抑郁进程和结果的重要性

自克雷丕林时代以来，抑郁症的纵向（longitudinal）发展就是很多的研究主题，不论是短期的还是长期的抑郁过程，充分掌握患者的发病信息很重要。这不仅是为了实际控制发病，也为了了解抑郁的精神病理学原因以及对特定治疗方案进行评价。在收集了大量有关抑郁症患者生活史的数据后，出现了一些明确的治疗方法，如心理疗法（如认知和人际关系治疗）、电休克疗法、药物疗法。尽管很难排除住院治疗带来的干扰，但这些数据在整体上反映了该项障碍的发展本质。

对于一个特定的病患，医生在对其预后作判断时面临着很多问题。

- 第一次抑郁发作后，完全的缓解表现在哪些方面？其余的症状或慢性的、未发现的状态会有哪些相似性？
- 第一次发作后可持续多久？
- 复发的可能性？多重发作可能持续的时间？
- 在排除复发的可能性后，患者从一次特定的发作中恢复过来要等多久？
- 自杀致死的风险有多高？

通过对早期被诊断为躁狂型抑郁精神病患者以及随后相关病例的研究，我们可以得出这些问题的答案，这也对之前的发现都作了详细的说明，许多设计相当好的研究可以用来预测患者的结局。但需要强调的是获得的大部分数据来源于住院患者。

1930 年，Paskind 描述了"躁狂型抑郁"的一系列症状，毫无疑问的是包含了大量后来被诊断为"神经性抑郁的反应"。由于这项研究早于现代的躯体治疗法，这些发现则被假定为与神经性抑郁反应的本质相关。

系统性研究

克雷丕林[1]研究了 899 位躁狂型抑郁症患者的总体发病过程。但由于观察的过程大有不同，一些患者是在周期性发作后进行的短暂随访，一些则长达40年，此外，随访者为大量的再次入院患者，而未再入院患者的信息则是缺少的。撇开这些局限性，关于抑郁症的复发、频率、周期以及发作间期，他的研究还是提供了很多有价值的事实。他的研究样本人群如下：单相抑郁，263人；复发抑郁，177人；双相障碍单相发作，106人；复合、复发的抑郁，214人；单相躁狂发作，102人；复发躁狂，47人。在躁狂和抑郁的发作中都包含了双相障碍。通过这些术语，如复合的、混合的、结合的、双重的、循环的、轮转的，来特指这些患者。在没有任何间期的情况下，患者的躁狂和抑郁会交替和循环地发作。"闭路型循环"即指这种状态。

Paskind研究[2, 3, 4]的个体抑郁症案例，提供了医院以外观察到的抑郁过程的数据。尽管在这个研究中存在着许多方法学的不足，但其提供的数据与较轻的抑郁发作还是相关的。在Partridge的个体实践中，Paskind回顾了633例抑郁症患者的病史记录。尽管所有这些病例都被纳入躁狂型抑郁精神病的范畴，但文章中对于这些病史的综述还是留下了一些疑问。这些病案实际上是对双相障碍的描述而非精神病。在回顾作者提供的列表数据的时候，很明显可以看出这些结果是作者在抽取原始研究人群中的248名患者病案基础上得出的。这些病案的收集耗时长达32年，但其中并没有提及观察的平均时段，或在这些患者身上获得随访资料后是否尝试进行系统性研究。Paskind发现88位患者（32%）可以被归为"短暂性躁狂型抑郁精神病"，因为他们的平均发作周期为几小时到几周不等。

Paskind将短暂发作的特征描述为那些长期发作的一样：无缘由的深刻悲伤、不愉快感、自我谴责、自我责备、自甘堕落、缺乏主动性、缺乏对正常兴趣爱好的反应与意识、回避朋友、绝望、死亡的想法、自杀的倾向或欲望。Paskind声称公认的抑郁解救方法有：镇定的面容、朋友的陪伴、娱乐、转移注意力、休息、场景转换、不会引起发作消失的好消息。我们发现一个脾气正常的人无明显原因地出现短暂而又深刻的悲伤和不悦感，尽管人们想方设法来取悦他，其发作间歇期仍为几小时到几天。而当其抑郁的症状真正消失时，就像它发作时那样突然而神秘。

1913～1916年，Rennie[5]对由亨利·菲普斯（Henry Phipps）的精神病临床学确诊为躁狂型抑郁反应的208位患者做了一个随访研究。其中非典型病例未包含在内，因为作者只想研究诊断明确的躁狂型抑郁反应（双相的）。有几位被认为处于躁狂兴奋状态的患者，通过长期观察后发现其发展成为精神分裂症，于是这些病例也被排除了，因为这些病例中的患者缺失了主要的抑郁情感，而在随后几年的发展过程中，则慢慢演变为自发性的和类精神分裂症的行为。同样被排除的病例还有臆想症患者，他们也缺失了大部分的抑郁情感，逐步陷入一种慢性衰弱的状态，很少带有抑郁情感。这些资料最终被视为诊断躁狂抑郁综合征的严格标准。

研究者通过以下方式对这些患者进行了随访，例如，写信、社会公益性访谈、医生访谈、追踪其自杀的新闻报道、其他医院的记录，只有一个病例没有任何随访记录。随访的确切时间为 35 ～ 39 年。

在 Rennie 的研究中，根据症状出现的频率对以下临床患者进行了描述。①复发性抑郁：102 人——15 人至少在 20 年的发作间歇期无症状，52 人至少有10 年的复原期；②循环性（双相障碍）：49 人有全部的症状，在闭路循环中高兴和抑郁交替出现；③单相抑郁发作，恢复——26 人；④单相抑郁发作，未恢复——14 人，其中自杀 9 人；⑤复发的躁狂，14 人；⑥单相躁狂发作——2 人（发作恢复后 20 年，这两人仍是好的，但第三个人在 40 岁第一次发作后就一直躁狂，现在 64 岁，仍在住院）。

在第 6 章中，我们将呈现在不同研究中观察到的抑郁、双相障碍、躁狂患者，其相关症状出现的频率，并进行对比。

Lundquist[6] 组织了一个纵向研究，对象为 1912 ～ 1931 年第一次因为躁狂型抑郁入住朗博罗医院的 319 名患者。研究者回顾了所有的病史记录，并对这些诊断的合理性进行了核对，以"达到研究可信度满足所有的需求"。他的样本人群中，男性 23 位（38%），女性 196 位（62%）。

在确定了需要排除的患者后，研究者亲自在医院对随访者进行了测试。如果患者住在斯德哥尔摩，那就由社工进行一次家访；如果患者住在斯德哥尔摩以外的地区，就将问卷以邮件的形式发送给他，或对目前住在其他医院的患者的病史进行一次回顾。

研究者观察的时段有很多不同：20 ～ 30 年，42%；10 ～ 20 年，38%；少于 10 年，20%。

我们将患者对自身症状的再认以及返回到他们以前的职位中去，这一过程所需要的时间定义为发作周期。复原建立在对患者继续他们的工作和平时生活模式能力的粗略评估上。

发作点

Hopkinson[7]对100位有情感障碍的住院患者进行了持续性研究，发现一次急性发作与一次隐匿发作是成比例出现的。研究中纳入的人群都年过50岁，39人在50岁之前有发作病史；80人由作者亲自检测；剩下的20人，则从其病史中提取相关数据。在研究疾病的发作时，26%的患者有明显的前驱症状，74%的则为急性发作。处于前驱期的患者其主诉是模糊不清的，但在所有阶段的患者都有不同程度的紧张、焦虑。在一次明确的发作之前，前驱期为8个月到10年不等，平均为33.5个月。

在之后的一项研究中[8]，Hopkinson调查了43名处于前驱期的年轻患者（年龄16 ~ 48岁），13个人（30.2%）前驱状态持续两个月到7年（平均23个月）。前驱期的主要临床特征为紧张、焦虑、优柔寡断。

总而言之，两项研究中70% ~ 75%的情感障碍患者会有一次急性发作。

有几位调查者就急性发作与预后之间的关系做了研究，但得出了截然相反的结论。

Steen[9]在对493名躁狂型抑郁症患者的研究中发现，急性发作的人其复原概率远高于慢性发作者。另一方面，Strecker[10]等人将50名恢复了的和50名未恢复的躁狂型抑郁症患者进行对比，发现在恢复了的患者中急性发作的频率不再比慢性发作高。在一项由96名被诊断为严重躁狂型抑郁症患者组成的研究中，Astrup[11]等人发现急性发作有利于复原。

Hopkinson[8]在他的研究病例中发现急性发作的频率（平均为2.8）远高于有前驱症状后再发作的频率（平均为1.3）。

Lundquist[6]报道说与那些缓慢发作的人相比，30岁以下的人急性发作周期更为短暂（少于一个月）。在30 ~ 39岁的年龄组中，急性发作的平均周期为5.1个月，而慢性的则为27.2个月。

抑郁发作的平均年龄范围是如此宽泛以致早期的研究者都没有对此得出明

确的结论。以下是过去 10 年发病率峰值的数据，也许会为我们提供一个粗略的指导：20 ~ 30 岁，克雷丕林[1]；30 ~ 39 岁，Stenstedt[12]、Cassidy[13]、Ayd[14] 等人；45 ~ 55 岁，Rennie[5]；50 岁以上，Lundquist[6]。

复原和慢性发作

对比抑郁发作之后仍处于慢性状态的患者的比例，不同的作者有很大的分歧，我们很难将各种研究进行比较，因为其运用了不同的诊断标准，对慢性的定义各不相同，观察的时段也不相同。况且在很多研究中，研究者并没有将第一次发作后就转变为慢性和多次发作后才转变为慢性这两种情况进行区分。

由 Rennie 设计的相对较好的回顾性研究表明，在长期随访后，大约 3% 的人会转变为慢性抑郁。克雷丕林报道说在他的病例中，5% 的人转变为了慢性。Lundquist 报道说 79.6% 的人在第一次抑郁发作后会完全复原。年龄是影响发作的一个因素：小于 30 岁的人其复原率为 92%，而 30 ~ 40 岁的人则为 75%。很有可能是因为 Rennie 对完全康复的严格定义使其研究结果百分率低于其他人。

Astrup[11] 等人将躁狂型抑郁症患者分为"慢性的""改善的""恢复的"三类。在 70 例单纯的躁狂型抑郁症患者中，6 人（8.6%）在随访时还处于慢性状态，大部分人已完全康复，很小一部分人则会残留不稳定的状态，这些人就被认为有待改善。（因为这项研究是将躁狂型抑郁和精神分裂患者放在一起的，所以我们无法得到改善和康复的精确人数。）该研究的随访期为 5 年或以上。

值得注意的是，在最初的躁狂和抑郁发作之后会完全康复的患者，经过一个较长症状间歇期会复发，从而陷入一个慢性状态。Rennie 报道了一个抑郁发作之后就有初始躁狂发作的患者，其整个循环过程会持续一年。这个患者在初次发作之后有 23 年的症状间歇期，然后则陷入持续 22 年的躁狂兴奋状态。

克雷丕林[1] 表示有的患者其恢复周期也许会有很多年的慢性抑郁，但仍有复原的可能。他提出了一个案例来佐证其说法。这位患者的单次发作持续了 15 年，但之后他还是完全康复了。

1. 从心境障碍中恢复

近来关于慢性抑郁的研究很多，低水平抑郁（即指心境障碍）由 Klein[15] 等人提出。心境障碍的诊断标准详见表 3-1（在第 4 章中我们将对不同情绪分类的详细情况进行描述）。为了研究心境障碍的恢复情况，Klein[15] 等人设计了一个预实验和一个自然的 5 年随访。参与者为 86 位有早期心境障碍发作史的门诊患者和 39 位抑郁发作患者。随访则在之后的 30 ~ 60 个月内进行。心境障碍的患者中仅有一半人在 5 年后恢复了。通过平均约 23 个月的观察，该项障碍的复发率为 45.2%。

表 3-1　心境障碍的诊断标准

（A）从客观表现或其他人的观察可见，大部分时间情绪郁闷，至少持续两年。注意：儿童和青少年，情绪易激惹，必须至少持续一年。

（B）目前，郁闷的同时至少有以下症状中的两项，①缺乏食欲或暴饮暴食；②失眠或嗜睡；③低能量或疲劳；④自卑；⑤注意力不集中，难以做决定；⑥绝望感。

（C）在出现障碍的两年内（儿童和青少年为一年），患者的 A 和 B 症状每次至少持续两个月。

（D）在出现障碍的前两年，未出现严重抑郁发作（儿童和青少年为一年），这种障碍既不能用慢性抑郁来解释，也不能用重度抑郁或部分复原来解释。

（E）之前从未有过躁狂发作、混合发作或类躁狂发作，也从未达到循环障碍的标准。

（F）在慢性精神病中，这种障碍不是单独发生的，还伴有如精神分裂症、妄想症。

（G）这些症状不是直接由精神因素、药品（滥用毒品、药物）或整个身体条件（如甲状腺功能减退症）导致的。

（H）这些症状会导致重大的临床困扰或使患者的社会功能、工作职位或其他重要领域受影响。

Klein 将心境障碍和严重抑郁发作的患者进行了比较。前者在 5 年的随访中花了 70% 的时间才发展为情绪障碍，而后者只花了 25% 的时间。

那些心境障碍者与严重抑郁者相比，症状更多、功能受损更大、自杀可能性更大、住院率更高。在 5 年的随访结束时，94.2%（81/86）的心境障碍者终身至少有一次抑郁发作，其中 77.9% 的人是在研究开始时就经历过多重发作的严重抑郁症状者（67/86）。那些在参与研究之前未曾有过抑郁大发作（19/86）的心境障碍患者，终身至少有一次抑郁发作的风险为 76.9%（14/19）。总之，这些结果提示心境障碍是一种慢性的、极易复发的疾病状态[15]。

2. 从功能障碍中恢复

Buist-Bouwman[16] 等人提出过这样一个问题：从抑郁大发作中解脱出来的人是否也能够从功能障碍中恢复。这些功能缺损由 36 份健康调查的简式评估得出，包括躯体功能、生命活力、痛苦、社会功能、整体健康。

该项研究采用了荷兰精神卫生和发病率调查机构的研究数据，并通过《精神障碍诊断与统计手册》（修订第 3 版）的分级规则来诊断抑郁症。在精神疾病或双相障碍的过程中出现抑郁大发作的人则被排除在外，最终共计 165 人被纳入研究。

研究结果显示，与抑郁前的功能状态相比，从抑郁中恢复的 60%～85% 的参与者表现更好或未出现功能改变。然而，与非抑郁的样本人群相比，抑郁者的平均功能水平还是降低的，因为这些人从未经历抑郁。那些滥用药物、焦虑、患有躯体疾病、社会支持度低的人其整体功能更低。研究者指出，该项研究的局限性是没有通过结构式的访谈，由专业访谈者来确诊患者抑郁，而对于其功能的评估也是由自我评价所得。

持续时间

有关抑郁发作平均的或预期的持续时间非常重要，因为医生可以据此提醒患者及其家人及早做好精神上的准备，以便他们安排好患者的生意及治疗的经济费用。

抑郁平常发作时的治疗很重要，因为其发作过程就像一个曲线，也就是说情况越来越糟糕，直至降到最低点，然后慢慢改善最终恢复到患者发病前的生活状态。为了确定抑郁发作的时间点，医生可以为患者先做一个大致的评估，那么就可以预测一下患者何时会出现情况改善。在评估治疗方案的效果时，很重要的一点是将出现情况改善的时间点考虑在内。

在与抑郁发作持续时间相关的众多研究结果中存在着很多差异。这些差异可归结为是由于观察方法以及诊断标准、恢复评价标准不同导致的。总而言之，这些粗略的临床研究（目前还在讨论中）表明，抑郁发作的持续时间比系统性研究得出的结果要长。

Lundquist[6] 发现小于 30 岁的人抑郁症发作持续时间的中位数是 6.3 个月，大于 30 岁的人则为 8.7 个月。这个差别具有统计学意义。但是男女在持续时间上没有差异。（目前，他发现，急性发作的人抑郁持续时间更短。）Paskind[4] 在他的门诊患者中发现，30 岁以下的人发作持续时间短于 30 岁以上的人。Rennie 的研究也得出了类似的结果，首次发作的平均持续时间为 6.5 个月，顺便说一句，他也发现住院患者的平均发作持续时间为 2.5 个月。在 Paskind 的研究中，未住院的抑郁症患者其发作持续时间的中位数为 3 个月，14% 的人发作持续 1 个月或更少，几乎 80% 的人会在 6 个月或更短的时间内结束这种发作状态。

更早的粗略研究主要将 6 ~ 18 个月作为首次发作的平均持续时间：克雷丕林[1]，6 ~ 8 个月；Pollack[17]，1.1 年；Strecker[10] 等人，1.5 年。关于抑郁症临床症状描述的专著在 20 世纪五六十年代才出版，并且表现出相似的差异性。Cassidy[18] 声称抑郁的平均发作持续时间为 18 个月，Ayd[14] 报道说 30 岁之前的平均发作持续时间为 6 ~ 12 个月，30 ~ 50 岁为 9 ~ 18 个月，50 岁以后持续时间更长。而有很多患者，3 ~ 5 年之内都处于病态之中。

考虑到多重抑郁发作的持续时间，在早期的临床研究中都有一个盛行的观点，每次复发后，抑郁的持续时间就会延长。[1] 然而，Lundquist 提出一个抑郁发作持续时间的统计学分析，发现多次发作后抑郁的持续时间并没有明显延长。Paskind[4] 对门诊患者研究得出的结果与之相似，抑郁复发后持续时间并未延长，首次发作后抑郁持续时间的中位数为 4 个月，第 2 次、第 3 次以及之后的发作，持续时间为 3 个月。

粗的临床研究和精细的统计学研究得出的结果的差异性也许可以反映出样本人群的差异性和（或）抑郁恢复标准的差异性。在粗略的研究中，选择患者时很有可能存在一些偏倚，所以导致样本的代表性不够。

Lundquist 发现，在年轻人中发作持续时间延长与妄想症的存在有很大的联系，但老年人中没有。然而，让我们困惑的是，目前的研究证据支持持续时间更短。

1. 躁狂 – 抑郁的短暂发作（双相障碍）

1929 年，Paskind 描述了 88 例抑郁症患者短时发作持续的时间为数小时到几天不等。这些患者发作时的一些基本特征，与那些在院外发作时持续时间更长的患者的特征是一样的，而且这些人占其样本人群的 13.9%。他所提供的病史中也留存了一些疑问，后来那些人被诊断为精神性抑郁反应（即心境障碍）。

大部分短时发作的患者也会经历长时发作，51 岁时，首次短时发作后经过几个月或 10 年会出现一次长时发作，持续时间为几周到几年。18 岁时，首次为长时发作，之后则为短时发作。9 岁时，只有短时发作。

复发

除了有关躁狂－抑郁的统计学分析研究表示其包含了一些躁狂和抑郁症患者，其他有关抑郁症患者疾病复发的较老文献研究则存在着很多争议。在更早一些的研究中，德国人一系列的研究结果得出的抑郁复发概率高于美国人的研究结果。这些差异也许应该归于德国人更为严格的诊断标准以及更长的观察时间。

在更多精细的研究中，与其他美国人研究的结果相比，Rennie 报道的结果和德国人更为相似。他发现最初因为抑郁状态而入院的 123 名患者中，有 97 人会复发（79%）。（这个数字不包括第一次入院后 14 名自杀的患者或仍处于慢性疾病状态的患者。）当把环性障碍（如患者在抑郁的同时至少有一次躁狂发作）的病例加入该组后，复发的比例为 142/170（84%）。

斯堪的纳维亚的调查者 Lundquist[6] 和 Stenstedt[12] 报道的复发率分别为 49% 和 47%。将这两个人的研究与 Rennie 的研究作比较时，我们发现 Rennie 对抑郁发作诊断标准更为严格，对发作阶段的观察时间也更长，这也就合理解释了他研究结果中的复发率高于其他两人的原因。

复发率的差异，在多重复发率中反映更为明显。在 Rennie 的系列研究中，半数以上的患者有三次或更多的发作（见表 3-2），多重复发则在环性障碍中尤为多见，该组中 37/47 有 4 次或更多次的发作。在克雷丕林的研究中，此种类型障碍的 301 人中的 204 人（67%）有一次或以上的发作，半数以上的人有三次或以上的发作。

表 3-2　单发和多发抑郁的频数

频数	Rennie		Lundquist	
	数量	%	数量	%
1 次	26	21.0	105	61.0
2 次	33	27.0	45	26.0
3 次	28	23.0	11	6.5
4 次以上	36	29.0	11	6.5
总计	123	100	172	100

复发的另一个重要方面就是持续时间。人们反复提到随着复发次数的增多，发作持续时间也延长了。然而 Rennie 在分析他的研究数据时发现，第二次发作持续时间与初次发作相等的人有 20%，延长的有 35%，缩短的有 45%。Paskind

则发现随着发作次数的增多，持续时间的中位数数值减小了。

Belsher 和 Costello 回顾了 12 项有关单相抑郁发作的已发表的研究，与双相障碍相反，他们选择的研究内容包括复发相关度、复发率、没有可控制的维持治疗的自然随访阶段。他们发现了很多方法学上的不足，如对恢复和复发定义不明确、患者特征不明显、纳入和排除标准模糊。尽管存在着这些不确定性，他们还是能够推出如果单相抑郁的复发风险下降，那么患者保持良好状态的时间就越长。有几个因素是可以预测复发的：①抑郁发作史，②最近压力大，③社会支持低，④神经内分泌功能失调。其他包括婚姻状况、性别、经济地位等变量则不能预测复发与否。

发作间歇期

在检索有关抑郁发作间歇期较老的文献时，有人也许就会被复发的事实震惊，因为患者在保持几年甚至几十年的健康状态后还会复发。系统性研究提供了些许鼓舞人心的信息，提出了一个与癌症的 5 年治疗相似的永久治疗方案的概念，但在首次抑郁发作之后长达 40 年后又出现了复发。[1]

需要特别指出的是，Rennie 提出的这些发现很重要，因为首次发作后的 10 ~ 20 年为高复发时期。他的随访研究显示了 97 位抑郁症患者的复发率：首次发作后复发时间少于 10 年的，35%；10 ~ 20 年的，52%；超过 20 年的，13%。需要强调的是，在复原 10 ~ 30 年后，65% 的人又复发了。

在更早的一个研究中，克雷丕林把 703 次抑郁发作间歇期的症状制成了表格，与 Rennie 不同的是，他把第二次和后来的发作间歇期都包括了在内（包括第一次和第二次发作之间的间歇期）。他发现每次连续发作之后间歇期就缩短了。他研究的是住院患者，Paskind 研究的是门诊患者，而有意思的是这两者的研究结果相似。在 10 年之中，间歇期的分布情况比较详见表 3-3。为了进行更多的对比，Rennie 的研究也被纳入其中，需要强调的是他的发现只适用于首次发作间歇期。与克雷丕林、Paskind 的研究结果相比，Rennie 提出的间歇期似乎更长，但这是由于前面两人的研究中首次发作后的间歇期比较短。克雷丕林和 Paskind 研究出的间歇期有一定程度的相似。但 Paskind 的门诊患者复原期比克雷丕林的住院患者要长。

表 3-3　住院和门诊患者躁狂 – 抑郁发作的间歇期时间分布

来源	间歇期	间歇期的持续时间年（%）				
		0 ~ 9	10 ~ 19	20 ~ 29	30 ~ 39	>40
克雷丕林（1913 年住院患者）	703	80.5	13.5	4.8	1.1	0.14
Paskind（1930 年下半年门诊患者）	438	64.0	27.8	5.7	1.6	0.92
Rennie（1942 住院患者）	97[①]	35.0	52.0	15.0		

①只包括首次发作间歇期（在第一次和第二次发作之间）。

考虑到特定间歇期持续时间的中位数数值，我们采用了另外一种方法来表示。从表 3-4 中我们可以看出 Paskind 的门诊患者间歇期的中位数数值更大，而不论是门诊患者还是住院患者，在连续发作后，其间歇期都缩短了。而在克雷丕林的研究中，双相障碍的无症状间歇期持续时间比单相抑郁更短。

表 3-4　住院和门诊患者发作间歇期的中位数

	病例（例）	第 1 个间歇期（年）	第 2 个间歇期（年）	第 3 个和之后的间歇期（年）
住院患者（克雷丕林 1913 年）	167	6	2.8	2
门诊患者（Paskind 1930 年下半年）	248	8	5	4

在 Lundquist 的研究中，发现更多的证据支持首次发作后间歇期会缩短。在大于 30 岁的年龄组中，首次发作间歇期的平均中位数约为 7 年，第 2 次为 3 年，这个差异有统计学意义。

Lundquist 的研究数据是根据三年间歇期进行分类的，9 年后的复发率表现出压倒性的优势。需要指出的是他的随访年限为 10 年，比 Rennie 的随访期限 25 ~ 30 年要短。因此，如果随访期超过 10 年，那么 Lundquist 的系列研究中，复发的病例会很多。Lundquist 将首次发作之后复发的可能性进行了计算，并根据患者的年龄单独制成表格（见表 3-5），但这两组没有显著差别。也许在间歇期的 3 ~ 6 年中，复发的可能性是最高的。

表 3-5　首次发作后复发的可能性　　　　　　　　　　　　　　　　（%）

首次发作年龄	首次发作间隔的年数				
	3	6	9	12	15
<30 岁	12	13	4	—	—
>30 岁	10	13	9	8	6

资料来源：改编于 Lundquist, 1945。

内因性抑郁和神经性抑郁比较的结果

Kiloh[20] 等人对在 1966 ~ 1970 年因早期抑郁而入住一所大学附属医院的 145 名患者进行了长期跟踪调查研究。患者分为内因性抑郁和神经性抑郁两类，随访的平均时期为 15 年，一共收集到了 92% 的患者的信息，表 3-6 显示出了以下各类所占的百分比：①恢复并保持健康，②恢复但又有抑郁发作，③依旧无能或自杀而亡。

表 3-6 根据临床标准得出的结果 （%）

临床标准	内因性抑郁	神经性抑郁	全 部
恢复并保持健康	26	14	20
恢复但又有抑郁发作	58	70	63
依旧失能或自杀而亡	17	17	17

资料来源：改编自 Kiloh 等人，1988。

精神分裂症者的结局

Rennie 在 1942 年经过对 208 例躁狂 – 抑郁性精神病患者的研究发现，有 4 个人的性格发生了改变，这充分说明了精神分裂症患者的最终结局。对于这些病例的回顾性研究发现，躁狂 – 抑郁性精神病的诊断中，精神分裂症的症状是一个重要的组成部分。

大约在同一时期，Hoch 和 Rachlin 回顾了纽约曼哈顿州立医院 5 799 名精神分裂症患者的病史。他们发现，7.1% 的人在入院前被诊断为躁狂 – 抑郁。不管这两种障碍是否在本质上就存在着交替，研究者对最初的错误分类或诊断标准的变动这些情况不会建档。

Lewis 和 Piotrowski[22] 发现最初被诊断为躁狂 – 抑郁的 70 人中，38 人（54%）在随访后的 3 ~ 20 年，诊断被改为了精神分裂症。回顾了原始纪录后，研究者声明那些诊断被修改的人最初是误诊。也就是说他们在初次入院时就表现出了明显的精神分裂症症状。由于 20 世纪初，对于躁狂 – 抑郁的诊断标准还比较宽松，所以很难确定有多少躁狂型抑郁的患者最终发展成了精神分裂症。

Lundquist 在他的研究病例中报道说 7% 的人最后发展成了精神分裂症。

Astrup[11] 等人单独选取了 70 例 "纯" 躁狂 – 抑郁障碍的患者，在其发作之后跟踪随访了 7 ~ 19 年。他们未发现有患者发展成为精神分裂症，相反，26 人中 13 个（50%）最初被诊断为情感分裂症的人，在随访期间表现出了精神分裂的症状。

自杀

目前，自杀是抑郁致死的唯一原因。（关于自杀的话题涉及范围很广，有很多优秀的专著，如 Farberow 和 Schneidman[23]，Meerloo[24]。）以前，尤其是食物匮乏导致的营养不良以及二次感染，是死亡的偶发因素，但在现代的医疗条件之下，这种并发症是少见的了。

抑郁症患者的实际自杀率很难估计，因为有的患者随访过程不完整，或者死亡原因不明确。Rennie[5] 和 Lundquist[6] 的长期随访研究表明，最初入院时被诊断为躁狂型抑郁的（或另一种类型的抑郁障碍）患者中，最后大约有 5% 的人相继自杀了。

在 20 世纪中期，有几项研究表明，自杀率在抑郁症患者中相对比较高。博克尼[26] 调查了得克萨斯州退伍老兵精神卫生服务中心患者的自杀率，为期超过 15 年。他采用了一个复杂的精算系统，计算出了每年每 10 万人中的自杀人数：抑郁症为 566；精神分裂症为 167；神经官能症为 119；人格障碍为 130；酒精成瘾为 133；器质性疾病为 78。后来，他又计算了不同年龄段的自杀率，得克萨斯州的男性退伍老兵每 10 万人中有 22.7% 的人自杀了。所以，抑郁症患者的自杀率是其他精神疾病患者的 25 倍，而且还在持续升高。

Temoche[27] 等人研究了马萨诸塞州过去和现在的精神疾病患者的自杀率，与非抑郁症患者相比，抑郁症患者的自杀率很高，通过计算得出的比率显示是普通人群的 36 倍，是精神分裂或酒精成瘾者的 3 倍。

在已知有自杀风险的患者中，其最后的自杀率很高。Moss 和 Hamilton[28] 对 50 名住院期间被认为有严重自杀倾向的患者，组织了一个为期两个月到 20 年（平均为 4 年）的随访研究。50 人中有 11 人后来自杀了。通过对 134 名自杀患者的回顾性研究，Robins[29] 等人发现 68% 的人会把自杀常挂在嘴边，41% 的人特别声明说自己有自杀的打算。

那时，研究所得的数据清晰地表明，患者在出院后的周末和暂时摆脱抑郁后，自杀的风险反而很高。Wheat[30]调查了精神病院患者的自杀率，发现住院期间的自杀率为30%，解脱后一个月内的自杀率为63%。Temoche[27]等人计算出抑郁症患者在解脱后的前6个月自杀率是普通人的34倍，随后的6个月则为9倍多，在复原后的11个月内有一半人会自杀。

很多早期的观察性研究报道说，女性患者试图自杀的次数要比男性患者多，但男性自杀成功者居多。

Cassidy[18]报道说在他一系列的躁狂－抑郁症患者的研究中，试图自杀的女性人数是男性的两倍，而自杀成功的例数中男性是女性的3倍。

尽管没有关于抑郁症患者自杀方法的研究数据，但近年来关于正常人自杀的统计学数据也许会提供一些信息。2001年，故意自伤（自杀）人数为16 869，采用其他或方法不明的人数为13 753。男女比例为4.6∶1，黑人和白人比例为0.5∶1，西班牙裔和非西班牙裔人比例为0.5∶1。[31]

有证据显示美国每年的自杀人数比2001年官方报道的30 622要多很多。很多意外死亡实际上都是隐匿性自杀。例如，1962年在MacDonald[32]就报道了37例试图通过驾车自杀的人。研究者都认为实际的自杀率是官方报道数据的三四倍，试图自杀的人数则是自杀成功人数的七八倍。[33]

在抑郁症患者中，自杀的人也可能涉嫌谋杀。[34]例如，有报道说父母杀了自己的孩子，这其实并不少见。有一位女性，在精神病治疗师确信即使她认为自己是无用的她的孩子依然需要她后，依然决定杀了自己的孩子然后自杀，以帮助孩子"摆脱成长中没有母亲的痛苦"，随后她就践行了自己的计划。

引发自杀意图和促成自杀成功的风险因素有好几个。严重抑郁发作期间，有精神症状，之前有过自杀意图，或者家里有人自杀，同时还服用与疾病相关药物的患者，[35, 36]自杀风险特别高。自杀最明显的暗示表现在与人交流中就流露出自杀企图。[29]Stengel[33]提出这样一个概念，人们认为"总把自杀挂在嘴上但又没落实到行动中的人是不容易自杀的"，这种看法是有误解的。同样，有自杀未遂史的人再次自杀成功的可能性很高。[36, 37]Brown等人[38]认为，与普通的跟踪和指导服务相比，认知疗法可以将反复的自杀念头减少50%，还能减轻抑郁的严重性和绝望感（见第15章）。

Klein 等人 [15] 通过一个 5 年以上的随访研究发现慢性抑郁症患者中有自杀意图的人为 19%（16/84），其中一例自杀成功。在其研究中，37 名仅间歇发作的患者没有自杀意图，这表明与严重抑郁发作相比，心境障碍患者的自杀率增高了。

为了引出抑郁症患者身上的自杀意图，临床研究人员应当注意观察绝望感。在研究中我们发现与抑郁症的其他症状相比较，绝望感和自杀之间存在高度相关性。此外，Pichot 和 Lempérière[39] 在抑郁症影响因素的分析中提取了一个因素，只包含两个变量：悲观主义（绝望）和自杀想法。

双相障碍中自杀的风险

Fagiolini 等人 [40] 发现在双相障碍的患者中，自杀的想法和行为很普遍。此研究包含了 175 名 I 型双相障碍的患者，参加了一个随机分组的实验——双相障碍维持治疗的匹兹堡研究（Pittsburgh Study of Maintenance Therapies in Bipolar Disorder）。在进入研究之前，有 29% 的人想过自杀。

此项研究将那些在进入研究之前就试图自杀的患者的临床特征和人口统计学资料与那些未曾有过自杀念头的人作比较，得出的结论是严重的双相障碍和躯体形式障碍表明患者曾有过自杀意图。在抑郁的等级评估测量中，之前有过发作史的患者被认为属于严重抑郁，得分也更高（Hamilton 分级表——25 个条目）。[40]

慢性抑郁的预测因子

Riso 等人 [41] 回顾了慢性抑郁决定因素的研究，报道说相关的决定性因素并没有被充分阐明，但是那些研究已经把 6 个可能的因素考虑在内了：①发展性因素，如童年不幸（早期创伤或虐待），②人格障碍，如神经过敏症（情绪不稳定或面对压力时脆弱不堪）和压力反应，③精神性刺激源，④伴随障碍，⑤生物学因素，⑥认知因素。接下来，我们总结归纳了一下他们的发现。

1. 发展性因素

在发展性因素中，有一些关于早期创伤或虐待的重要证据，但不是关于早期分离和丧失的。

2. 人格障碍

在比较心境恶劣和严重抑郁者出现人格障碍的 11 项研究中，心境恶劣的人更容易出现人格障碍。然而，只有一个前瞻性的研究在 2002 年的时候得出了这样的结果。也许这两种情况是相互影响的，而不是人格障碍导致了心境恶劣。

3. 精神性刺激源

慢性抑郁的持续时间加重了精神性的刺激，从而进一步延长了抑郁的时间。美国精神病学协会的 DSM 宣称心境障碍与慢性压力有关，但 Riso 等人[41]指出，支持这个说法的人有可能认为患者对压力的反应来源于自身察觉而非客观事件刺激，从而将这两项研究混淆了。支持这种说法的抗抑郁治疗方案修正了日常争论。

4. 伴随障碍

伴随障碍包含的一项研究表明，在配偶中，慢性疾病能够导致心境恶劣，而心境恶劣又与多种精神状态有关，包括焦虑和药物滥用，最常见的是社交恐惧症。

5. 生物学因素

在第 9 章中，我们会对生物学因素进行全面讨论，提到预测慢性抑郁的过程，神经内分泌学的研究发现下丘脑 – 垂体 – 肾上腺皮质轴调节出现紊乱，这种情况对于慢性抑郁和非慢性抑郁相似。同样，与此过程相关的生理性睡眠也没有什么持续性差异。免疫学的研究发现，越来越多的自然杀伤细胞在心境恶劣和严重抑郁的状态下被激活了。但是，过度活跃的免疫反应使心境恶劣与慢性抑郁有更多相似的特点。

6. 认知因素

在慢性抑郁中，认知因素的角色是"也许是最易被替代的领域"。[41]然而，有一项研究发现了认知的几个变量，将慢性抑郁与那些严重抑郁区别开来。这项研究包含了 42 名慢性抑郁（CD）的门诊患者、27 名非慢性严重抑郁症患者（CNCMDD）和 24 名从未有过神经精神病的人（NPI）。认知变量的测评包括图式问卷、机能失调态度量表、归因模式问卷、沉思 – 回应模式问卷，详见表 3-7。

表 3-7　慢性抑郁中的认知变量非慢性严重抑郁症患者和
从未有过神经精病的人的 III 级控制

方法	对照组（M/SD）		
	CD	CMND	NPI
图式问卷			
分离和抛弃	265.4(70.4)	202.2(84.9)	118.7(54.5)
自主能力受损	137.0(37.4)	103.0(38.5)	67.7(22.5)
过分警觉和抑制	123.6(29.0)	99.5(37.7)	70.0(24.6)
限制受损	78.3(21.7)	65.5(19.8)	42.3(17.7)
机能失调态度量表	141.5(38.5)	119.7(30.7)	96.6(26.2)
归因模式问卷			
稳定的	63.6(10.6)	58.7(12.2)	44.7(19.0)
整体的	63.2(10.2)	31.7(14.0)	38.1(18.4)
沉思 – 回应模式问卷	56.5(12.5)	54.4(12.9)	39.3(10.3)

资料来源：改编于 Riso 等人，2003。

　　两组抑郁症患者在进行每种认知测评时都和控制组进行了对比。结果显示抑郁组在图式模式群、机能失调态度量表、稳定的和整体的归因模式问卷的得分比较高。除了沉思 – 回应模式问卷和归因模式问卷，慢性抑郁组和非慢性严重抑郁组参与了所有的认知方法测评，总体来说，即便将情绪状态和人格障碍考虑在内（统计学控制），慢性抑郁症患者参与的认知变量测评更多。所以这项预研究表明，在区别慢性抑郁和非慢性严重抑郁时，认知因素也许会有一些实用。

　　总而言之，Riso 等人[41] 得出结论建议说对于以下情况而言，持续性的研究是必要的：①对于慢性会有更好的定义，②运用更多合理的对照组，③通过长期随访观察。研究者在实验性精神病学领域需要着重研究的内容之一就是更为明确地查找出慢性抑郁的原因。

本章小结

1. 在自然主义研究中，70% ~ 95% 的人能从抑郁中完全复原，年轻患者中约95% 能完全摆脱抑郁。

2. 30 岁之前首次发作的持续时间短于 30 岁之后，急性发作持续时间更短。

3. 首次抑郁发作之后，47% ～ 79% 的患者余生中在某一时刻还会复发，而如果建立在长期随访的基础上，更为精确的数字可能接近 79%。

4. 个体经历过一次严重抑郁发作、次发作之后，至少有 60% 的可能会二次发作，那些有过两次发作病史的人有 70% 的可能会三次发作，而那些有过三次发作病史的人有 90% 的可能会四次发作。[35]

5. 双相障碍复发的可能性要比单相抑郁高很多，5% ～ 10% 的严重抑郁症患者、单相发作患者，后来会发展成为躁狂发作[35]。

6. 尽管多重发作的持续时间似乎是一样的，但每次后续发作之后，无症状间歇期就会缩短，双相障碍的间歇期比单相抑郁要短。

7. 大约 5% 的住院双相障碍患者最后会自杀。尤其是在出院后的周末和住院后的一个月内以及摆脱症状后的 6 个月内，自杀率特别高。

8. 与严重抑郁症患者相比，那些慢性抑郁症患者（心境障碍）的自杀率似乎更高。

9. "一个常威胁别人说自己要自杀的人是不会将其付诸行动的"这种观念是错误的。谈论自杀打算就是预测一次成功自杀的最好因素。目前自杀未遂的比率仅次于自杀成功的比率，在病例中占有相当大的比重。

10. 双相障碍患者的自杀风险随着抑郁加重以及躯体形式越来越紊乱而增加。

11. 慢性抑郁的决定性因素包括发展性因素，如童年不幸（早期创伤或受虐）、人格障碍、精神性的刺激、伴随障碍、生物学因素、认知因素。为了研究慢性抑郁，最好的病因学证据就是发展性因素，可以为慢性刺激和压力反应提供一些支持。

12. 在慢性抑郁中，认知因素的角色被认为是"也许是最易被替代的领域"。[41]而有一项研究发现，在区别慢性抑郁和非慢性抑郁时，认知因素会有一定的用途。

情绪障碍分类

官方术语

自从美国精神病学协会第 1 版《精神障碍诊断与统计手册》发布以来，情绪障碍的分类已经演化了 50 多年。随着研究和理论的深入，他们的研究成果被反映在四次编辑和两版修订的指南中。

目前，严重抑郁发作和躁狂发作的诊断分类标准详见表 4-1 和表 4-2（来自第 4 版《精神障碍诊断与统计手册》，简称 DSM-IV-TR）。[1] 也许有人会注意到第 4 版《精神障碍诊断与统计手册》中严重抑郁发作的诊断标准（详见表 4-1）包括"生物学的"或"生理学的症状"以及认知方面的特征。例如，有 4 种症状在本质上就属于生理学方面的：（3）体重减轻（在儿童就是未能成功增肥），（4）失眠或睡眠过度，（5）情绪激昂或退化，（6）几乎每天都很疲乏或缺乏精力。下面 5 个是认知或动力性的症状：（1）郁闷的情绪（儿童和成年人的易激惹），（2）活动兴趣或愉悦感显著减退，（7）无能感或过度的或不合理的罪恶感，（8）思考或集中注意力的能力降低、犹豫不决，（9）反复的死亡或自杀想法。各种各样的情绪障碍详见表 4-3。[1]

表 4-1 严重抑郁发作的标准

A. 在连续两周的时间里，病人表现出下列 9 个症状中的 5 个以上。这些症状必须是病人以前没有的或者极轻的。并且至少包括症状（1）和（2）中的一个。
 （1）每天的大部分时间心情抑郁，不论是由病人自我报告（例如，感到伤心，心里空空的），还是他人的观察（例如，暗暗流泪）。注意：在儿童和青少年中，可以表现为易激惹，而不是明显的心情抑郁。
 （2）在每天大部分时间，对所有或者大多数平时感兴趣的活动失去了兴趣。或者通过病人自我报告，或者通过旁人的观察。
 （3）体重显著减少或增加（正常体重的 5%），食欲显著降低或增加。注意：在儿童中，考虑缺乏正常的体重增加。
 （4）每天失眠或者睡眠过多。
 （5）每天精神运动亢进或减少（不只是自我主观感觉到的坐立不安或者不想动，旁人都可以观察得到）。
 （6）每天感到疲劳，缺乏精力。
 （7）每天感到自己没有价值，或者自罪自贬（可能出现妄想）。这不仅是普通的自责，或只是对自己的抑郁感到丢脸。
 （8）每天注意力和思考能力下降，做决定时犹豫不决（自我报告或者是旁人的观察）。
 （9）常常想到死（不只是惧怕死亡），或者常常有自杀的念头但没有具体的计划，或者是有自杀的具体计划，甚至有自杀行为。
B. 排除双相情感障碍。（双相情感障碍的诊断标准，请参见躁郁症）。
C. 上述症状对病人的生活工作或其他重要方面造成严重影响。
D. 上述症状不是由于药物的生理作用（例如，服药、吸毒、酗酒）或者躯体疾病所引起（例如，甲状腺分泌降低）。
E. 上述症状不能仅仅由丧失亲友来解释。（如果有丧失亲友的事件发生，那么上述症状必须在事件发生后的两个月后仍存在，而且伴随着显著的生活工作方面的功能缺损、病态的自罪自责，自杀观念，精神症状，或精神运动迟滞。）

资料来源：改编于第 4 版《精神障碍诊断与统计手册》。

表 4-2 躁狂性发作的诊断标准

A. 不规则的、持续的兴奋、激动、易激惹呈显著的周期性变化，至少持续 1 周（必须住院治疗的患者持续时间不定）。
B. 在情绪不稳定期间，至少存在下述 3 个症状（如果仅表现为易怒则为 4 个），并且表现显著：
 （1）越加显著的自我厌恶或自我夸大。
 （2）睡眠减少（例如仅 3 小时的睡眠就感到轻松）。
 （3）较以往更加健谈，或者迫使自己持续讲话。
 （4）思维奔放和主观经验导致的天马行空的观点。
 （5）注意力不集中（例如，注意力轻易地转向外界无关紧要的刺激物）。
 （6）有目的的活动增加（不仅表现在社会活动、工作或学校，而且表现为性活跃或心情烦躁）。
 （7）频繁做一些具有不良后果但有高度潜在愉悦感的活动（例如无节制地狂购乱买，性行为不检点，或者愚蠢的商业投资）
C. 没有表现出符合混合发作标准的征象。
D. 情绪不稳定，并足以导致明显的活动障碍或日常社会活动中的人际交往障碍，或者必须入院治疗以防伤害自己或他人，或者存在一些精神病特征。
E. 这些症状均不是由某种物质（例如滥用药物、某种药物治疗或其他治疗）或某种一般疾病状态（如甲状腺功能亢进）所直接引起的生理反应。注意：不应该将明确由机体抗抑郁药治疗引起的躁狂发作归为 Ⅰ 型双相障碍的诊断标准。

资料来源：改编于第 4 版《精神障碍诊断与统计手册》。

表 4-3　情感障碍的类型

障碍类型	特　征
抑郁症	
严重抑郁障碍	一次或多次严重抑郁发作（至少持续两周情绪低落或兴趣缺失，同时存在至少 4 种另外的抑郁症状）
心境恶劣障碍	表现为多天的情绪低落，至少持续两年。同时伴随一些其他的抑郁症状，但其均不符合严重抑郁发作的诊断标准
原因不明的抑郁症	具有抑郁症状的编码障碍，这些征象均不符合严重抑郁障碍、心境恶劣障碍、仅存在情绪低落的适应障碍或同时存在焦虑和情绪低落的适应障碍（或抑郁症状不充分或情况完全相反）的诊断标准
双相障碍	
Ⅰ型双相障碍	一次或多次躁狂发作或混合发作，通常伴随严重抑郁发作
Ⅱ型双相障碍	一次或多次严重抑郁发作，伴随至少一次轻躁躁狂发作
环性心境障碍	持续至少两年的数个周期的轻型躁狂症状（但不符合躁狂发作的诊断标准）和至少两年的数个周期的抑郁症状（但不符合严重抑郁发作的诊断标准）
原因不明的双相障碍	包括具有双相特征的编码障碍，这些特征不符合在这一层面定义的任何类型的双相障碍的诊断标准（或抑郁症状不充分或情况完全相反的双相障碍）
其他情感障碍	
一般医疗环境引起的情感障碍	一种显著的持续情绪不稳，被认为是直接由某种一般医疗环境所致的生理性结果
物质诱导的情绪障碍	一种显著持续的情绪不稳，被认为是药物滥用、某种药物治疗或其他细菌直接感染所致的生理性结果
原因不明的情绪障碍	包括存在情绪障碍症状的编码障碍，但这些症状均不符合任何类型的情绪障碍的诊断标准，而原因不明的抑郁障碍和双相障碍之间很难区分

资料来源：改编于第 4 版《精神障碍诊断与统计手册》。

　　为了将早期美国精神病学协会给抑郁症的不同类型的命名[2,3]与后来的版本[1,4,5,6]相比较，我们很有必要查寻很多章节的内容。与在其他分类系统中的集中性相比，如英式分法（British Classification），[7]这些情感障碍是零散分布的。这种分散的情感障碍反映了之前多次发作的病史，包括克雷丕林的所有情感障碍大联盟最终分解成为躁狂 – 抑郁发作，并且出现新的症状，如分离性神经抑郁反应，以及在假定病因学基础上的情感分裂。

　　情感分裂有突出的情感特征，曾被列为精神分裂反应的亚型。考虑到它的历史概念、发展进程、预后，这种障碍也许更接近双相障碍（见第 8 章）。

分类系统的来历

在最初的发展中，《精神障碍诊断与统计手册》代表了来自三个主要流派思想的组合：埃米尔·克雷丕林（Emil Kraepelin），阿道夫·迈耶（Adolph Meyer）和弗洛伊德·西格蒙德。对不同疾病种类的划分，特别是重症精神病的区分，反映了克雷丕林的原始分界。术语的专业修饰体现了迈耶的影响。然而迈耶拒绝了克雷丕林提出的抑郁的本质是疾病的概念，从而形成了此领域内的"反应性类型"理论。他认为反应性抑郁是特异的遗传和心理与社会力量的结合在机体内相互冲击的结果。命名法中的"反应"一词体现了迈耶的观点。

弗洛伊德的影响体现在原美国精神病学协会的 DSM 中对特殊类型抑郁的部分描述中。根据心理分析的理论概括了上述的征象；不同的情感障碍以内疚、投射的敌意和对焦虑的防御等概念表达出来。最近，杰罗姆·韦克菲尔德（Jerome Wakefield）对心理障碍的概念——损害性功能紊乱提出一些重要的观点。[8, 9, 10]

分类的信度和效度

美国和英国早期的研究对官方的系统命名法提出了质疑。然而，一些调研者却认为当时的首要问题也许是系统命名法的使用，而不是其构造。[11, 12, 13] 诊断学家在与同样的患者面谈时发现了重要的差异。通过官方的命名法明确地叙述分类的定义极大地提高了诊断的一致性。

命名法的效度涉及特定实体疾病的诊断精确性，不幸的是，在所谓的功能性精神障碍中，没有任何病理学或生理学的异常可以为命名法的构建提供指导。疾病分类学的基础定义主要还是依赖临床标准。

在评价医学或精神病学分类的效度时，有必要问一下相互独立的特定组群或综合征，即症状、持续时间、结局、复发倾向以及治疗，因为那些有医学或精神病学的意义。总体来说，这些研究将抑郁障碍和其他精神障碍区别开来了，另外，有一些研究也支持将内因性抑郁（现在称为情感障碍）和反应性抑郁（现在称为适应障碍[1]）区分开来。

20 世纪 60 年代，Clark 和 Mallet[14] 组织了一个对青少年抑郁和精神分裂患者的随访研究，74 人被诊断为躁狂 – 抑郁性精神病或反应性抑郁，76 人最初被诊断为精神分裂症，随访为期 3 年。在随访期间，70% 的精神分裂患者再次入院，抑郁者中为 20%。精神分裂症的患者中 13 人（17%）发展为慢性，而抑郁中仅一人（1.3%）。在 15 名再次入院的抑郁症患者中，4 人当时被认为也患有精神分裂症。而最初被诊断为精神分裂症的 76 名患者中没有人因为抑郁而再度入院。

从这些临床研究中也许可以得到一些推论，当把恢复概率和发展成慢性的概率作为临床现象的一部分时，两大障碍就是明显可区分的（正如克雷丕林所说的那样）。也就是说：①抑郁障碍恢复概率高，3 年内复发概率以及发展成为慢性的概率中等；②精神分裂患者的复发概率和发展成为慢性的概率都很高。一些最初临床表现为抑郁的患者最后都发展成为精神分裂症。但对于一个有精神分裂症的患者来说，很少有人后来会发展成为双相障碍。Lewis 和 Piotrowski[15]认为那些双相障碍的患者是被误诊的，因为没有能够充分识别精神分裂症的某些症状。

二分法和二元论：过去和现在

Aubrey Lewis[16] 和 Paul Hoch[17] 将抑郁症从本质上看作一个疾病实体。而其他人则将其症状分为不同的层次，从而产生若干二分法。这个争论反映了统一学派和分流学派之间的根本差异[18]。统一学派（渐进主义者）认为抑郁症是一种能够以各种形式呈现的单一临床疾病，而分离主义者则认为它有多种可区分的类型。

内源性与外源性抑郁

这一分支试图构建出抑郁症的基本病因，从而将抑郁症的病例分为两类：

一类在本质上是由内在因素引起的（内源性）；另一类是由外在因素引起的（外源性）。尽管最开始外源性组包括以下环境因素，如毒素和细菌，他们依然将外源性与心理因素等同起来。这种二分法将在下面更加详细地讨论。

自主性与反应性抑郁

一些人在对外部刺激反应程度的基础上对抑郁的类型进行区分，Gillespie[19]描述了几组抑郁症患者对外部刺激的不同反应，把"自主性"的标签贴在那些对任何环境刺激都无动于衷的人身上，把"反应性"标签贴在那些对鼓励和理解反应积极的人身上。

焦虑性与迟钝性抑郁

我们常常根据主要的活动水平来描述抑郁症状。许多人认为焦虑是所谓的抑郁症进展期的特点，活动迟缓是早期抑郁症的特点。许多研究（见第 7 章）却忽略了这一假设。

精神性与神经性抑郁

多数专家在精神性与非精神性抑郁症之间划出了明显的分界线。然而，渐进主义者 [16, 17] 相信这种区别是人为的，并且这种差异主要是定量的。他们声称那些报道中提及的区别完全是根据疾病的严重程度而定的。

内源性和外源性抑郁

分离主义者和渐进主义者之间争论的焦点主要在于抑郁症的病因学概念。分离主义者支持存在两种不同的疾病实体：一类由那些被认为是内源性抑郁的病例组成，即这些症状主要是由一些发生在人体组织内的生物性错乱引起的；另一类由反应性抑郁的病例组成，这些症状主要是由一些外在的压力（如丧亲、经济困难、失业）引起的。统一学派认为这些区别是人为的，因为他们没有意识到将一些病例标记为内源性，而另外一些病例标记为反应性的是否有效。

两种病因不同的抑郁症，这并不是一个新的概念。1586 年，一个内科医生 Timothy Bright，就写了一本名叫《忧郁和良知的缘由》（*Melancholy and the Conscience of Sinne*）的专著，在这本书里他区分了两种不同类型的抑郁症。对于其中一种类型他这样描述"如果危险不是来自躯体"，则需要"精神性的治疗"（心理疗法），对于一另一种类型他写道："忧郁的幽默，掩盖了器质性的病变，表现为思维混乱"，这种类型的则需要物理治疗。

内源性 – 外源性模型的起源

"内源"和"外源"这两个词是由瑞士的植物学家 Augustin de Candolle[20] 创造的。在近 19 世纪末，这一概念被德国的神经精神病学家 P.J.Moebius 引入精神病学领域（关于这个概念更为复杂的发展讨论，见于 Heron[22]）。Moebius 将"内源性"标签贴于精神障碍组，当时，他认为这是由变异或遗传因素引起的（内在的原因）。后来，他进一步将其认为是由细菌、化学和其他毒素（外在的原因）引起的精神障碍的小组区分开来，这一组被标记为"外源性"。精神疾病中的内源性 – 外源性观点完全是一种有机的二分法，没有给不同的致病因素，即社会性或者心理性的致病因素留下一席之地。但当后来这个概念必须将异常行为的社会决定性因素囊括在内时，该学说的排他性也就引发了语义上的解释困难。

内源性 – 外源性概念中固有的二元论在克雷丕林[21] 的书中很明显。他接受 Moebius 的分类，并且陈述了精神障碍主要分为内在和外在的病因。他还提出在外源性和内源性这两组主要的疾病之中还存在一种自然分类。

在躁狂 – 抑郁症中，"这种疾病的真正原因应该在固有的内部变化中寻找，而这些内在变化经常或者说总是与生俱来的"。环境最多只能是躁狂 – 抑郁症的一种诱发因素，因为从定义上来讲，一种内源性疾病不可能同时又是一种外源性疾病。

"大辩论"

在英国，关于内源性－外源性这一概念的争论是最显著的，许多杰出的专家对此争论持双向态度。[18] 早些时候，克雷丕林就提倡将几乎所有形式的抑郁囊括在一个标记组内，即躁狂－抑郁症组。后来，德国专家几乎一致地将抑郁症分为了内源性和外源性两种。然而，英国人显然在这一点上产生了很大的分歧，而这一系列大争论和意见冲突的结果，就是使得抑郁症的概念变得非常的明确（尽管还没有得到完全的统一）。

1926 年，Mapother 抨击了神经性抑郁症和精神性抑郁症之间的临床差异这一观念，由此引发了第一个争论。（这一争论后来被纳入了内源性抑郁症与反应性抑郁症的争论之中。）他认为造成区分困难的唯一实际原因与预期的疾病发展过程相关。他声称"找不到这种区别的基础，既不是治疗过程中的自知力和合作性，也不是对心理治疗的易感性"。他也抨击了存在"完全由精神性因素导致的神经性症状和由器质性改变导致的精神性症状"这一观念。他的观点是，所有的抑郁症，不管表面上是心因性的还是内源性的，在本质上，都由相同的方式来权衡。

Mapother 的观点是关于抑郁症表现的一个有意思的表述："抨击的本质就是以下临床事实，即当情感与现有经验的持久关系被打破时，不管它们的起源是什么以及强度有多大，抨击者都能有自己的观点"。Mapother 的论文讨论中有许多反驳，随后在 1930 年，出现了另一个争论，由此出现了一系列的讨论和论文（see Partridge）。

Klein 和 Wender[23] 发现，神经性、反应性、内源性抑郁这样的名称开始消失。他们推测，这主要的原因之一是不同类型的情感障碍经常是由生活琐事所引发的，但尽管如此，还是能够用"物理方法"进行治疗的证据在不断增加。然而，正如第 14 章、第 15 章和第 16 章所述，总的来说，躯体治疗和心理治疗对预防和治疗情感障碍的效果是差不多的。

内源性抑郁和反应性抑郁之间的区别

从不同的争论以及关于将内源性抑郁从反应性抑郁和神经性抑郁中区分开

来的有效补充观点来看，可以将内源性抑郁看作一个复合概念，因为它是从争论中浮现出来的。这也许有助于理解内源性这一术语的指代物，内源性这一词，尽管没有任何官方命名将其包括在内，但在早期的文献中仍广泛出现。

总的来说，内源性抑郁的种类有两个主要的特点：第一，它与精神性抑郁症是等同的，因此，它与神经性抑郁症不同；第二，它被认为主要是由内在的（心理的）因素引起的，这样就与由外在压力引起的反应性抑郁症形成了对比。尽管反应性抑郁通常与神经性抑郁相等同，但是为了了解两者具体的差别，它们有时还是被区分开来的。

内源性抑郁的病因被视为产生了一种毒性的化学物质，一种激素因子或者出现了代谢紊乱，[24, 25] 而外部环境刺激引起的自发性是其主要特点。Crichton-Miller 将情绪的浮动比作挂钟摆动，完全与环境无关。而神经性的情绪变化恰恰相反，如一艘没有龙骨的船在水面滑行，很容易受到它所在环境的影响。

这种特殊症候学的特点是症状繁多，如早晚阶段性变化，连续性，与现实分离，情感丢失，失去悲伤能力。同时还得加上 Gillespie 的观察，即这些症状对个体来说似乎是不同的，与患者发病前的性格也不相适应。

许多的作者都强调遗传因素在内源性抑郁症中的作用。根据 Gillespie[19] 的报道，在他的研究组中，精神病家族史是常见的，而 Buzzard[26] 认为在这种家庭背景中自杀和酗酒很频繁，Strauss 则强调了体格中的体质因子。

反应性抑郁与内源性抑郁不同，因为它是随着明确的心理因素而波动的。就症候学而言，这种显著的特点表现为对环境和异常情况的觉察能力。

系统研究

有些调查人员试图查明引起抑郁的疾病是否来自单一的连续统一体中的不同方面，或者存在许多的质性差异的实体。Kiloh 和 Garside[27] 报道了一项研究，该研究的目的是对内源性抑郁和神经性（外源性）抑郁进行区别。他们的论文对这个争议的历史发展、实验研究文献以及学者收集的提出来的数据进行了回顾和评述。

他们研究了 143 例门诊抑郁症患者的档案，并从中抽取了与他们的调查相关的数据。其中 31 例患者被诊断为内源性抑郁，61 例为神经性抑郁，51 例不明确。该病的 35 个临床特征被用来做附加研究。在进行因素分析后，他们得到了两个因素：第一个是一般因素；第二个是双向因素被，许多学者认为可用来区分神经性抑郁和内源性抑郁。与第一个因素相比，第二个因素考虑到了总体差异中的绝大部分，因此，它对于分析 35 个临床特征之间的联系更为重要。

　　Kiloh 和 Garside 发现某些临床特征和每个诊断分类之间的显著相关。与神经性抑郁诊断显著相关（$p<0.05$）的临床特征，它们的关联幅度逐级递减，包括：抑郁的反应；诱因；自怨自艾；变异性；癔症性特征；机能不全；初发的失眠；反应性抑郁；夜间抑郁加重；突发症状；刺激感受性；臆想症；强迫症。与内源性抑郁显著相关的临床特点是：早醒；清晨抑郁加重；抑郁的性质；退化；持续时间不超过一年；年龄超过 40 岁；抑郁的程度；注意力不集中；体重减轻超过七磅；前期发作。

　　Carney 等人 [28] 的另一项研究拓展到了住院病人，用的是 Kiloh 和 Garside 研究门诊病人所用的综合方法。Carney 和他的同事研究了 129 例住院的抑郁症患者，他们接受的是电休克疗法。所有的患者都接受了 3 个月的随访，其中 108 例接受了 6 个月的随访。首先根据是否存在用来区别内源性和神经性抑郁的 35 个临床特征进行计分。所有的诊断在治疗前进行或者治疗后随即进行。再根据四分等级量表分别对三个月和六个月的改善效果进行评分。在三个月的评分中，63 例神经性抑郁症患者中只有 12 例对电休克疗法有良好效果（19%），而 53 例内源性抑郁症患者中有 44 例效果良好（83%）。

　　通过对临床特征的因素分析得出了三个显著的因素：一个是双向因素，"与内源性抑郁和神经性抑郁之间的区别相对应"；一个是一般因素，许多特征在所有抑郁症病例研究中都很普遍；还有一个是"偏执性精神因素"。这个双向因素与从 Kiloh 和 Garside 研究中发现的极其相似。临床特征中的正向因素偏向于第一个，与内源性抑郁症的诊断相对应，它们是：发病前的人格；缺乏与疾病相联系的充分的精神性因素；明显的抑郁特性；体重减轻；身材矮小；先前抑郁发作史；早醒；心情郁闷；虚无主义，躯体形式障碍，偏执妄想；罪恶感。临床特征中的负向因素，与神经性抑郁的诊断相对应，它们是焦虑；晚上症状加重；自怨自艾；责怪他人；歇斯底里的症状。

　　通过对多重退行性行为的分析得出了三组数据，18 项加权系数，包括在抑郁的两组变量中不同的诊断，以及预测第 3 个月和第 6 个月时电休克疗法的反应。所有特征之间的多重相关性，一方面是在第三个月时的诊断和第六个月时的结果；另一方面，相关系数分别为 0.91，0.72，0.74。结果发现，预测电休克疗法的效果最好直接采用对应的权重，而不仅是诊断权重。以 18 种临床特征为基础的权重是复杂的，所以，我们就在 10 种诊断症状的基础上制定了一张简化的权重表。当把每位患者的得分权重输入电脑计算时发现那些得分为 6 或者更高的人中，52 人为内因性抑郁，3 人为神经性抑郁。得分在 6 以下的 1 人为内源性抑郁，60 人为神经性抑郁。因而，交叉的数量很少，结果也支持这两种假设。

1. 方法学问题

关于这些研究我们提出了几点方法学问题。第一个方法学问题是临床资料分级的可信度尚未被报道。多篇文章提出当其应用于临床资料时，评分者间一致性信度往往呈相对较低；较低的可信度自发地加强了对把这些分级作为任何发现依据的限制。另外，当做出这样分级的精神病学家知道了假设的基础，他们在做出判断时就不可能没有偏见。

第二个方法学问题是关于研究年龄和性别等不可控制的变量在两组之间的差异。例如，相对而言，失眠和食欲缺乏是年龄较大的患者的典型表现。（我们观察到精神病患者的年龄和食欲缺乏之间高度相关。）也有证据说明女性和男性对压力的反应是不同的。因为这些研究对年龄和性别（或人口统计学变量）控制得不是很好，所以在某种程度上我们不能用二元法假设解释两组之间显著的差异。

第三点方法学问题是对因素分析的解释。作者提出一个双向因素，似乎说明了在两个独立组别中患者样本的分配问题。为了证明这些组别适用于不同种类的患者，而不仅仅是信号和症状群不同的患者，我们有必要将样本人群分为两个独立的组别进行研究。Kiloh 和 Garside 就病例分布的情况没有得出任何信息。然而在 Carney、Roth 和 Garside 的研究中，建立在数据分析基础上的加权项目采用了内源性和神经源性患者组的分离研究。

2. 症状学的研究

Hamilton 和 Wheat[29] 对 64 名经过汉密尔顿等级量表评估的严重抑郁症患者

进行了一次因素分析。[30] 四个因素中的第一个因素包括这些临床特征，如郁闷的情绪、罪恶感、退化、丢失洞察力、自杀意图和丧失兴趣，研究者证实这与迟缓性抑郁有关。内源性抑郁组和反应性抑郁组在第一个因素上的平均得分差异很大。然而，需要强调的是，这个发现并没有说明这种差异是定性的还是仅仅是定量的。

然而，这个所谓的诱发因素在诊断活动性抑郁时并不能令人信服。在三个反应性抑郁病例中，研究者提出了以下几点作为精神性的诱发因素：一位患者因为他的妻子要去照顾生病的女儿，被延长了单独留下的时间；另一位患者被要求参加了一个超出他能力范围的活动；第三位患者被告知他携带有 9 年的肺结核是双侧的。

Roth 的研究包含了与 Hamilton 和 Wheat 结论相反的发现。[31] 这个研究者运用了同样的临床等级量表来研究 50 名抑郁症患者，他们被分为内源性的、反应性的和疑似的三组。与 Hamilton 和 Wheat 的研究结果相反，Roth 没有发现三组患者的症状有显著的差异。

3. 生理反应和测试

Kiloh 和 Garside 引用了 Shagass 和 Jones[32] 提出的镇静阈的影响，即内源性抑郁症患者的镇静阈要比神经性抑郁症患者低。他们也引用了 Achner 和 Pampiglione[33] 与 Roberts[34] 的研究，没能证实 Shagass 的结论。他们还引用了 Shagass 和 Schwartz[35] 的外部刺激下加尺骨神经电休克疗法的结论，发现精神性抑郁的患者，平均恢复时间大大增加了。然而，这些早期研究未将年龄因素考虑在内，所以混淆了兴趣因素的变量。

Sloan 等人引用了 Funkenstein 的测试作为支持两种抑郁存在差异的额外证据。[36] 然而更好的研究设计未能证实这些发现（见第 9 章）。最近的一些研究更多地支持抑郁发展因素的相互影响，包括认知弱点、压力、早期经历和遗传因素（见第 13 章）。

4. 体格

Kiloh 和 Garside 引用了 Rees[37] 的研究以说明神经性抑郁和多形性体格、多形性体格和躁狂 – 抑郁障碍之间的关系。再一次得出躁狂 – 抑郁症患者的平均年龄要比神经性抑郁症患者的高出很多。正如第 9 章中将要讨论到的，随着年龄的增加，体格变化也更加明显。

5. 对治疗的反应

Kiloh 和 Garside 引用了几项研究表明电休克疗法对外源性抑郁效果甚微，但对内源性抑郁效果不错。Roth[31] 的一项研究提出了一些证据支持这种说法，他发现内源性抑郁的女性患者对电休克疗法反应较好，而男性则没有差异。（以上详细描述地 Carney[28] 等人的研究证实了这种治疗反应有差异的说法。）

抑郁等价物

很多作者试图将异于一般抑郁的临床症状或行为都归为抑郁。Kennedy 和 Wiesel[38] 引入了"抑郁等价物"一词来描述有各种身体疾病但没有任何明显抑郁情绪的患者。他们报道了三例有躯体疼痛、睡眠紊乱和体重减轻的患者，在接受电休克疗法后完全康复了。

在不同时期有很多其他术语被用来特指隐匿性抑郁，包括不完全抑郁、潜伏的抑郁、非典型抑郁和伪装的抑郁。各种各样的身心疾病、忧郁反应、焦虑反应、恐惧反应和强迫观念与行为等都被认为是掩饰典型抑郁反应的"面具"。[39]

抑郁等价物一词的使用带来了概念、语义和诊断学上的几个难题：①什么样的综合征才能指代抑郁反应；②既然缺乏抑郁的常规指数，那么如何识别隐蔽的抑郁；③抑郁等价物的概念是如此宽泛，几乎包含所有的精神或躯体症状。

抑郁等价物的一个主要诊断标准就是先前有难治症状的患者对电休克疗法的反应。[38]Denson 和 Yaskin[31] 在一篇题为"抑郁状态的内外科面具"，列举了几条诊断潜在抑郁的标准：与现在发作相似的身体疾病发作史，几个月后又完全康复；循环性睡眠紊乱；食欲差；与身体疾病不相称的能量丢失；躯体症状的昼间变化强度；不真实感。考虑到隐匿性抑郁，老套的话还是得强调一下，器质性疾病会掩盖抑郁的本质，反之亦然。

继发于躯体形式障碍的抑郁

长久以来我们都认为抑郁和很多非精神障碍有关。在某些案例中，抑郁似乎就是生理性紊乱的一个表象，由器质性的疾病或有毒介质引起。目前，美国精神病学协会对抑郁的诊断标准就是将其归属于躯体形式障碍，详见表4-4。在其他病例中，抑郁似乎是一种急性或慢性病的生理反应，也就是说，疾病是引起抑郁的不明确、不稳定的因素。在每一个事件中，并不是在早期抑郁症患者身上都可以观察到抑郁的症状学特征。[1, 41]

表 4-4 一般医疗条件下情绪障碍的诊断标准

A. 临床表现为显著而持久的情绪紊乱，并且有以下的特征（或之一）：
   （1）郁闷的情绪或对所有活动的兴趣或快乐明显减少；
   （2）兴奋的、高涨的或不耐烦的情绪。
B. 从病史、体格检查或实验室检查可以发现患者的紊乱是由一般医疗条件直接导致的生理性结果。
C. 这种紊乱无法由另外的精神障碍来解释（如对一般医疗条件下表现出的伴有抑郁情绪的适应障碍）。
D. 这些症状引起了极大的临床痛苦或社会、职位或其他重要领域的功能受损。

资料来源：改编自《精神障碍诊断与统计手册》第 4 版。

那些明显损害了正常神经系统功能的状况一直被认为是导致抑郁的原因。[42] 这些情况也许是急性的（急性脑综合征），如酒精、药物作用、头部创伤或发作后状态；也许是慢性的（慢性脑综合征），如大脑动脉硬化、痴呆、神经梅毒、多发性硬化、营养不良、各种维生素缺乏综合征。

有很多报道都说抑郁症是服用镇静剂的一个并发症，早期也有报道说降压药利舍平（reserpine）是抑郁的成因介质，同样，吩噻嗪（phenothiazines）也是可疑的。例如，Simonson[43] 采访了 480 位处于抑郁发作初期的患者，发现 146 人（30%）在抑郁之前有吩噻嗪的服药史。然而，Ayd[44] 却对镇静剂在引起抑郁过程中所起的作用有所怀疑。他研究了 47 例所谓的"药物诱导型抑郁"患者，发现每一例有精神错乱和生理或心理压力倾向史的人容易发生抑郁。这样的结果并不令人吃惊，因为研究者假定这些患者服用镇静剂，是由于最开始被诊断有一些精神错乱。

在因医疗障碍而住院的患者中，抑郁症状在相当多的一部分人身上可见。[45]

Yaskin[46] 和 Yaskin[47] 等人的报道说，腹部器官有器质性疾病，尤其是胰腺癌，与抑郁的发生高度相关。Dovenmuehle 和 Verwoerdt[48] 报道说，62 名被确诊为心脏疾病的住院患者中，64% 的人有中度或重度抑郁。

根据 Castelnuovo-Tedesco 的说法，如下表示的其他形式的广泛性躯体障碍因为抑郁会变得复杂：①某些传染性疾病，尤其是传染性肝炎、流感、传染性单核细胞增多症、非典型性肺炎、风湿热、肺结核，②所谓的躯体疾病，如结肠性溃疡、哮喘、神经性皮炎和类风湿性关节炎，③贫血，④恶性肿瘤，⑤内分泌紊乱。

由于早期抑郁是由内分泌紊乱引起的，所以考虑运用长期疗法。而有意思的是有人发现某些内分泌腺疾病与抑郁高度相关。Michael 和 Gibbons 指出，库欣综合征（Cushing's syndrome）引起的肾上腺皮质功能亢进通常伴有情绪的改变。这种情绪更迭总体说来就是抑郁，但也有可能是由情感易变性和过度反应所引起的。在他们对精神错乱的回顾性报告中，Michael 和 Gibbons[49] 声称，与库欣综合征相关的部分精神障碍的发病在 50% 以上。严重的精神错乱足以给患者贴上精神病的标签，这些病例中 15% ~ 20% 的人就是这样的。在一项系列研究中，13 名患者中 12 名库欣综合征的人被报道说有持续性或间歇的抑郁发作。然而，抑郁症和类固醇的排出量这两者之间没有任何相关度。

Michael 和 Gbbons 也回顾了肾上腺皮质功能减退者抑郁的发病率，发现这些病例中 25% 的人出现了抑郁，而令人吃惊的发现是 50% 的人表现出欣快感。精神病学障碍在垂体功能减退患者中也可见。在长期未得到处理的病例中，这些症状会以极端的形式出现，最突出的症状就是情感冷淡和不活跃。轻度抑郁，偶尔会被短暂的易激惹和喜好吵架所打断，同样显著的有关生物学因素的研究将在第 9 章讨论。

精神性和非精神性抑郁的对比

关于精神性抑郁和神经性抑郁的区分，历史上不同的专家争论就很大。尽管很多年来，这种分歧就是官方命名法的一部分，但一些作者如 Paul Hoch 还是质疑这些差异，最后则干脆抛弃了这些分歧。Hoch 声称：

> 两者的动力学现象、口欲和超我建构等，都是一样的，而对于这些差异的定论是武断的。如果患者目前有一些抑郁发作，他就会被归为精神病组，如果没有，则会被归为神经病组。如果患者的抑郁是对外界突如其来刺激的一种反应，那么他通常就会被诊断为神经性抑郁。如果这些刺激没有详细说明，那么就被归为内源性抑郁。事实上，所谓的精神性抑郁和神经性抑郁之间没有区别，要有的话也仅仅只是程度不同。

Hoch 的主张概括了分裂主义者和渐进主义者对立的观点，他们将神经性抑郁和精神性抑郁一分为二来看。历史上先前的渐进主义理论见于克雷丕林的主张中：[2]

> 我们在躁狂 - 抑郁组中囊括了某些轻微的和极度轻微的情绪表现，一些是周期性的，一些是持续病态性的。它们一方面被认为是严重障碍的基础，另一方面是人格倾向的边缘状态。

Paskind[3] 也认为精神性抑郁只是严重的躁狂型抑郁（双相障碍）。就其显著的症状而言（并不包括任何基础性的因素），它们只是在表现形式上有所区别。他声称："这种情景似曾相识，例如，只要医院怎样描述糖尿病，那么研究者也就会怎样去描述它。几乎每一位糖尿病患者都表现为酸中毒、昏迷、坏疽和大面积感染。"

在 Paskind 看来，将抑郁分为两种单独的障碍，就像在严重程度的基础上将糖尿病分为两型一样。

与目前的系统研究不同，[4] 早期的文献绝大多数支持将神经性抑郁和精神性抑郁区别开来。有关疾病二分法的理论支持者有 Kiloh，Garside[5] 和 Carney，Roth 和 Garside[6]。这些人表示通过因素分析，神经性抑郁和内因性抑郁在某一点上，各自有一个相同的双向因素（见第 4 章）。Sandifer 等人[7] 通过他们的等级量表获得了一个双模态的分布结果，他们将其解释为两种类型的抑郁。然而，这个双模态分布，也许是与使用的测量工具有关。例如，Schwab 等人[8] 发现运用汉密尔顿等级量表（Hamiltion Rating Scale）可以得到一个双模态分布，然而运用贝克的抑郁量表（Beck Depression Inventory）则得不到这样的结果。

"精神神经症"的抑郁反应

定义

在最原始的美国《精神障碍诊断与统计手册》（以下简称诊断手册）中，这种症状的特征如下：

> 这种反应在最近突然出现，常常是因为患者持续的缺失感，以及与对过去的失败或行为的罪责感有关……这个术语与"反应性抑郁"是同义词，但与精神性反应不同。在这细微的区别中，需要考虑到的是①患者的生活史，特殊的情绪波动（能够暗示精神性反应），人格的构成（神经性的或循环性的气质），突发的环境因素；②恶性症状的缺失（如抑郁偏见、焦虑、妄想，尤其是躯体性的不适幻觉、

严重的罪恶感、顽固性失眠、自杀想法、严重的心理运动迟缓、思维迟滞、木僵)。

考虑到在这样的条件下,这些表现的特征以及上述的阐释,诊断手册中包含了精神动力学方面的影响:"这种反应条件下紧张感减少了,所以抑郁和自我贬低的程度也会有所减轻。在这样的病例中,患者的反应程度取决于他情感的矛盾程度、对于自己的得失(爱情、财产)以及在现实生活中失去东西的反应程度。"

尽管诊断手册中没有明确指出,但神经性抑郁反应的定义也许可以被假设为抑郁的总体特征。症状的恶性度越高,则暗示出现了上述提到的精神性抑郁。值得注意的是,专家考虑到了自杀想法的存在,从而排除了神经性抑郁。这个观点与神经性抑郁中 58% 的人的反应结果相反(见表 5-1)。一个情绪低落的患者,如沮丧、自尊感低、犹豫不决,而且有可能的话还存在着一些躯体性的和植物性的症状(这些在第 2 章中有提及),则会被认为是神经性抑郁反应。

除了对表现出来的症状的简明描述,这个表格也详细介绍了两个病因学的理论:首先,当前环境下突然出现的抑郁,属于反应性抑郁的一个衍生理论,其发展仍需讨论;其次,认为抑郁是对焦虑的一种反抗(pp.12,32),对于客观事物的得失所表现出来矛盾情感决定了反应的程度。

这个明确的精神动力学陈说代表了诊断手册的作者试图为这样的情况提供一个心理学解释。我们不清楚精神动力学陈说能否为此种分类下一个明确的定义。在回顾相关文献时,这种尝试已被认为是实验性的,分类项目的效度并不取决于精神动力学成分的效度,或者是识别这种特殊成分的可能性。在一个关键性的病例中,调查员报告说他们试图用精神动力学的成分来问诊以确定其在下诊断中的作用。[10, 11] 这个理论认为用反应性神经性抑郁来对这种症状群进行定义似乎更完整。有些人也许会认为,如果在同一个特殊病例中未对外界的一些刺激作出阐述,那么该诊断也不能作为此病例的最终判断。

尽管很多命名法中都包含了这样的分类,但却绝不会被大众接受。事实上,大部分研究抑郁的作者一直接受的是渐进主义或单一主义理论,认为"神经性"和"精神性"抑郁也只是名义上的差异,就好像没有正当的理由把猩红热分为轻度和重度两型。支持这种观点的人包括以下专家,他们关于抑郁写了很多论著，如英国的 Mapother[12] 和 Lewis[13]，美国的 Ascher[10]，Cassidy 等人 [14]，坎贝尔，Kraines[16]，Robins 等人 [17] 和 Winokur 和 Pitts[18]。

概念的演化

在概念的演化和最终被取代的过程中，出现了很多激进的转折。在更早的分类中，反应性抑郁并没有和神经性抑郁相混合。克雷丕林意识到了一个与神经性抑郁相似的情况，然后将其归为先天性神经衰弱症，属于结构性精神病状态。他也提到了一组"精神性抑郁"患者，与躁狂 – 抑郁性精神病不同。精神性抑郁症患者对外部环境的反应度较高，且抑郁情况随外部环境的变化而变化。相反，躁狂 – 抑郁发作不是全部都由外部刺激所致的。

Bleuler[19] 显然是将轻度抑郁归为躁狂 – 抑郁一类，正如他所主张的那样，"也许所有的周期性神经衰弱，复发性消化不良和神经衰弱性抑郁都属于躁狂 –抑郁的范畴"。他也承认精神性抑郁的存在："单纯的精神性抑郁，多发于精神病患者而非躁狂 – 抑郁症患者，而要达到精神疾病的程度，则很少。"

神经性抑郁反应最早的前驱期是抑郁反应。1926 年，Lange 对抑郁进行分类时将精神性抑郁和反应性抑郁单独列出。他在内源性变量，即更为夸张、自我为中心、顽固和明显的敌意的基础上，对精神性抑郁进行区分。此外，他声称在精神性抑郁中没有可识别的情绪变量。环境的变化也会影响这种情况，而当人格矛盾得到解决时情况就会好转。Wexberg[20] 描述了 7 组"轻度抑郁"的不同状态，他将一个"反应性抑郁组"包含在内，但没有对神经性抑郁和精神性抑郁进行区分。

Paskind[21] 描述了 663 例轻度躁狂 – 抑郁的门诊患者。Harrowes[22] 详细说明了 6 组抑郁症患者的状态，其中包括单独列出的反应性抑郁和精神性抑郁。精神神经性抑郁的患者表现为"精神变态、神经病、焦虑、挫败感、性创伤、不切实际的想法和更为主观的抑郁情绪"。这种情况一般出现在 30 岁的时候，虽然开始是轻微的，但会发展成为慢性的。

Aubrey Lewis[13]，在他有关抑郁的经典论著中说，通过对 61 个病例的仔细分析发现神经性症状在反应性抑郁和内因性抑郁中出现的频率是一样的。他强调说精神性抑郁和神经性抑郁之间没有明确的界限。

　　尽管有些专家如 Lewis 明确地反对这种观点，但是病情学家还是倾向于将反应性和神经性抑郁与其他类型的抑郁区分开来。反应性和神经性抑郁的概念逐渐融合，在 1934 年的时候正式合为一体。那时，美国精神病学协会通过了一个新的分类法，其中将反应性抑郁归属于精神神经症。然而，接下来的 10 年中这个理论并没有得到广泛的运用。因为，很多美国教科书和精神病学相关的书籍中提及精神神经症时并没有对抑郁进行分类。

　　在精神病测试的 Cheney 的 *Outline for Psychiartic Examinations*[23] 中，对反应性抑郁的定义如下：

　　　　这里进行分类的病例是那些在外部明显的刺激下，如居丧、生病、经济问题和其他忧虑，自然而然地出现悲伤等抑郁反应。反应程度和持续时间都甚于普通的悲伤，也许看上去都像是病态的。伴有活力和智力退化的深度抑郁不作考虑，但事实上，与精神神经症相比，这些反应更加接近躁狂－抑郁反应。（另外强调）

　　在其发展的这个阶段，神经性抑郁的理论仍然包含在躁狂－抑郁障碍的分类条目中。

　　当前理论演变的下一步则直指目前的病因学理论。在美国军事部门的分类中，运用了 1945 年改编的神经性抑郁反应（neuptic depressive reaction）这一术语。"反应"一词代表了与克雷丕林所定义的疾病概念的明确偏差，而且还融合了阿道夫·迈耶的精神生物学理论，即特殊个性的人与环境之间的一种相互影响。由于战争时军队中明确的外部刺激要比和平环境中更为突出，所以对于压力反应的强调似乎也就显得更为合理。

　　军队命名法的定义中其他重要部分是对两大精神分析假设的介绍：抑郁代表患者试图通过内向投射机制与焦虑结合；抑郁与被压抑的攻击性有关。它解释说：

　　　　在这种反应中，焦虑是被动引出的，所以，可以通过心理投射的自我贬低机制部分得以缓解。它通常与对过去的失败或行为的自罪感相联系……这是一种对目前环境的非精神性应答（患者会有频繁的失落感）虽然从动力学上来讲，抑郁通常是与被压抑的攻击性有关（无意识的）。

军事部门的分类在部队里得到了广泛的试验，最终形成了退伍军人管理局的修订版。精神病学家对该种命名法的使用意见是，在军队和退伍军人管理局的诊所和医院都可以使用，因为这种分类法后来成为1952年美国精神病学协会的《精神障碍诊断与统计手册》的基础内容。自此，有关神经性抑郁反应和精神性抑郁反应的分类才正式建立。

伴有精神特征的严重抑郁（精神性抑郁反应）

在第二次世界大战结束之前，"精神性抑郁反应"一词从未出现在美国或者欧洲任何官方的分类法中，但在1951年的时候，退伍军人管理局修订的标准将其囊括在内。1952年，美国精神病学协会的官方分类也将其纳入其中。与此命名法伴随而生的词汇表中，精神性抑郁的特征为患者抑郁严重，扭曲社会现实，有时出现妄想和幻觉。

此命名法将这种反应与躁狂－抑郁反应相区别，抑郁的类型有如下特征：没有反复的抑郁情绪或明显的心境波动以及外部突如其来的刺激因素。很明显这种分类是20世纪20年代德国论著中关于神经性抑郁反应的翻版和精神性抑郁反应的更新。

这种分类的特征给该领域内的一些专家带来了好多困惑，很多人都不接受对神经性抑郁和精神性抑郁的区分。在他们看来，典型的躁狂－抑郁症患者的首次发作是在某些环境刺激下出现的。[2] 在症状学的基础上，没有标准可以用来区别精神性抑郁反应和躁狂－抑郁中的抑郁情绪。

有关精神性抑郁反应的特征将在贝克和Valin病例中进行说明，[24] 这些患者在朝鲜战争中意外杀死了自己的战友，之后则出现了精神性抑郁反应。这些患者普遍具有与精神性抑郁反应相关的症状：①有明确的事件引发并严重扰乱了患者的正常精神状态；②有明确的精神症状如妄想和幻觉；③患者的偏见、妄想和幻觉都是围绕死去的战友展开的；④典型的抑郁症状为情绪低落、有绝望感、自杀观念、自责；⑤在电休克疗法或精神治疗后，患者可以完全康复；⑥之前没有抑郁史或情绪波动史。

病例 1

一位 21 岁的年轻士兵，因为玩忽职守，从纪律严明的兵营被送到 Valley Forge Army 医院。当时在战场上，他和他的战友巴克，非常用心地布置导火索。他们停下来休息了一下，然后相互泼水戏弄对方。巴克把一个装有弹药的卡宾枪扔给了他，而他一不小心开枪打死了巴克。

由于擦枪走火误杀战友，患者在 3 个月后上了军事法庭，被判服苦役 3 年。在军事法庭上时，他似乎努力压制自己的罪恶感，对那场意外的细节也只有一些模糊的记忆。然而，他一直都能很好地维持自己与现实的关系，直到第 9 个月时，他开始反复思考自己的过失行为。几天之内，他经历了一次急性精神病发作，在状态极其紊乱的情况下，他被转入了 Valley Forge Army 医院。他大声哭嚎，试图用睡衣勒死自己，用拳头猛砸窗户，表现得极端好斗。他开始出现幻视，看到了巴克，并与他长时间交谈。有时，他透露说，巴克会和他说一些"坏事情"，有时说一些"好事情"。"坏事情"就是要他自杀，"好事情"就是他应该好好活下去。他接受了 20 次电休克疗法，最后完全康复了。

病例 2

在战场的后方检测一把左轮手枪时，一名士兵卸枪时走火打中了另外一名士兵，子弹穿过那名士兵的胸膛杀死了他。最后这名士兵因"玩忽职守"被判服苦役两年。意外事件发生后的第 8 个月，在服役期间，他变得越加烦躁，最后被收住入院。关于这次意外事件，他开始出现强迫性的思维，幻想时光倒流的奇迹出现，他没有做出那样的事情。几周之内，他出现精神错乱、自杀倾向和暴力行为，并伴有与那名死去的士兵有关的幻觉和幻听。他看见那名死去的士兵脚踏云彩，左手拿着一把左轮枪向他走来，谴责他的所作所为，并声称要他"血债血偿"。在经过 20 次的电休克疗法后，他的症状完全消失了。

病例 3

在一场战争中，一名 22 岁的步枪兵在巡逻时不小心打死了他同组的巡警。

他试图掩饰自己对这件事情的情绪，但后来他听到有一个声音说"就是这样……拿起步枪，扣动扳机，杀了你自己"。然后又有一个声音说道"不要这样做，这样做没有任何意义，这样你们两个人就都死了"。在被转入 Valley Forge Army 医院时，他表现出中度的躁动、抑郁和非常焦虑。他频繁地说害怕丢失自己的外生殖器。在接受心理治疗的过程中，他的症状大部分减轻了。

Foulds 组织了一个系统性研究来确定有哪些症状可以区分精神性抑郁症，为 20 名神经性抑郁症患者和 20 名精神性抑郁症患者（都在 60 岁以下）列出了一张表单，包含 86 个条目。他发现有 14 个条目在精神性抑郁症患者中出现的频率要比在神经性抑郁症患者中出现的频率高至少 25%。他将那 14 个条目作为一个量表，用以诊断临床上的精神性抑郁症患者，准确率达 90%，神经性抑郁则达 80%。以下列出的目录，括号中精神性症状的出现频率在前，神经性的在后。

（1）在他自己的眼里他是一个无用的人。（12-3）

（2）因为自己的罪行他应该被判刑。（12-3）

（3）因为他做错了事情，人们都在谈论他，批判他。（10-1）

（4）他害怕单独外出。（13-4）

（5）他说了一些伤害他人的话。（9-2）

（6）他是如此"激动"以至于紧握双手来回走动。（11-4）

（7）他无法与人交流，因为似乎和其他人不在同一"频道"上。（10-3）

（8）他感觉自己的身体有些异常，一边和另一边不同或者有些东西是不同的。（6-0）

（9）未来是无意义的。（12-7）

（10）他会弄死自己，因为觉得自己再也无法处理遇到的困难。（8-3）

（11）其他人会认为他很古怪。（8-3）

（12）他经常被心痛、胸痛、背痛所困扰。（8-3）

（13）他情绪如此低落，以至于就坐在那等时间流逝。（12-7）

（14）当他上床睡觉时并不在乎他是否会"不再醒来"。（10-5）

与无用、判刑和批评有关的想法和妄想以及与精神性改变有关的妄想，就是两组患者最大的不同之处。

除了妄想，贝克的抑郁表单发现在神经性抑郁和精神性抑郁中有大部分人存在典型的抑郁信号和症状。如表 5-1 所示，这些症状在两者中出现的频率都比较高。精神病医生对住院和门诊的精神病患者进行了随机抽样，概括出他们的症状等级和诊断，从而得出了这个频率分布表。根据每一种临床症状的有无，以及轻、中、重的程度对其进行分级。在这个分析中采用了 50 名精神性抑郁反应患者和 50 名神经性抑郁反应患者的病史记录。

表 5-1　神经性抑郁反应和精神性抑郁反应临床特征出现的频率（%，$n=50$）

临床症状	目前症状		症状严重的	
	神经性抑郁	精神性抑郁	神经性抑郁	精神性抑郁
悲伤面容	86	94	4	24
弯曲姿势	58	76	4	20
讲话：缓慢，等	66	70	8	22
情绪低落	84	80	8	44
情绪的昼间变化	22	48	2	10
绝望	78	68	6	34
罪恶意识	64	44	6	12
感到不满足	68	70	10	42
躯体形式偏见	58	66	6	24
自杀想法	58	76	14	40
犹豫不决	56	70	6	28
丧失动力	70	82	8	48
丧失兴趣	64	78	10	44
疲劳感	80	74	8	48
纳差	48	76	2	40
睡眠紊乱	66	80	12	52
便秘	28	56	2	16

在严重的神经性和精神性抑郁中，几乎所有的抑郁信号和症状都可以观察得到。情绪的昼间变化在精神性抑郁症患者中出现的频率持续增加，但目前这些病例中只有少部分人出现。便秘在精神性抑郁症患者中出现的频率是预想的两倍，因为该组的患者大多为老年人。尽管在精神性抑郁症患者中，所有的临床症状出现的频率要更多，但相对而言两组的差异性并不明显（除了刚刚提到的两点）。

因为评价每一个临床特征时要考虑其存在与否和严重程度，所以就有可能弄清楚两组某些信号和症状的相对严重程度。意料之中的结果是，精神性抑郁症患者所表现出的信号和症状似乎都更为严重，且精神性抑郁症整体的抑郁等级都是比较高的。两组患者严重等级出现的频率详见表 5-1。在每一个病例中，精神性抑郁症患者的严重等级都要高于神经性抑郁症患者。

现代的诊断

以上所提及的历史推论带领我们走到了今天。除了妄想，我们没有发现明确的信号和症状可以将精神性和非精神性抑郁区别开来，那么"神经性"和"精神性"抑郁之间也再无区别可言。只要能确定抑郁的明确症状，那么描述区别时就不再是定性因素，而是严重度和定量因素了。目前，严重抑郁障碍和严重精神变态特指那些有明确精神病症状的人，如脱离现实、妄想、幻觉。

躁 郁 症

历史和定义

　　目前躁郁症的临床概念直接来自克雷丕林的著作。当他开始大胆地研究精神障碍的分类时，他遇到了一些描述得很典型的综合征，而这些综合征之间显然是不相关的。他整合了各种障碍并将其分为两大类：早发性痴呆和躁狂－抑郁症精神病。他认为早发性痴呆是一个渐进性的障碍，最终会导致智力减退的慢性过程，躁狂－抑郁症则被视为间断性的（如以缓解和复发为其特征），并且病情不恶化。新版的躁狂－抑郁症的分类几乎涵盖了所有公认的综合征，这些综合征包括显著的情感功能。他说道，[1]

　　　　一方面，可把躁狂－抑郁症包括所谓的阶段性和周期性精神错乱的整个范畴，另一方面，简单的狂躁一般与上面所描述的不同。通过这几年的研究，我越来越确信，所有提到的症状仅仅是一种疾病过程的表现形式……躁狂－抑郁症精神病，正如它的名字所表明的，在单一的疾病发作时，要么表现出狂躁的兴奋（思维奔逸、欣喜和过度的活动），要么表现出一种特殊的心理精神运动抑制，或同时表现出这两种症状。

　　克雷丕林试图根据神经系统的梅毒所引起的常见麻痹性痴呆模型来定义他

的疾病分类学的组别。他的躁狂－抑郁症障碍的模型可按照以下假说来表述：

（1）它是一个确定的疾病类型。疾病类型的概念遭到了许多德国当代学者的质疑并且在美国受到了阿道夫·迈耶[2]的抨击，他用"反应类型"的概念来取代"疾病类型"。迈耶在这方面的优势反映了美国官方命名法的发展。[3]

（2）它有一个具体的神经病理学和病因。克雷丕林认为基本的原因可能是代谢不稳定，这种不稳定导致了情感方面的症状及波动。

（3）它有一个明确的预后。他把从一个特定事件中完全恢复视为这一疾病的特征。他认为它不同于早发性痴呆，即没有智力的减退。在所有情况下完全恢复的观点已经受到许多学者的争议，克雷丕林自己也承认，约10%的病例将转为慢性。

（4）它有一个明确的症候群，包括典型的抑郁和躁狂的症状。

（5）它会复发。这种复发的倾向使得克雷丕林提出了慢性不稳定的概念，这种不稳定使患者容易受到疾病反复发作带来的伤害，然而这种复发性只在他一半的病例中观察到。

（6）躁狂和抑郁的疾病发作被视为相同潜在过程中对立的两极。

如果克雷丕林的概念受到后续经验的支持，那么目前的分类就不会有什么问题了。上面列出的每条假说都受到了后继学者的抨击，他们分别从正常的逻辑基础、临床经验或实验证据等角度进行反驳。

各种权威都攻击了躁狂－抑郁症类别的正确性。例如，齐博格（Zilboorg）[4]宣称："根据我的临床经验，在我的印象里，尽管躁狂－抑郁症精神病一直存在，事实上它没有代表一个单独的临床实体，它们是纯粹的文化，可以这么说，发生歇斯底里、强迫性神经症及各种形式的精神分裂症时很容易观察到周期性的节奏。"根据齐博格的观点，躁狂和抑郁的交替发作可能只是一些精神疾病的极端表现。

美国精神病学协会《精神障碍诊断与统计手册》第1版对这些术语的定义是，[3]躁狂－抑郁症反应被描述如下："这些组包含从根本上由主要是严重的情绪不稳及缓解和复发倾向标志的精神反应。诸如幻想、妄想和幻觉等各种伴随症状可以添加到基本的情绪改变。"似乎是说来源于躁狂－抑郁症的标签仅限于那些有躁狂（或轻度躁狂的）以及抑郁阶段的病例这一解说。因此，克雷丕林伟大地假设在躁狂－抑郁症的标签下将情感性精神障碍综合体细分为神经性和精神性抑郁反应，更年期反应，精神分裂症的情感性分裂类型。只有最初的躁狂－

抑郁症分类的核心内容被保留下来。这种细分反映了全美国州立医院初次入院诊断使用频率的显著下降，从 1933 年的 12% 降到 1953 年的 3%。[5]

双相情感障碍目前的诊断标准

美国精神病学协会的 DSM 目前的版本提供了双相情感障碍特定的诊断标准，以区分双相 I 型和双相 II 型情感障碍这两种类型。双相 I 型的诊断标准为至少经历了一次躁狂或混合发作，并且过去没有典型的抑郁症状。躁狂发作的诊断标准如表 4-2 所示。

双相 I 型和双相 II 型都不包括躁狂行为常见的可供选择的原因，如分裂情感性障碍的存在（详见第 8 章）、精神分裂症、精神分裂性的障碍、妄想障碍，以及其他形式的精神病。双相 II 型情感障碍不同于双相 I 型，①因为双相 I 型有一次躁狂发作或混合发作，②双相 II 型没有躁狂发作，而是一种"轻度躁狂发作"，和一个或多个典型的抑郁症状（如第 1 章中的定义）。

尽管躁狂和轻度躁狂之间典型症状完全相同但其区别是轻度躁狂的失调症状并不那么严重，同时不会引起社会和职业功能上实质性的损害或是需要住院。有时，轻度躁狂发作会发展成完整的躁狂发作。[6] 双相 I 型障碍的一套诊断标准列于表 6-1。双相 I 型的诊断标准的核心是，以前（或目前）出现过一次躁狂发作或混合发作。双相 I 型六个独立的标准如下：①仅发生躁狂发作（见表 6-1）；②最近发生过轻度躁狂；③最近发生过躁狂；④最近出现过混合发作；⑤最近出现过抑郁；⑥最近出现过不详的症状。[6]

表 6-1 双相 I 型障碍，仅发生躁狂发作的诊断标准

A. 仅发生躁狂发作，并且以前没有出现典型的抑郁症状。
B. 躁狂发作不是由于分裂情感性障碍，也不是因为精神分裂症、精神分裂样障碍、妄想障碍或其他未另作说明的精神病障碍。

资料来源：改编自《精神障碍诊断与统计手册》第 4 版。

双相 II 型情感障碍的诊断标准如表 6-2 所示。对于双相 II 型，诊断标准为：①至少发作过一次重度抑郁；②从来没有过躁狂或混合发作；③至少有过一次轻度躁狂发作。

表 6-2　双相 II 型障碍的诊断标准

A. 一个或多个主要抑郁症状的现病史（或既往史）。

B. 至少有一个轻度躁狂症状的现病史（或既往史）。

C. 从来没有出现过躁狂或混合躁狂发作。

D. 情感分裂性障碍不能很好地解释在标准 A 和 B 中情绪症状，同时标准 A 和 B 中情绪症状与精神分裂症、分裂性障碍、妄想障碍或其他未另作说明的精神病障碍的诊断标准没有重叠。

E. 上述症状在社会、职业或其他重要的功能领域方面引起了临床方面重大的损失或损害。

资料来源：改编自《精神障碍诊断与统计手册》第 4 版。

　　除了双相 I 型和双相 II 型外，躁狂症状可能还有其他的形式。如果一个人没有经历过轻度躁狂和至少一次主要的抑郁发作（双相 II 型），但经历了两年或两年以上的轻度躁狂和周期性的抑郁情绪，那么"环性心境障碍"这一术语就派上用场了。或者，如果已经有临床意义的躁狂或轻度躁狂症状没有符合双相 I 型、双相 II 型或循环性障碍的诊断标准，APA 分类系统称之为"未另行规定的双相情感障碍"。[6]

躁狂症与抑郁症的关系

　　据 2000 年前记载，躁狂症可能发生于抑郁症患者（或者反过来说，见第 1 章）。尽管这项观察的历史悠久，关于精神疾病这两种形式之间的关系仍然存在相当大的不确定性。克雷丕林将一种抑郁症、多种抑郁症、一种躁狂症、多个躁狂症整合到一起，并且将抑郁症案例与躁狂症的案例进行交替（循环的案例中）。在同一标准下试图将所有不同的临床症状汇集到一起仍然是一个争议的话题。双相的案例完全不同于完全独立于当前 APA 命名法提出的分类的纯粹抑郁，这种观点备受争论。然而，克雷丕林的所有情感障碍的综合最终可能证明类似于肺结核和梅毒概念的浓缩，这两种疾病都显示了多种临床特征，但最终被证明是由一个特定的病原体引起的。

　　Angst[7] 在 1959 ～ 1963 年，研究了精神病学的大学附属医院的 406 例情感性精神障碍患者焦虑的发作、过程和结果。每隔 5 年，对患者进行前瞻性研究，直至 1980 年。他发现双相 I 型和双相 II 情感障碍的病程相似。相比之下，中年（45 岁）患单相抑郁与青年（29 岁）患双相情感障碍的平均发病年龄是不同的；

发现双相情感疾病的复发率更高，但是比单相抑郁发作的时间更短；在 1980 年随访中发现，与双相情感障碍相比，单相情感障碍的预后更好（5 年或以上复发率为 42% 比 26%）。然而，Angst 写道：在对焦虑进行研究的过程中发现，这些差异体现在至少住过一次院的严重病例上，在比较常见的病例，情感障碍更温和的形式上没有呈现相关的数据。

Sharma 等人[8]对难治的"单相"患者进行一次诊断性的再评估。通过利用来自家庭补充的信息，以及延长随访时间，在随访过程中，双相情感障碍的诊断率从 35% 提高到了 59%。在药物上最常见的变化是单独使用心境稳定剂，最初的咨询阶段取得了最显著地改善[8]（见第 14 章）。

由这个事实引出了一个问题，即大部分的抑郁病人在治愈抑郁后会表现出轻度躁狂的趋势，特别是双相 II 型障碍，经常与单向抑郁相混淆。[10]此外，所有的情绪障碍，在某种程度上，会出现类似躁狂症的体征和症状。[11]那些倡导周期性障碍概念的精神病学家把这些案例归类为双相障碍。过去，其他人则认为这种短暂的轻度躁狂阶段只是一个与抑郁相关的补偿现象，而不是躁狂阶段的临床表现。[5]诸如这些分类问题在下面会介绍得更详细。[10, 11, 12]

由这个事实提出了又一个问题，即虽然症状的极化似乎支持两个阶段的概念，但还没有证据表明这两种情况在生物基质方面是相反的。这些生理差异继发于活动量的不同，而不是由潜在障碍的主要差异所导致的。[13]

抑郁、躁狂和周期性病例的相对频率在很大程度上取决于躁狂抑郁综合征的定义。在克雷丕林的一系列相对频率中，抑郁只占 49%；躁狂只占 7%；循环或两者的结合占 34%。Rennie[14] 报告了以下比例：抑郁只占 67%；躁狂只占 9%；两者的结合占 24%。Cayton 等人[15] 报告 366 名诊断为有情绪反应的患者中，有 31 例（9%）被诊断为躁狂症。

抑郁的症状和体征在第 2 章均有描述。现在将躁狂阶段的特点描述如下。

躁狂阶段的症候学

躁狂障碍的症候学与抑郁症形成了鲜明的对比。事实上，有人认为每个症状似乎是双相情感维度的另一端。如表 6-3 所示，各种各样的症状分为主要情感的、认知的、动机的或营养的，几乎每一个实例的躁狂反应症状都与抑郁反应是相反的。在这两种情况中都存在的主要的例外是有入睡困难。

表 6-3　躁狂症和抑郁症临床表现的比较

躁 狂 症	抑 郁 症	躁 狂 症	抑 郁 症
情感的表现		**动机表现**	
兴高采烈	抑郁	驱动和冲动	意志消沉
满足感增强	满足感减少	行动导向的愿望	想要逃避
自恋	不喜欢自己	独立的驱使	依赖感增强
对人和活动的依恋感增强	依恋感减退	自我提高的驱使	渴望死亡
增加了欢乐的反应	失去欢乐的反应	**生理和营养表现**	
认知表现		多动	迟钝 / 烦躁
积极的自我形象	负面的自我形象	疲劳的高耐受性	易疲劳
积极的期望	消极的期望	食欲易变	食欲缺乏
指责别人	责怪自己	性欲增强	性欲减退
否认问题	夸大问题	失眠	失眠
武断地做决定	优柔寡断		
错觉：自我提高	错觉：自甘堕落		

资料来源：改编自《精神障碍诊断与统计手册》第 4 版。

情感的表现

1. 兴高采烈

大多数躁狂病人都表现出了一幅轻盈的心和快乐的画面。例如他们这样表述"我觉得自己漂在空中""在我的生命中充满了幸福""我从来没有感到这么快乐""我充满了喜悦感"。有些躁狂病人意识到一种幸福的错觉，甚至可能对这种欣喜的状态感到不舒服。

躁狂症病人的欣快感与抑郁病人的感受形成鲜明的对比，这些抑郁症的病人是悲伤的、郁闷的和不开心的：这种差异性可以表述为快乐与痛苦的对比。

2. 满足感增强

与抑郁症患者形成对比的躁狂症患者，能够从大量的经验中获得满足感，并且这种满足感的强度远远超过了他们的正常阶段。从树上掉下来的一片叶子可能会引起狂喜的感觉，或者一个有趣的广告可能产生巨大的刺激。相反，抑郁症患者得到很少或没有满足感。甚至在正常状态下的活动可能引起巨大的快乐，现在"让我感觉到冷"。然而，当他们进入躁狂阶段时，他们不仅对这些经历有反应，而且会过度地反应。

显然只有纯粹的躁狂症才能体验到始终如一的满足感。有轻度偏执趋势的躁狂症者一般会体验到兴奋。他们无论何时遇到任何分歧、批评或者他们目标的障碍，这种兴奋都倾向于被刺激。

3. 自恋

然而抑郁症患者常常或多或少存在不喜欢自己，甚至达到厌恶或恨的程度，躁狂症患者体验到一种爱的感觉或自恋。他们有一种与处于热恋中的人一样的恋爱感觉。当他们想到或谈论自己体验到一种激动的感觉，对他们所有的特质感到非常的高兴和满意。与抑郁症患者的自嘲相反，他们倾向于将自己理想化。他们宣扬自己高尚的美德和行为并且不断自我祝贺。

4. 对人和活动的依恋感增强

然而抑郁症患者抱怨他们对家人或朋友不再有任何感觉，并且他们对自己的工作和喜爱的消遣各种已经失去了兴趣，躁狂病人常常表现出对别人过分的喜爱以及对各种爱好投入极大的热情。他们体验了放大和强化自己的爱好。一些躁狂症者会非常兴奋，从一个活动转移到另一个活动。在躁狂阶段，他们通常能够非常成功地追求大量的项目。在轻度躁狂或躁狂阶段，我发现了很多成功的科学家、艺术家、业务经理取得了最高的绩效。

躁狂症患者喜欢与他人接触并且喜欢他们的陪伴。他们与陌生人建立起谈话，并且影响了许多人的思维方式。他们常常对精神科病房有破坏性的影响，因为他们能鼓舞其他病人追求自己特定的目标，例如，不服从医院的管理。

5. 增加了欢乐的反应

抑郁症患者典型的特征是缺乏幽默感，但躁狂症患者充满了乐趣。他们讲笑话，用一种有趣的方式讲故事和唱歌。他们常常表现出诙谐，他们的幽默有感染他人的特性。在一个会议上，躁狂症患者可以随时使所有听众笑起来。

相比之下，抑郁症患者趋向于流泪、哭叫或呻吟，躁狂症患者则笑和流露出幸福感。

认知表现

1. 积极的自我形象

在谈话中，躁狂症患者表现出对自己高度积极的看法是显而易见的。他们不仅高估外表吸引力的程度或重要性，而且声称其他很多优秀的特点，这明显是他们最高级的使用。一些躁狂症患者断言他们是有史以来最美丽的人，并宣称他们有很大的天赋、聪明才智、洞察力和理解力。这种积极的自我概念与抑郁症患者形成鲜明的对比，他认为自己完全没有积极的特质，同时只拥有唯一的弱点和恶习。

2. 积极的期望

躁狂症患者对他们所承担的任何事情的结果持乐观的态度。即使面对一个无法解决的问题，他们有信心找到解决的办法。这种态度与抑郁症患者相反，他们认为任何企图的成功概率都较低。带着这种倾向于高估的展望，躁狂症患者常常参与高风险的业务，结果他们失去大量的金钱。

3. 指责别人

与那些倾向于因几乎任何事情都会出差错而责怪自己的抑郁症患者相比，躁狂症患者趋向于将错误推给别人，即使那个特定的错误可能明显是由自己的决定或行为的结果所导致的。将自己的困难归咎于他人的倾向，往往使别人很难与躁狂症患者一起工作。

4. 否认问题

躁狂症患者倾向于否认任何人的弱点、不足或问题的可能。他们通常拒绝关于他们的行为是过分的或他们可能有一定精神障碍的建议。当面对困难的问题时，他们往往会掩盖住。他们可能会否认他们所犯的任何明显的错误。相比之下，抑郁症患者，趋于将问题最大化和看到那些根本就不存在的缺点和不足。

5. 武断地做决定

躁狂症患者和抑郁症患者有很大的不同，抑郁症患者被犹豫不决所折磨。躁狂症患者患者往往会迅速地做出决策——常常没有任何充分的理由，做决策时很快速与冲动相关。例如，女性不管什么时候，她在躁狂阶段就会去逛购；沮丧时，她会把所有购买的商品又还回商店。

6. 错觉：自我提高

躁狂症患者的错觉趋向于自我提高型。他们坚信自己是最有吸引力的人，或是世界上最伟大的天才，或具有很强的体能。他们可能会认为自己是超人或是神的转世，或者相信他们拥有数十亿美元。这些幻觉与抑郁症患者的幻觉相反，他们关注于那些没有价值、贫困、恶化和罪恶的想法。

动机表现

1. 驱动和冲动

躁狂症患者传达受冲动驱使，在这过程中，他们几乎没有自制力，即使他们声称他们是在做他们想做的事情，很明显，他们一般很难停止活动。一般来说，他们似乎是受到过度的刺激和在众多方向中有非常强大的驱动。相反，抑郁症患者体验到了意志的麻痹。他们似乎无法自发地调动足够的动机，甚至包括基本的生活设施。

2. 行动导向的愿望

躁狂症患者的希望一般有一定的目的，他们将提供个人实践过程的展望。他们想给人留下印象，使人们帮助他们，从而在一个给定的任务中成功或者创造出新的东西。尽管更加放纵和受强迫性驱动的驱使，但他们与同时代人有类似的目标类型。他们想过上生活。相比之下，抑郁症患者则有逃离生活的欲望。

3. 独立的驱使

在沮丧期间，躁狂症患者明显想摆脱依赖，他们不再觉得自己需要获得他人的帮助，也常常担任恩人和帮助者的角色。他们想要自己去承担责任，证明自己自给自足。

4. 自我提高的驱使

躁狂症患者希望以增加他们的威信、名气和财富的愿望为中心。以他们膨胀的方式，希望享有生活所提供的一切，与此同时去证明不断提高的出众特质。相反，抑郁症患者被驱动不断压低自己的经验和自尊。

生理和营养的表现

1. 多动

患者在躁狂阶段比在正常时期，能进入更高水平的活动。他们经常漫无目的地谈论，直到他们的声音变得嘶哑。然而，与行为没有目的激动的患者不一样，躁狂症患者有特定的目标，在语言和行动上过度兴奋，和抑郁症患者表现出来的缓慢形成鲜明的对比。

2. 疲劳的高耐受性

很多的躁狂症患者似乎有一个较高的个人疲劳阈值，他们声称有着无穷的能量，能够工作多个小时甚至多天不休息，有些似乎保持连续数周的高水平活动，只在晚上睡几个小时。这与抑郁症患者明显的疲劳形成了鲜明的对比。

3. 食欲易变

躁狂症患者的食欲是多变的。在1911年报道的一个案例中，卡尔·亚伯拉罕（Karl Abraham）称躁狂症患者的口头表达有所增加。躁狂症患症者，在某些情况下，食欲可能是贪吃；在其他情况下可能被削弱。抑郁症患者通常有食欲缺乏，他们也许会忽略掉一顿饭而一点都没有意识到。

4. 性欲增强

在躁狂症患者中，性冲动通常是增加的。他们往往是不计后果的，并且可能在躁狂阶段是相当混杂的。这一过程的特点与那些抑郁症患者抑郁发作期间的性欲降低形成了鲜明对比。

5. 失眠

如前所述，躁狂症患者倾向于少于平均睡眠时间的睡眠。他们的睡眠没有固定的模式。在许多情况下，他们觉得充满能量以至于无法入睡。在其他情况下，他们可能比一般人早醒三四个小时。有一个关于他们对失眠的主观反应的有趣特征的陈述，"即使我只有两个小时的睡眠，我也能醒来完全恢复精神"。轻度的失眠也是抑郁的一种特征，但通常遵循清晨醒来的模式而不是很难入睡。

躁狂阶段的行为观察

在躁狂阶段，患者的行为、言语和体温是如此典型，以至于一进入病房，通常就能很容易识别躁狂症患者。他们往往精力充沛、咄咄逼人、活泼和过度活跃。他们呈现出一种冲动大胆的行为举止，并且缺乏抑制。他们通常善于交际、表现和蔼、是风头主义者。一个显著的特点是幽默的接触传染性和良好的精神。接触他们的人通常评论说，他们乐意理解这些人，因为他们自由的情感表达。

然而，当沮丧时，躁狂症患者可能会表现出很强的敌意，可能会对他们认为是沮丧的人发表粗俗的长篇大论；有时他们可能是暴力的或有攻击性的。有一些可能在开朗的外向态度和被撤回、多疑、偏执狂之间有一个戏剧性的转变。有一个病人在躁狂行为和偏执狂行为之间交替循环，每一个行为持续4~6个小时。

即兴演讲通常会增多，他们通常发现很难停止说话。他们可能继续说话或唱歌，直到他们变得嘶哑或者完全失去声音。他们经常显示跳跃性思维，通常迅速地从一个话题转移到另一个。与精神分裂症断开的跳跃性思维相比，躁狂症患者通常展示出与他们相关联统一的主题。躁狂症患者会表达对那些不是来自自己的或自己的环境刺激强烈的怀疑。他们容易联想或非常迅速地对任何外部刺激或可能出现的任何想法做出反应。他们经常开玩笑、说俏皮话、作诗、哼唱或唱歌。

躁狂症患者不显示任何智力衰退。然而，在更高级的阶段，因为他们注意力的分散，可能会增加错误的倾向。

因为他们的控制和冲动减少，躁狂症患者常常使自己陷入困境，需要住院治疗，来阻止他们用完他们所有的钱、开始不明智的财务计划，或从事其他形式的自我毁灭的行为。

　　Clayton 等人 [15] 列举了在 31 例躁狂病例中 13 个临床特征的频率。这项研究的结果如表 6-4 所示。值得注意的是，多动症、思维奔逸、言论推动，发生在所有情况中。

表 6-4　躁狂症临床特征的频率

症　　状	患者症状记录 阳性率（%）	症　　状	患者症状记录 阳性率（%）
多动	100	自大狂 / 宗教狂	79
思维奔逸	100	疑心病	77
言论推动	100	性欲亢进	74
兴奋	97	妄想	73
注意力分散	97	被动	47
病理性赘述	96	人格解体或现实感丧失	43
睡眠减少	94		

　　资料来源：改编自 Clayton，Pitts，and Winokur（1965）。

躁狂 - 抑郁行为的周期性

　　许多人注意到一些躁狂 - 抑郁症患者的行为是有规律或节奏（周期性）的。最值得注意的是昼夜一致的情绪以及在躁狂和抑郁的复发阶段的规律性。

　　Richter[16] 回顾了大量有关患者在相对固定时间间隔出现复发症状的报道。他假定用"生物钟"的存在解释周期的规律性。循环的时间也许是 24 小时到 10 年之间不同。他提到，例如，克雷丕林报道的一个案例中，患者 30 岁、40 岁、50 岁和 60 岁遭受抑郁。Bunney 和 Hartmann[17] 在文献中发现 10 例，表现出 24 小时的躁狂与 24 小时抑郁相互有规律地交替，同时增加了一个额外的完整描述。

　　Richter 也报道了一些有趣的实验来证明那些特定大脑损伤的动物中的生物钟。他能够通过脑下垂体的切口使老鼠产生周期性的变化。他还表明，通过将动物到达精疲力竭的极限，他能诱导他们的活动水平发生显著的周期性变化。

　　不幸的是，既不是躁狂 - 抑郁症患者周期性的报道，也不是不太关注干扰性质的实验。只有这些病例中非常小的比例，显示出一个固定的周期；事实上，复发之间的间隔广泛的变化是原则。即使归因于抑郁的一日间的情绪变化也没有发现很高的频率（见第 2 章）。此时，在只有很少案例显示出周期性的情况下，似乎过早延伸了生物钟的概念。然而，后来许多的案例被彻底地研究，发现了有趣的生物化学变化（见第 9 章）。

躁狂 – 抑郁症患者发病前的人格

许多早期的专家强调，那些随后发展为躁狂 – 抑郁反应的患者，存在一种特定类型的发病前的人格特征。特定的发病前人格，是以合群性、愉悦和快乐为特征。尽管这一发病前个性特征的概念被普遍接受，但也没有系统的研究支持这一观点。Titley[18] 认为躁狂 – 抑郁症和正常特征的相对优势，如兴趣、善于交际以及友爱。他没有找到这两组之间的任何差异。

由 Kohn 和 Clausen[19] 在后来某一时期做的研究中，提供了反对躁狂 – 抑郁症发病前典型类型概念进一步的证据。他们发现，躁狂抑郁症与精神分裂症患者一样，在青春早期就被社会孤立。在两组患者中社会孤立的比例接近 1/3，在正常对照组中接近于零。这些结果否定了在年轻时抑郁者是外向的和精神分裂症患者更孤立的观念。

进一步研究的问题

分类的问题

双相和单相的情绪障碍之间的不同诊断往往是复杂的，特别是在双相 II 型障碍的情况下。例如，在最新的法国一项多站点（15 个站点，48 个调查人员）研究中，没有预期的评估，近 50% 的躁郁症患者至少会错过两个站点。特别是，发现双相 II 型障碍的速度在增加，（在一个月时间以后，从 21% 提高到 39.7%）

这是系统查找轻度躁狂 DSM-IV 标准的结果。

在全国的一个大样本中，在仔细定义每一个障碍组后，Hantouche 和 Akiskal[10] 评估了单相（n=256）和双相 II 型抑郁（n=196）之间心理学和现象学的差异。双相 II 型的患者包括自发的和抗抑郁相关的轻度躁狂的重度抑郁症。结果表明，单相组在精神运动阻滞、失去兴趣和失眠的得分较高。双相 II 型患者在轻度躁狂中得分较高，同时有精神运动激活的特点。双相 II 型比单相抑郁更多混杂的特征，并且在临床医生与自我评估之间对抑郁的多种特征很少达成一致。[10] 作者认为这些方面有助于解释为什么躁郁症经常被诊断不足或被临床医生误诊。

其他研究人员在分类问题上，评估躁狂和轻度躁狂是否有不同的描述，并且研究在单极重度抑郁障碍（MDD）中会发现哪一种躁狂特征。为研究的躁狂现象，Serretti 和 Olgiati11 使用了 652 名住院病人样本（158 例 BP- I，122 例 BP- II，以及 372 例 MDD），并发现与 BP- II 相比，BP- I 障碍会存在更多粗心大意、注意力分散、精神运动焦虑情绪以及自负的行为。在这些患 MDD 的患者中，30% 以上的患者有一个或两个躁狂症状，18% 的患者经历过精神运动性激动。

最后，Akiskal 和 Benazzi[12] 发现在结合 BP- II 和 MDD 的样本中，患有非典型抑郁的频率达到了 43.0%。非典型抑郁与更高概率的双相 II 型相关，并与双极家族史有关。家族史与"铅灰色的瘫痪"非典型抑郁症状和嗜睡症是十分相关的。作者得出的结论是，非典型抑郁最好视为 BP-2 的变体。

目标成就和躁狂的症状

正如上面所呈现的，躁狂思考的内容包括一个获得奖励或实现目标能力的乐观偏好。沿着这些线路，Leahy[20] 提出"最佳证券投资理论"，包括躁狂的决策，人们在躁狂阶段操作丰富和夸大的"市场假设"。治疗方法已经发展到减轻这一特定认知的脆弱性、功能失调的倾向、夸大的乐观（见第 15 章）。[21]

一个重要的问题是，在那些容易患有躁狂症的人中，生活事件是否或者在多大程度上，在产生躁狂发作的症状中起到作用。Johnson 等人 [22] 对被诊断为双相 I 型障碍的 43 位患者的研究中做了这个测试。他们预测，目标达到情况（实现所需的目标）可能会产生躁狂症状增加的结果。

通过电话获得每个月标准症状严重性的评级。在 6 个月、12 个月、18 个月和 24 个月面对面随访对生活事件进行访问。目标达到情况、生活事件的积极量表以及困难的一览表来评估生活事件。为了评价目标实现生活实践与人口统计或疾病特点混杂的可能性、生活事件及一系列变量相关。这些包括年龄、性别、受教育程度、职业状况、发病的年龄、住院的次数，发作频率、抑郁的次数，以及药物治疗水平。没有发现明显的相关性。

结果支持他们的预测。在目标实现随后的两个月里躁狂症状有所增加。目标达到情况的抑郁症状并未改变。此外，一般积极事件与随后躁狂症状的增加没有关联，既不是积极的事件也不是目标达到情况与抑郁症状的变化有联系。

除目标达到情况以外的许多变量可以预测躁狂，如睡眠不足、药物变化和情感表达。在本研究中[22]，目标达到的生活事件也只能预测躁狂症状变化"适度"的比例。因此，专家建议需要更多的研究来更好地理解双相患者在目标成就的信息处理和积极情绪的情况。还需要进一步的研究来重复，在易受伤害的个体中，重要生活目标的成就会增加躁狂症状。如果被支持，生活事件和认知变量之间的关系最好被描述为相互影响。

第 7 章 CHAPTER 7

更年期抑郁症

历史上的情绪障碍的临床分类中，更年期特定的抑郁症概念体现在 APA 原始版本中的术语更年期精神病上。[1] 诊断手册指定了五个标准，每个标准都受到质疑。明确说明病因是在"由于干扰新陈代谢、生长、营养或内分泌功能导致的疾病"下产生的。发病的年龄被称为"更年期"。症候学包括担心、棘手的失眠、内疚、焦虑、激动和躯体关注。这种疾病的分类包括初级偏执型和抑郁型，我们主要探讨抑郁型。病程为"长期的"，发病前的人格为"强迫性"。关于这类名称有效性的一些问题以及它的特征，将在本章中讨论。

概念的由来

对于早老性痴呆和躁狂 – 抑郁精神病这两大类精神疾病的原始形成，克雷丕林[2] 认为生命中期的激越性抑郁症是一个完全独立的预后变量实体。然而，其他医生都不相信这种区别的有效性。Thalbitzer[3] 声称，所谓的更年期抑郁症应该属于躁狂 – 抑郁症的综合征，这一观点得到了 Dreyfus 的支持。Dreyfus[4] 对 81 例被克雷丕林[2] 诊断为更年期抑郁症的患者做了一系列的详细研究。通过回顾临床资料，Dreyfus 确定了 6 例可疑诊断和 75 例躁狂症患者。他得出的结论是，在绝大多数情况下，更年期的激越性抑郁症对应于精神病性躁狂－抑郁症的混合状态，没有理由认为更年期抑郁症是一个单独的实体。他显然是对这些患者相对较高的恢复率（66%）印象深刻，并且运用克雷丕林的预后标准，他推断，这些病例属于具有良好预后率的抑郁症，并发生在较年轻的时候。[2]此外，他观察到，54%的患者之前有精神病发作史。

克雷丕林接受了 Dreyfus 的发现，并最终认同了他的观点：在他第 8 版的文本中，他将更年期抑郁症包含在了躁狂－抑郁症精神病的范畴内。[2, 4]

然而，争议并没有得到解决。在美国，Kirby 回顾了 Dreyfus 的专著，评论说："在很多情况下，躁狂－抑郁症的症状很明显，这些病例与抑郁症放在一起是不恰当的[5, 4]。许多作者认为躁－抑郁症症状的出现均基于极其单薄的数据。"因此，他拒绝了否认 Dreyfus 的结论。

Hoch 和 MacCurdy[6]也不认同 Dreyfus 认为更年期抑郁症几乎总是会恢复的观点。他们列举了一系列没有改善的病人。他们将病例分为两组：一组是并发精神病躁狂－抑郁症，他们通常会得到改善；另一组是并发精神分裂症，他们最终没有改善。

争论的结果是，尽管美国的官方术语遵循了克雷丕林系统的大致内容，但是与克雷丕林分类不同的是，官方术语将更年期抑郁症作为一种独特的诊断实体。[7]在英格兰，尽管受到了如 Aubrey Lewis 的抗议，更年期抑郁症还是与躁狂抑郁症精神病分开分类[8]。这种区别也体现在世界卫生组织的国际疾病分类、加拿大的命名法、德国分类（Wurzberg 计划）、丹麦疾病分类学、俄罗斯分类、日本分类和法国标准分类中。[9]然而，从最近的出版物中明显看出，该术语是一个系统性的研究。

病因

这种情况发生在女性更年期（但可能在男性的稍晚年龄），一些专家将主要因素归为此阶段激素或生物化学形式的变化。这种理论得到了一些非控制研究的暂时性支持，即这种情况对应于雌激素的理论。这些发现后来被 Palmer,

Hastings 和 Sherman 设计得更精良的研究反驳，他们发现雌激素效果劣于电休克疗法。[10] 雌激素治疗最终被 Ripley（临床心理医生）、Shorr（内科医师）和 Papanicolaou（内分泌学家）所否定，他们携手研究了更年期抑郁症。[11] 他们发现，雌激素疗法没有直接改变病人的抑郁，尽管它确实使一些与更年期有关的典型血管舒缩性症状得到缓解。目前，透皮雌激素有时能缓解绝经期（更年期）的抑郁。没有确凿的实验证据表明异常增长、新陈代谢或内分泌功能与更年期抑郁症有关。例如，Henderson 和 Gillespie 于 1963 年报告，在格拉斯哥皇家精神病院中，57% 的女性和 70% 的男性由心理因素造成了崩溃，而只有 21% 的女性和 6% 的男性是由于物理因素的影响 [12]。Matthews 等人 [13] 对 541 名健康女性绝经前进行了纵向研究，探讨自然更年期的心理和症状结果，发现自然更年期会导致一些心理特征的变化。他们得出的结论是，自然更年期对于大多数中年健康女性的心理健康没有负面影响。很明显，抑郁症的病因在这个时期还没有被证实，在很大程度上仍然是推测。

有机病因与抑郁症相关联的主要基础是它们发生在更年期。然而，相同的事实可以作为心源性证据，正如 Cameron[14] 所言："身体的活力与健康逐渐下降。慢性病或其他疾病逐渐增多，使人们注意到时间的流逝。愿望的实现变得更加不可能。个人可塑性降低，对新的朋友和冒险失去兴趣。女性失去青春，不再能生育孩子；而男性的权力减退并且面临退休，无疑是病因学的因素。"

因此，必须注意区分老龄化和健康问题。众所周知，养老院的老人有着较高的抑郁症比率。疗养院中临床抑郁症患者往往失去了很多让自己的生活有意义的事情、他们喜欢的事情以及让生活变得值得的事情。关键的个人控制可能是理解养老院环境中抑郁症的核心部分。不幸的是，在许多情况下，生活辅助机构帮助或控制了太多的事情，以至于养老院的老人无法更好地管理自己或自己做决定。当控制权或决策权被不必要地削弱时，应该首先考虑尽可能恢复什么。[15]

年龄

"更年期抑郁症"用作诊断术语时，对于"更年期"这类的模糊术语没有统一的年龄范围。此外，虽然原因不完全清楚，但是男性更年期被认为比女性晚 10 年。Henderson 和 Gillespie[12] 指出，这种综合征发生在 40 ~ 55 岁女性和 50 ~ 65 岁男性的身上。然而，他们的另一个结论是"可能有一种非常类似的综合征在早期发生，即 20 ~ 30 岁的女性和 50 岁之前的男性"。[12] 其他作者将目前的年龄限制同时向两个方向延伸，以削弱特定于更年期抑郁症状的观点。

　　另一个与特定年龄阶段有关的问题是，在相同的年龄阶段发生的更年期抑郁症和双相情感障碍抑郁是否真的有区别。病情学学者假设，躁狂 – 抑郁症疾病的发病早于更年期抑郁症。因此，诊断往往基于年龄的基础。当我们查看纽约公立医院诊断这些病例的列表频率时，不难发现诊断的方式可能是一个因素。纽约州心理卫生部门的年度报告中显示，随着更年期抑郁症的诊断增加，躁狂 – 抑郁症的诊断相应下降。[16]

　　此外，几项更年期抑郁症的研究表明，抑郁发作大多发生在较早期。Berger[17] 发现，在一项包括 140 例更年期精神病的研究中，只有 14 名患者处于更年期。Driess[18] 在一项包括 163 名更年期抑郁症患者的研究中发现，只有 17 名患者为初次患抑郁症。

症候学

　　归因于更年期抑郁症的症状实际上属于激越性抑郁症。许多作者试图定义基于症状的各种综合征，但 Henderson 和 Gillespie 指出，这些大多为人工分组。

　　由于兴奋成为区分更年期抑郁症和其他抑郁症的主要症状，就出现了以下问题：

　　（1）有多少比例的激越性抑郁症出现在更年期？同样，有多少比例的更年期抑郁症特点是兴奋，多少人有迟缓？

　　（2）出现在生命早期和更年期复发的更年期抑郁和躁狂 – 抑郁的症候学之间有本质区别吗？换句话说，他们的症候学有变化吗？

　　将更年期抑郁症患者的兴奋和迟缓的相对频率作对比，兴奋作为区分性特征的意义被削弱了。Malamud、Sands 和 Malamud 报告，在一项包含了 47 例诊断为更年期精神病患者的研究中，17 例（36%）出现迟缓，24 例（52%）出现兴奋。其余患者既没有出现迟缓也没有出现兴奋。[19]

Cassidy、Flanagan 和 Spellman 直接研究了更年期患者是否可以基于症状区别于年轻的抑郁病人。他们比较了 66 名医学症状和精神病症状两组患者的相对频率，发现 20 名女性抑郁症患者的年龄在 45 岁以上（之前无抑郁症史），而 46 名患者为年轻女性。有症状的频率无显著差异。例如，思维迟缓在每组发生的频率类似。不幸的是，没有提供关于兴奋相对频率的数据。[20]

Hopkinson 报告了最相关和重要的研究。他在格拉斯哥大学的大学诊所调查了 100 例 50 岁以上连续情感性疾病患者。他将 61 例经历第一次情感疾病的患者和 39 例之前有抑郁症史的患者进行比较，其中，第一次情感疾病的患者通常被诊断为更年期抑郁症，而之前有抑郁症史的患者通常被诊断为躁狂 – 抑郁。和普遍观念相反，他发现躁狂 – 抑郁症组兴奋发生的频率远高于更年期抑郁症组（分别为 61.5% 和 36.0%；$p<0.02$）。这一发现强有力地否定了能够基于症状将更年期综合征与其他抑郁症相区分的观点。[21]

在对抑郁症最初的系统调查中（将在第 10 章进一步讨论），我们收集了兴奋与更年期抑郁症关系的相关数据。我们发现，482 例被精神病学家诊断为兴奋的患者中，47% 出现一定程度的兴奋（轻度、中度或严重）。在各种疾病分类学中，兴奋的发生率为：神经质的抑郁反应（95 例）57%；精神抑郁反应（27 例）70%；更年期反应（21 例）52%；躁狂 – 抑郁的抑郁阶段（6 例）17%；精神分裂症反应（161 例）42% 和其他所有疾病分类学（172 例）44%。

值得注意的是，兴奋在非抑郁症患者（如精神分裂症）和抑郁症患者中是一个常见症状。同时，与更年期反应的患者相比，兴奋在精神抑郁反应或神经质抑郁反应的患者中更频繁。这似乎支持了兴奋不特定于更年期抑郁的观点。

另一种获得数据的方法是确定兴奋是否与更年期阶段有关，不管具体的诊断是什么。研究者对所有精神抑郁的患者进行分析，发现 52 例为激越性抑郁症。其中，25 名患者小于 45 岁，27 名患者大于 45 岁。这表明，相比于更年轻的患者，激越性抑郁症并没有频繁地发生在较年长的患者身上。同样，95 例出现兴奋的神经质抑郁症患者中，72 名小于 45 岁。

发病前的人格

20世纪30～40年代初，一些研究试图定义更年期抑郁症患者发病前的人格。由Titley[22]进行的第一项研究，其方法论优于之后的一些研究，后面将对此更详细地描述。在历史上其他精神病学家的基础上，他比较了不同人格特质相对强度，如过于负责、谨小慎微和固执，共三组：10名更年期抑郁症患者、10名躁狂–抑郁症患者和10名正常人。每个人的每个特质均用5级评分量表评量，每位被试的每种特质得分由每组所有被试的综合评级相加得来。

Titley发现，更年期组以下特质的分数高于其他两组：道德准则、储蓄、沉默、敏感性、固执、过于负责、对工作一丝不苟、对人谨小慎微。更年期组以下特质的得分较低：兴趣、适应性、社交、友善、宽容和性行为。

这项研究存在明显的局限性，导致结果不被接受。第一，总成绩而非每组得分的中值，实际上扭曲了不确定人口是否为正态分布情况下的数据。一个或两个极端数据，特别是在这样的小组中，可以从根本上改变组得分。第二，在躁郁症发病前指示性的人格特征上，正常人得分只略高于躁狂–抑郁症患者（兴趣、友好、社交能力）。这表明，要么这项研究反驳了躁郁患者人格类型的假说，要么这项研究是无效的。第三，更年期组与其他两组相比，有明显的平均年龄差异：更年期组，56.2岁；躁狂–抑郁症组，29.2岁；正常组，34.0岁。这一发现表明，发病前的人格差异可能是患者年龄所致而非疾病类型所致。第四，使用的诊断类别高度不可信（见第10章）。第五，每组的被试量（10）相对较小，如果获得任何统计学意义，那么只能将差异归因于偶然性。

其他一些研究支持了Titley关于更年期抑郁症患者具有典型的发病前个性的假说。Palmer和Sherman[23]在比较50名更年期患者与50名躁郁症患者的基础上得出这一结论。然而，他们并没有呈现任何制表或统计分析的数据，所以无法评估此结论的有效性。

Malamud、Sands和Malamud[19]同样支持了Titley提出的更年期特征，在此基础上进行了一项包括47名更年期患者的研究。数据表明，典型特征（责任心、拘谨、固执）只发生在少数患者身上，而"外向"特征发生的频率和其他高频特征一样多。按照频率降序排序，归因于更年期的特质分别为：外向（15）、内向

（15）、敏感（15）、认真（9）、拘谨的（7）、顽固（5）和节俭（3）。他们的研究成果反驳了抑郁症具有特定的人格结构。

　　总之，这些早期的研究没有解决抑郁症发病前特定人格特质的问题。研究过于松散，以至于没有任何明确的结论，如果认同研究的结果，那么至少有一项（Malamud 等人 [19]）否定了发病前的特定特质的观点。

本章小结

以下结论出现在这本书的第 1 版：

　　　　更年期抑郁症系统性研究的调查引发了其疾病分类学分类有效性的强烈疑问。普遍持有的更年期抑郁症可能在症状上区别于其他类型的精神抑郁症（如兴奋）的观点尚未得到控制研究的支持。此外，没有证据表明更年期的激素变化引发了抑郁症。

　　　　根据现有的证据，没有理由为发生在更年期的抑郁症像发生在其他年龄阶段的抑郁症那样（青少年抑郁症或中年期抑郁症等）安一个特殊的诊断标签。此外，在更年期反应名义下的后期抑郁和偏执反应，只是根据患者的年龄而人为地将这两种临床上截然不同的障碍联系在了一起。[24]

随后 Newman[25] 关于衰老和抑郁的全面研究符合这一结论，结果不支持两者之间的关系。有些研究人员发现，老年人与年轻人相比，对抑郁症相对免疫。在不同情况下，多种测量方式设计上的缺陷和错误的分析都使得无法得出任何年龄 – 抑郁症的确切结论。

分裂情感障碍

定义

精神分裂症和情感症状的紧密联系，引起了精神疾病病情学家长达一个世纪的关注，得出了"情感性分裂症的情感反应"这个结论（现在是精神性分裂症障碍），刊载在美国精神病学协会命名表的第一个版本中。[1] 随着更传统的子分类类型，如青春期痴呆（紊乱）、紧张性精神病患者和妄想症患者的出现，这种分类被列入精神病的一个子分类，同时它明显的特点是在典型的精神分裂的思维和行为的表现下出现了情感特征（要么显著地抑郁，要么兴奋）。

自从 1963 年 Clark 和 Mallet[2] 指出，大部分精神病患者表现出了复杂的精神分裂症状和情感特征，同时，它很难决定一个既定的事例是否应该被作为伴有情感症状的精神分裂症，或作为伴有精神分裂症的情感障碍。正如上面所描述的，在美国，已经习惯性地把它分到精神分裂症这组。这种做法与 Lewis 和 Piotrowski[3] 的观点是一致，他们认为"即使只有一点精神分裂症的迹象也要被称为精神分裂症"。

这种疾病分类引出了两个重要的问题：①把这一组病例归入这个诊断合适吗，它属于双相障碍吗，或者它应该被分为单独的一类吗？②与情感障碍相比，有完全缓解的预后，或者如精神分裂症，预后会更差？

概念的发展

回顾了早期的文献，表明三个主流集中于产生精神分裂症障碍目前这个概念，第一包括躁郁症反应新的子分类；它包括 Kirby 对"紧张性综合征与躁郁症之间的关系"的描述[4] 与 August Hoch 对"良性木僵"的解释。[5] 第二包括很多有类似于精神分裂症但有好的预后症状的综合征，这里包括 Kasanin 的"分裂性情感障碍"，[6] 以及和许多其他综合征有相同的特征但有不同的名称的症状。[7] 第三包括关于最初诊断为躁郁症但后来表现为典型的慢性精神分裂症病例的研究。[8]

紧张症和躁郁症

Kirby[4] 试图将它与痴呆的早发症状区分开，一组病例表现出紧张性精神症症状，与痴呆的早发症状相比似乎更接近于躁狂–抑郁症。在文章的前言里，他指出克雷丕林对紧张症的解释，作为痴呆早发症状的一部分，不良的预后与 Kahlbaum 之前的陈述相反。Kahlbaum 已经陈述过，紧张症有恢复的趋势，只在某些情况下会变成慢性或恶化。克雷丕林意识到紧张症恢复的特定情况，但是他认为这种缓解是暂时的。

Kirby 回顾了数量不详病例的症状群，同时呈现了紧张症的 5 个案例记录，对他而言似乎是躁狂–抑郁症类别的一部分。他写到，在紧张症发作期间，病人表现出了与紧张症有关的相同类型的典型症状。他们表现出对烦心的小事完全的消极、僵硬、缄默、迟钝和蜡样屈曲。然而，他也写到紧张症的发作似乎属于循环精神病的一部分，也就是说，他们遭受狂躁症的轮番袭击，因此被当作取代了躁郁症一般的抑郁阶段。有时候，紧张症发作似乎是抑郁前兆必要的延伸。患者表现出来的思想内容常在抑郁中可以发现，比如希望去死，相信他们会死，或者对地狱这个概念的全身心关注。后来，当患者能够汇报他们的情感，他们会说他们曾感到抑郁。

Kirby 的病例重病最惊人的一个特点是他们都完全恢复了。发病一般很急，同时又不是与精神分裂症相关的潜伏类型。此外，发病前的特征不是与正患精神分裂症病人相关的一般精神分裂症类型。他总结到，紧张性精神症综合征可以分为两种主要的类型：一种是在不知不觉中发作和与早发痴呆症结合的不良预后；另一种是急性发作和与躁郁症结合的良好的预后。

1. 良性木僵

在他 1921 年的专题著作《良性木僵：关于一个新的躁郁症反应类型的研究》(*Benign Stupors：A Study of a New Manic-Depressive Reaction Type*) [5]，August Hoch 呈现了 40 例良性木僵实例。绝大多数患者都在 15 ~ 25 岁。他描述了典型重度木僵病例中的以下典型特征。

2. 麻木

所有无意识的或被动活动的完全停止或显著的降低，包括如当随意肌含有一种特别的成分会放松。例如，干扰吞咽（导致累积的唾液或流口水），干扰眨眼，甚至是解小便和大便的抑制过程都受到干扰。经常对令人烦恼的小事没有反应。这种麻木的行为频繁地阻止食物的消化，因此不得不用汤勺或吸管。这种病人一会眼睛闭起来一会又茫然地盯着一个地方看，面带不变的、木讷的、迟钝的表情。完全的缄默症是规则。当活动并不完全缺席，动作变得很慢，患者不得不被推着走。

3. 消极

这包括身体明显的僵硬，假定自发或出现时试图去干涉。也会有更积极地拒绝，甚至是直接地避开，有时愁眉苦脸、咒骂或者殴打。

4. 情感

"完全没有情感"是良性木僵不可分割的一部分。这类患者似乎基本上是冷漠的，只有某些刺激（一些相对愉悦的评论或一个滑稽状况）才能引起情绪的反应。

5. 木僵

蜡样屈曲（维持被动姿势的趋势）是很常见的，但不是这种综合征必有的症状。

6. 智力的发展

Hoch 认为，深度昏迷的病人不会露出任何精神活动的证据，同时回顾性地谈到他们的头脑是空白的。智力运转的完整与缓慢是局部麻木的特点。

7. 观念内容

当麻木处于潜伏期、中断期，或者来自恢复患者的回忆时，观念内容就很明确了。Hoch 发现 40 个患者中有 35 个对死亡很关注，这不仅仅是一个重要的话题，同时也是广泛的兴趣。恢复之后，患者经常会提起感到死亡、瘫痪或者麻醉。Hoch 说到 25% 的患者知道曾有过将要死或者已经死了，或者在天堂或地狱的错觉。这种死亡的错觉伴随着完全的无动于衷。与此相关的是，自杀冲动的趋势表面上是无计划的，想不到的，就像其他紧张性精神症冲动的行为。

这种麻木的反应既包括局部麻木也包括全麻。Hoch 对轻度躁狂和躁狂做了解释：前者仅仅是后者的稀释，但都是躁狂反应的形式。

Hoch 认为麻木综合征最基本的特征是情感上的变化，这种变化可以用一个词来总结，那就是冷漠。没有感觉，缺乏能量，正常生存欲望的缺失足以证明这种情感的贫瘠。他写道，这种情感的不相称在真正的良性木僵中是观察不到的。

他通过只在前者中出现的特性，如没有言语表达，咯咯地笑，零碎地演讲，把精神分裂症紧张的类型与良性木僵区分开。此外，在紧张性精神分裂症发作时的特点是，在真正的麻木发生之前，精神分裂症能确定诊断的症状。

8. 追踪研究

Rachlin[9] 试图追踪 Hoch 良性木僵的进展。不幸的是，Hoch 仅从 19 例中就已经提供了充分确定的数据。Rachlin 只能从 19 例中的 13 例着手，他们其中有些人从被 Hoch 最初诊断到现在已长达 30 年。Rachlin 发现在这 13 例中有 11 例，在缓解持续了 10 年后，再次入院，有 6 例发展成了早发痴呆典型的描述（慢性精神分裂症）。Rachlin 认为他的研究表明了，所谓良性木僵基本精神分裂症的特征。然而，为了反驳 Hoch 的构想，事实上，自从 Rachlin 的追踪趋向于关注再次入院的患者，这些患者在他的制表中就没有再合适地表现。

Rachlin[10] 在后来的研究中追踪了 132 个在 17 年中被曼哈顿岛医院许多不同的精神病学家诊断为良性木僵的实例。其中有 56 例在以后的研究中可以用到，有 76 例不能利用。在回顾了这些可利用的实例之后，Rachlin 总结到，其中有 40 例（71.4%）的诊断应该从良性木僵转变为紧张性精神症。然而，他追踪可利用的样本，因支持那些没有恢复得很好，也就是说，再次住院的一组而受到偏见。

急性情感性分裂精神病

Kasanin[6] 描述了因他们所呈现出来特别的临床表现让他好奇的 9 位病人组的自己做的研究。他们都被诊断患有早发性痴呆。他们是身体状况良好的年轻男女（20 ~ 30 岁）。尿液、血液、脊髓液生物学实验的检验结果是阴性的。他们在疾病发作之前有平均或高于平均水平的智商，同时获得了满意的教育或职业调整。然而，由于艰难的环境条件作为一个诱发因素，疾病就发作了。根据 Kasanin，环境的压力在某些实例中是缓慢的，但在其他的例子中是急性的。在他们所列出的例子，包括丢了工作、突然压力提升的状态、遇到感情纠结、处在一个陌生的环境，以及敌对的姻亲。

Kasanin 说到精神病经常会受到潜在抑郁的引导，一定数量的沉思持续了一段时间，直到戏剧性精神分裂症状的出现。他说，他能够通过回顾患者恢复后各种不同的症状和行为重建精神病的心理学意义，然后他们恢复正常的智商。他发现这会有一点奇异、不寻常或神秘。

在 Kasanin 的总结中，他强调了以下几点临床特征：

（1）精神病的特点是，随着外面世界的扭曲，情绪明显地波动，在某些时候，受到错误的感觉影响而非常突然地发作。

（2）精神病持续几个星期到几个月，随后完全地恢复。

（3）患者在 20 多岁或 30 多岁，同时在青春期后期一般会有发作的历史。

（4）精神病患者发作前的特点与其他任何一组都不相同。

（5）一个良好的社会和职业适应，明确的和特别的环境压力的存在、生活兴趣、任何被动与依赖的消失，这些都被认为是有利于恢复的因素。

在他关于精神分裂症患者缓解的追踪研究这些实例中的 3 例，Vaillant 在 30 年后，依然有些兴趣，[12] 一例在约 4 年后复发为慢性精神分裂症，一例在共 8 年的缓解后复发了 5 次，还有一例在缓解后的 10 年死于慢性脑综合征。

急性精神分裂症

Vaillant[7] 展示了自 1849 年来，至少有 16 个不同的名称已被附加到以类似于精神分裂症的急性化身、精神病性抑郁症的症状和恢复为特点的条件。来自 1849 年 Bell 狂躁的摘要，这些包括（1861 年）伴有麻木的抑郁症、（1862 年）急性精神分裂症、（1903 年）躁郁症复杂的条件、（1913 年）与躁郁病结合的紧张综合征、（1933 年）同性恋恐慌、（1937 年）精神分裂症样的状态、（1938年）Gjessing 的综合征、（1944 年）青春期的反应状态、（1947 年）严重的精神病、（1950 年）梦呓性精神分裂症、（1960）循环性精神病，（1964 年）青春期的混乱。

除了精神分裂症和能恢复的抑郁的症状外，大部分的专家描述了发病前很好的判断、心理上能够理解的症状、可确定的诱发原因、困惑以及关于死亡的担忧。这些特征类似于那些和双相情感障碍有关的特点。

关于修订诊断的研究

一些早期的研究呈现出了一些证据，那些最初已确定诊断为躁郁症但表现出精神分裂症状的患者，在随后的每次入院时，将会表现出更多精神分裂症的症状。Lewis 和 Hubbard[13] 研究了一组有 77 位最初被诊断为躁郁症的患者，并追踪了他们很多年，最终诊断他们为精神分裂症。他们观察到，不管最初的精神病是否有兴奋或抑郁的特点，关于在随后的发病中表现出精神分裂症的内容会有不断增加的趋势。Lewis 和 Hubbard 说道，"这些精神分裂症的发展是如此的显著，以至于精神病医生，基于情绪做出的诊断，在已经见证了病人后来受到袭击后，他毫不犹豫地做出了早发性痴呆的诊断"。这种描述一般会成为精神分裂症恶化的一种。早期精神分裂症的迹象发生在第一次观察到的发病时，但被诊断医生极度忽视了。这些迹象包括奇怪的躯体感觉、抑郁症的想法、奇怪的态度、病人受制于幻听到的一个神秘解释。

后来 Lewis 和 Piotrowski[3] 做了一个报告，这个报告基于一项病人在第一次进入纽约精神病协会后被误诊为躁郁症的研究。他们被 Lewis 重新诊断至少历时 3 年，出院不超过 20 年。超过 90% 的患者受到至少长达 7 年的干预。这种新的诊断基于历史数据和个人的检查，除了病人在住院的情况下或者学习的时候。

在最初的出院诊断为躁郁症的 70 位患者中，有 38 位（54%）被认为已发展为明确的精神病分裂症，作者关注于在那些后来发展为明显的精神分裂症比那些维持真正的躁郁症的患者更频繁的信号。通过设定这 10 个信号的每一个信号的每一点一分，作者发现了两组之间一个明确的分界线。高于两点的患者是精神分裂症，那些少于两点的几乎全部都是躁郁症。

Hoch 和 Rachlin[8] 检阅了近 5 800 例在纽约的曼哈顿医院被诊断为精神病分裂症的患者。通过这种渠道，他们发现了，415 例最初诊断为躁郁症的患者后来入院的时候不能确诊。也就是说，7.1% 的精神病分裂症实例最初被误诊为躁郁症。作者提到很多在做不同诊断时要考虑的要点。

抑郁和精神分裂症的不同点

在 Rachlin[9] 关于良性木僵的文章中，他指出几乎很少见到真正抑郁的患者鬼鬼祟祟地一瞥或躁狂的患者拒绝用口头的方式而选择用写的方式来回答问题；同样地，一个患者在恶作剧玩闹时大笑的同时流口水是患精神分裂症而不是躁郁症的指征。突然行为上冲动的变化（拒绝吃一顿饭，下一顿的时候狼吞虎咽）也很可能是精神分裂症的暗示。最后，在精神分裂症里，模棱两可和沉默寡言在改进，但在躁郁症中没有。

Hoch 和 Rachlin[8] 指出，尽管短时间内周期或反复地发病，应经常被认为是躁郁症的特征，很多躁郁症的实例在精神病发作期间表现出完全缓解伴随明显的健康。他们建议许多所谓恢复良好的患者应该做一个仔细的检查以确定是否有情感或行为上的缺陷。

Hoch 和 Rachlin 也强调认真评估患者思维的重要性。不合逻辑的评论或不一致的陈述伴随奇异的阐述应引起对是否精神分裂症的怀疑，甚至是情绪或思维内容间轻微的分离都是精神病分裂症的指示。

他们指出伴有幻听和被害妄想的躁狂症最后可能被确诊为精神分裂症。他们强调特别是作为发展为精神病分裂症指征的想法的、证明的、迫害的重要性。

精神分裂症的指征，伴随着情感波动的妄想的和引起幻觉的内容也在快速变化。在单纯的情感紊乱中，情绪趋向于相对一致，在短时间内不会表现出明显的波动。Lewis 和 Piotrowski[3] 也强调这种不同的特点。

在这些情况下，Lewis 和 Piotrowski[3] 列出了以下十个信号作为最初诊断为躁郁症的可能发展为精神分裂症的指征。

信号 1，身体有分离的感觉。这种信号指示是感知而不是判断的迷惑。他们引用了一个例子，"在我的额头上有一块钢板""我有一块猴子的皮肤，我将会从人类变化为动物""我感觉我的直肠突出了一块肉"。身体特别是生殖器有一种过电的感觉，感觉自己变得越来越瘦或越来越小（与证据相反），以及当脖子没有被弯曲但有这种印象，也被分为这一类。这些都被看作身体感觉的分离。

信号 2，对别人产生错觉。这包括对人错误的身份确认和错误的识别。一位患者感觉到她的父母死而复生，感觉她在和丈夫争吵。另外一位患者认为病房里他追踪的一些病人是他的近亲。一位患者确信她的孩子死了，尽管他还活着，并指给他看。另外一位患者，听到有人在咳嗽，深信这个人就要死了，就开始悲伤地哭泣。

信号 3，对物体产生错觉。一位患者有时感觉在她的环境里的物体变得不真实。其他的患者认为墙、床等的大小或形状正在发生变化。另一位患者把物体当作人，对它们说话。

信号 4，身体隔离和个人不真实的感觉。有些患者焦急地感觉自己正被任何事物甚至是空间或空气隔绝开。这些患者要么说这个距离比实际要大，要么说空气或环境不可穿过。关于不真实的抱怨，比如患者生活在梦幻世界的印象，也被分到这一类。

信号 5，不能够集中精力。这个信号是因为患者抱怨暂时不能够集中精力。这不是因为患者不能全神贯注地关注于检查者建议的一个物品，而是因为他们充满了担忧或害怕。

信号 6，感情的变化。感情的变化表现在抱怨，比如"一些事情悄悄地在我的脑海里，一些神经跳动""在我的余生里，我看见我自己在一个机构里""我的思想已经被分解与消失，直到什么都没有"。

信号 7，语言障碍和智力阻塞。这个信号是在没有身体疲劳或情绪紧张的时候不能够完成一个句子，或者不能改变病人谈话的主题。一个突然的或莫名其妙的喃喃自语也属于语言障碍，它不仅打断了病人的谈话，而且在病人沉默之后也会出现。另外属于这一类语言障碍的例子是在回答问题之前，或者在自发言论之前，盯着前方试图收集一个人的思想；张开嘴准备说话却保持沉默；抱怨"这种想法是不正确的"，因为病人试图说其他的一些事情。

信号 8，不能控制地多次打断和焦虑的思想。这种信号包括幻听或幻觉。一个病人抱怨当他试图去想起一些词的时候，他的思维一直在告诉他去杀人。

信号 9，牵连观念和（或）被有敌意的外力控制（偏执的想法）。这种信号是因为病人因为一些外力（魔法的或真实的）试图伤害他们而控告其他人。如果反映了奇异的、复杂的、有魔力的想法，这种信号特别适用。

信号 10，在医院里坚持独居或不断地开始独居。尽管接受心理治疗和其他的治疗方式，或者参加病房里组织的一些活动，如果他或她在医院至少住了一个月没有变得更加孤独，病人就有这种信号。事实上所有的坚持独居或不断地开始独居的患者最终都会诊断为精神病分裂症。

作者把那些最初误诊为躁郁症的精神分裂症患者以及那些保留他们诊断的躁郁症患者的每个信号出现的频率制作成一个表格。两组之间最有效的区别是 1，6 和 9（身体分离的感觉；感情的变化；牵连观念）。

精神分裂症障碍的概念在 APA[14] 的命名表中的概述与 Kasanin 的描述 [6] 至少在一种重要的解释上是不同的。在目前的命名法中，这种情况是毫无疑问地分为精神分裂症和其他的精神病紊乱，而不是精神分裂症与双相情感障碍之间迷糊含混的情景。这种分类设置意味着这种预测不比一般的精神分裂症要好。这与一个汇分裂情感性障碍以前的描述有所不同。

基于 Vaillant，[12] 对汇分裂情感性障碍长期的追踪研究，他建议这个术语应被定义为 Kasanin。因此分裂情感性障碍将包括发病前的调整和急性发作，表现情感的特点，困惑以及关注着死亡。

Henderson 和 Gillespie[15] 对精神分裂症术语的使用表示怀疑，同时提出了这样的观点，它所带来的诊断难题比它解决的要多。他们断言在绝大多数的实例中，这种术语被错误地应用于应该被诊断为躁郁症、混合型的实例中，抑郁与躁狂症状的混合引起了一些情感明显的不一致。

预后

由 Clark 和 Mallet[2] 在 1963 年的研究中尝试着确定最初诊断为精神分裂症患者、分裂情感性障碍或抑郁症再入院的相对频率。比较三组患者出院三年里再入院的比例：精神分裂症，70%；分裂情感性障碍，53%；抑郁症，20%。Hunt 和 Appel[16] 的研究报道，精神错乱的治愈率"介于精神分裂症与躁郁症之间"，比精神病分裂症高两倍，比单纯的躁郁症要低 50%。

这种由 Vaillant 描述的"急性的、缓解的精神分裂症"，[7] 特点是典型的精神分裂症症状的急性发作、情感的成分和完全的缓解，在今天将可能归类为分裂情感性障碍。Vaillant[12] 对一组 12 位病人长达 50 年的追踪研究，为这些病例最终诊断提供了有价值的信息。12 位中有 8 位病人度过了至少 25 年独立的、有意义的生活。然而，这种最终的诊断不是很好，最后有 8 位需要长期住院。

分裂情感性障碍的预后可能会被影响精神分裂症的情感因素之间关系的调查研究进一步解释。由于这些研究中的大部分是在"分裂情感性类型"的子分类被官方采用之前进行的，伴有抑郁的精神分裂症实例，"自我惩罚的趋势"，自欺的错觉，以及与新的分类确实相一致。因此，这些早期研究发现将被用作建立情感分裂紊乱预测的基础。这些研究将在下一部分中讨论到。

精神分裂症的情感因素和预后

各种研究已表明在诊断为精神分裂症的实例中，抑郁特点的出现在个人或家族史中都是一个有力的预测因素。在精神分裂症改善抑郁预后关系的例子中，研究了明显的情感[17]、妄想的内容[17, 18]、幻觉的内容[17]、情感疾病的家族史[17, 19]、精神分裂症特殊子分类[17]，以及患者外显行为的研究。[20, 21, 22]

1. 明显的情感

Zubin 和他的同事[17] 回顾了关于精神分裂症预后的 800 项研究。已报道了 159 例影响预后的情感间的关系。在 159 例公开表达的情感的存在，不管它的性质或方向，一般都会有一个好的结果。这些所提到的情感类型有兴奋的、抑郁的、焦虑的以及一般的情绪反应。这些公开的或推断的自责，与在它所记录的

15 个研究中的好的结果有联系。

2. 妄想的内容

Zubin 报道在两个研究里区分了责他的幻想与责己的幻想。如第 2 章所指出的，责他类型的幻想是抑郁的特点。Albee[18] 研究了 261 位入住精神病院的精神分裂症患者的结果。他把自我谴责的幻想与其他类型的幻想区分开。在以前的分类中，他总结了十恶不赦的大罪、可怕的罪、丑陋、没有价值、污染、畸形，以及疾病的幻想；还有来源于病人的对其他人有攻击厌恶的味道。Albee 用作病人在住院一年后是否改善或恢复的结果的标准。他发现恢复与自我谴责幻想之间达到了 0.01 显著水平的关系。相反，发现被害妄想与不良的预后有显著的关系。

3. 幻想

Zubin 发现幻想的存在归因于 6 项研究中 5 项不好的结果。然而，在一项研究中，幻想的内容是自责本性，这个案例的预后是改善的。正如第 2 章总结到，当抑郁发生幻想时，他们趋于自责。

4. 躁郁症的遗传性和精神分裂症的结果

Zubin 写到，7 项研究里有 6 项显示，躁郁精神病的家族史和精神分裂症有效的预测呈正相关。在一个研究里，他发现家族史与结果之间没有关系。Vaillant[19] 也研究了躁郁症遗传性和精神分裂症的结果。他发现，那些从他们的疾病中完全恢复的精神分裂症患者中，有情感精神病比那些预后不好的精神分裂症患者的相对频率要明显高出很多。

5. 抑郁症的存在

Vaillant 对精神分裂症患者缓解期进行了前瞻性预测，[23] 发现在这些实例中 77% 的抑郁症的存在与完全缓解有关系。显著水平达到了 0.01。

6. 外显行为中的攻击模式

Zubin 和他的同事们[17] 报道，伴随"自我攻击"的病人与那些"攻击外界"的病人正好相反，表现出了一个很好的预后。在 9 项研究中，有 8 项研究显示预后良好的患者表现出内在直接的攻击。这种比较 13 项研究中有 8 项表现，当表现出外在直接攻击的时候有一个不良的预后。

Albee[20] 研究了精神医院里 127 例精神病患者，关于与直接攻击有关系的治疗结果。攻击的模式根据是否使他人或自己受伤分为他罚和自罚。他发现，这种攻击是内在的惩罚时，改善的概率要明显高于攻击他人的。Albee 分析了一组 81 位精神分裂症患者的数据，来确定当他们从非精神分裂症患者组分开时，这种关系是否存在。他发现多于一半的精神分裂症患者自我攻击有所改善，但是只有 1/7 攻击他人的精神分裂症患者有改善（$p<0.001$）。

Feldman 等人 [21] 把攻击的方向作为神经疾病预后的变量来研究。一组 486 位患者住院一年后出院，被分为改善或没有改善。发现趋于自责或对自己充满敌意而不是对别人充满敌意的患者比那些直接对外界环境充满敌意的患者有明显更好的预后。

Phillips 和 Ziegler[22] 研究了 251 位患者的病例来调查症状群和两种结果评估之间、住院与再次住院时间之间的关系。他们预测，那些症状的特点是"反对自己"的患者比那些症状归类为"避免他人"的患者住院的时间要更短。

Zubin 写到在这些直接自我攻击的实例中改善的原因还不清楚。他建议应该考虑这种可能，即医院应该更希望患者进行自我攻击，因为他们可能比受外部直接攻击的患者更容易被群体容忍。然而，许多研究表明完全恢复，而不是从医院简单地出院，与抑郁疾病各种不同的特点有关系。

Albee[18] 建议自我谴责的患者基于社会标准来评估他们自己，因此与受外部直接攻击的患者相比，要以更高的成熟水平来操作。Phillips 和 Ziegler 同样假定那些扮演"反对自己角色"的人可以与社会有价值地合作，结果是，当他们没能成功地实现这些价值的时候，就会经历内疚。他们推测那些预后能改善的人不能接受用病理学的办法来解决生活需求（例如，宣布撤退）。

目前分裂情感性障碍的分类

目前 APA 的分类手册，分裂情感性障碍在精神分裂症一般的分类与其他心理障碍里，被列为一个独立的障碍。APA 的手册不会很直接陈述这些诊断，因为身体状况、药物的滥用等也会导致心理症状与情绪症状相结合。据说很难区分分裂情感性障碍与精神分裂症的不同诊断，以及分裂情感性障碍与有精神病特征的情绪紊乱。

"典型模式"症状举例如下。在重度抑郁发作两个月之前，一个人可能患有精神病症状，如幻听和被害妄想。在患者完全从抑郁事件恢复之后，在接下来的 3 个月里，这种精神病症状与完全的重度抑郁事件可能将会同时出现。这种精神病症状将又会维持一个月。在这个例子中，这些症状符合在同一时间点上，重度抑郁事件和精神病分裂症的典型症状。在疾病持续总共 6 个月的时间上，幻听和幻想在抑郁阶段的前后都会出现。精神病症状只在前两个月可以观察到，抑郁和精神病的症状在接下来的 3 个月里都会观察到，精神病症状只在最后一个月可以观察到（p.320）。[14]

分裂情感性障碍的决定性诊断标准在表 8-1 中列出。

表 8-1　分裂情感性障碍的诊断标准

A. 在疾病不间断期的有些时候，要么有一段重度抑郁事件，一段狂躁事件，要么混合事件与满足精神病分裂症的标准 A 的症状同时出现。注意：重度抑郁事件必须包括标准 A1 抑郁情绪。
B. 在疾病的同一时期，没有突出的情绪症状时，会有至少两个星期的幻听或幻想。
C. 符合情绪事件标准的症状出现在急性发作和缓解期的大部分时间。
D. 这种干扰不是因为物质直接的生理影响（如，毒品的滥用，药物）或一般的医疗条件。
特别的类型：
双相类型：如果干扰包括狂躁的或混合的事件（或狂躁的事件或混合的事件）以及重度抑郁事件。
抑郁类型：如果干扰只包括重度抑郁事件。

　　资料来源：DSM-IV-TR。

1. 后续研究需解决的问题

未来的研究需要关注怎样的问题，以及它是否有意义的问题，来把分裂情感性障碍从情绪和精神分裂症中区分开。未来研究的三个领域与这些问题保持者紧密的联系包括疾病进程的不同、[24] 独特的症状和认知的概况，[25] 以及遗传性的差别。[26, 27, 28] 在这一部分，我们特别注意关于症状的不同 [28] 和遗传性 [29] 的文献回顾，来考虑这些问题。

2. 疾病的进程

如上所写到的，需要额外的研究来说明分裂情感性障碍是不是精神分裂症的变体，情绪障碍的偏离，或者是一个独立的、独特的实体。比较长期结果的研究都与这个问题相关。疾病的进程会解释这些与众不同的特点。

沿着这些路线，Williams 和 McGlashan[24]，从发病前、发病中与结果方面，比较了情感性分裂精神病患者（n=68）与那些精神病分裂症患者（n=163），躁郁症患者（n=19）和单相障碍（n=44）。他们发现了，在长期住院的病人样本中，那些满足精神分裂症和情感障碍诊断标准的病人，出现了像那些单相障碍的患者在人口统计学的和发病前描述的表现。然而，15 年（平均）的追踪，情感性分裂精神病的进程与精神病分裂症相似。他们总结到：至少在长期住院的患者样本中，分裂情感性障碍似乎更像精神病分裂症而不是情感障碍。为了合理地解释这一发现，需要更大样本量的研究。

3. 症状和认知的概况

Taylor[28] 提供了一个支持从"连续性"的角度来研究精神分裂症和情感障碍是不同的疾病实体的可供选择研究的回顾。许多的家族、双胞胎，以及收养的数据记录在一些家庭里精神分裂症和情感障碍同时出现。与"Kraepelian"的观点相反，这种共存可能反映这两种障碍之间真正交叉的地方（连续性）。

Taylor[28] 鉴定了 14 例公布的分裂情感性障碍的家庭研究，它们评估了精神分裂症、分裂情感性障碍与情感障碍之间相关的风险。基于有 40 个以上的原发病患和合适的方法学的标准，挑选出的这些研究。该研究发现那些被诊断为分裂情感性障碍患者的相关风险如下：3.72% 的精神分裂症，5.30% 的分裂情感性障碍，以及 15.68% 的情感障碍。根据他对家族、双胞胎以及收养的研究，精神分裂症风险与那些患情感障碍风险的相关性在 0.5% ~ 3.5%，患轻度情感障碍的风险与患精神分裂症风险的相关性在 6% ~ 8%。

由 Evans 等人 [25] 做的研究比较了那些诊断为分裂情感性障碍（n=29）、精神分裂症（n=154），或非精神病的情绪障碍（n=27），年龄在 45 ~ 77 岁的门诊病人。给了所有人神经心理学测试，目的是综合测量认知的表现，也是为了标准化心理功能紊乱的测量方法。一个统计学的分析（判别式的功能）基于他们的认知功能来做比较。目的是确定分裂情感性障碍患者与精神分裂症的患者或非精神病的情绪障碍患者之间的异同。

Evans 等人 [25] 发现情感性分裂患者和精神分裂症患者与情绪紊乱患者之间有以下（除其他）的不同点：①情绪紊乱较轻的家族史，②因精神病学的原因更频繁地入院，③有更多精神抑制药和抗胆碱能药的处方，④更少的抑郁症状，⑤比非精神病的情绪障碍患者有更多损伤的神经精神病学的表现。他们总结到当认知表现是感兴趣的变量的时候，分裂情感性障碍与精神病分裂症应该相结合到一个单独患者的范畴。

4. 家族和遗传的研究

由 Maj 等人[27] 做的研究评估了精神分裂症和与分裂情感性障碍患者轻度相关的重度情感障碍的风险。参与者是从一个大学精神病学部门的临床门诊招募的。对没有诊断为精神障碍的学生和护士进行了比较。

一位精神病医生对先证者（某个家族中第一个被医生或遗传研究者发现的罹患某种遗传病的患者或具有某种性状的成员）进行采访，并不清楚亲属的信息。同样，由不知道先证者诊断的两位精神病医生采访了这些亲属。当直接的采访不可行的时候，有家族史数据取代了直接的采访。这是 24% 的采访中的病例。

先证者包括 21 位抑郁型分裂情感性障碍患者、22 位心境不协调精神抑郁症患者、19 位心境协调的精神抑郁症患者、27 位非精神抑郁症患者和 28 位诊断为精神分裂症患者。比较组包括 18 个正常的样本。分裂情感性障碍的一级亲属患重度情感障碍的风险比非精神性抑郁症患者的亲属要低很多。分裂情感性障碍患者的亲属与那些精神分裂症患者的亲属患精神分裂症的风险是一样的，这一发现表明分裂情感性障碍可能与精神分裂症在遗传上有重叠。

由 Kendler 等人[26] 所做的研究评估分裂情感性障碍与精神分裂症和情感疾病在临床特征、结果以及家族心理病理学上的不同。他们也评价了分裂情感性障碍子类型化系统的有效性，包括双极对抗抑郁（由宝贵全面的躁狂症状存在或缺失所区分）和好与差的恢复。

与 Maj 等人[27] 的发现相反，在抑郁神经情感分裂先证者的亲属中发现了更高风险的情感紊乱，在 Kendler 等人[26] 的研究中，分裂情感性障碍先证者的亲属患重度情感障碍的风险比精神分裂症先证者的亲属明显要高，也发现他们患精神分裂症的概率比情感疾病先证者的亲属要高。

双相情感障碍与抑郁型分裂情感性障碍之间的区别不被支持。这些类别（双相情感障碍和抑郁）在精神病学的症状、消极的症状、结果或家族史上没有不同。好的预后和差的预后的区别在家族心理病理学方面没有表现出不同。总的来说，结论是分裂情感性障碍在精神分裂症和情感疾病上都有较高的趋势。

5. Bertelsen 和 Gottesman 的综述

正如上面所陈述，Bertelsen 和 Gottesman[29] 综述的结论是，遗传性的研究（家族、双胞胎、领养的研究）是"相异的"。他们也写到自从 Kasanin 在 1933 年介绍了这些概念，情感性分裂精神病的诊断分类有各种各样的。此外，在最新的分类如 RDC、DSM-Ⅲ-R 和 ICD-10 中，症状的数量、质量以及序列是不同的。

尽管存在这些没有解决的问题，以及虽然分裂情感性障碍的病因学依然未确定，但是重要的遗传因素就是证据。考虑更早的和更新的关于分裂情感性障碍先证者的一级亲属的家族研究，如表 8-2 所示。

表 8-2　分裂情感性障碍：家族研究

	一级亲属患疾病的风险（%）			
	诊断的标准	精神病分裂症的	情感性分裂的	情感的
Angst 等，1979 年	ICD	5.3	3.0	6.7
Scharfette 与				2
Nusperli，1980 年	ICD	13.5	2.5	9.6
Baron 等，1982 年	RDC	2.2	2.2	18.9
Gershon 等，1986 年	RDC	3.6	6.1	31.3
Kendler 等，1986 年	DSM-Ⅲ	5.6	2.7	11.0
Maier 等，1991 年	RDC	4.1	5.3	25.8
Kendler 等，1993 年 a，b，c	DSM-Ⅲ-R	5.7	1.84	9.7

资料来源：Bertelsen & Gottesman，1995.

Bertelsen 和 Gottesman[29] 写到情感分裂症先证者亲属的家族研究建议分裂情感性障碍由情感障碍和精神分裂症独立的基因成分组成。情况就是这样，因为那些分裂情感性障碍患者的亲属表现出了患精神分裂症和情感紊乱有中度到高度的风险，而患分裂情感性障碍有低度到高度的风险。值得争议的是如果分裂情感性障碍是一种连续性的精神病或一种独立的精神病，那么将会观察到患分裂情感性障碍有更高的风险（p.8）。

对患躁郁症和其他精神分裂症的一位患者做了三项研究，如表 8-3 所示。观察到分裂情感性障碍的风险较低，这与连续性的假设是不一致的，这个连续性的假设将会预测大部分结果患精神疾病的亲属将会患分裂情感性障碍。这也与不会导致任何分裂情感性障碍的完全独立的基因心理精神病是不一致的。[29]Bertelsen 和 Gottesman 总结了这些数据说道："来自家族、双胞胎和领养研究的结果是不一样的，但是仍然支持广义上来定义的情感分裂精神症，尽可能地成为表型变体或精神分裂症与情感精神病间遗传的交融形式的表达"（p.7）。

表 8-3 关于精神分裂症与躁郁症障碍父母结合的双重配对研究

	n	后代患病的风险（%）		
		精神分裂的	分裂情感性障碍	情感的
Schulz，1940 年	49	14	6	18
Elsasser，1952 年（incl.Schulz）	85	13	4	20
Gottesman 年 Bertelsen 1989 年	25	4	4	32

本章小结

情感因素的存在明显地增加了改善精神分裂症实例的可能性，这与相关文献的回顾明显不同。在精神分裂症的情感性子类型的研究中报道了这一发现，一级在众多研究前官方采用这一新的子分类。精神分裂症这一类型的改善程度比其他类型在所有水平上都要高：关于改善的程度（温和的、中度的或明显的）；关于完全缓解的比例；关于复发的频率（由再入院的频率来测量）；以及关于慢性的程度（由住院持续的时间来测量）、分裂情感性障碍的预后在某种程度上比精神分裂症要好，但比情感障碍要差。当突发的公共事件或突发的压力刺激出现时，会有一个更好的预后。[14]

通过查看功能性精神疾病的实例可以生动地呈现这些观察报告：一端是伴随相对较好预后的纯粹躁郁实例；另一端是有不良预后的纯粹的精神分裂症的实例。在这之间是这些障碍（分裂情感性障碍）的不同混合。诊断与预后之间的关系在涉及这两个变量的操作时可能会被概念化：精神分裂症变量与不良的预后相关，情感的变量与良好的预后相关。在另一个的范围这些实例代表以下变量中的一个——精神分裂症的或情感的。在这些极点之间的案例都包含变量，以及结果预后依赖于各自相对的强势。

这两个诊断预后变量的特性现在还没有确定。然而，似乎精神分裂症和情感障碍的决定因素可能包括一些负责预后的因素。猜想诱发精神分裂症的决定因素包括抑制恢复或导致慢性的因素。相反，情感障碍的决定因素，包括促进康复的一个因素。当两个变量混合，如在分裂情感性障碍中，这些实例也表现出抑制恢复和促进恢复因素的混合。结果的预知是基于这两个因素之间的平衡。

如上所述，尽管在理解情感性精神障碍的进程中，很多问题没有解决。一部分原因是因为这些紊乱的复杂性，研究还没有确定基本的事实，比如流行率。例如，关于流行的问题，DSM-IV-TR[14]写到"缺乏详细的信息"，但是它似乎没有精神分裂症发生得那么频繁（p.321），关于精神分裂症与情绪紊乱混合物的特性、原因，以及合理的解释，许多类似基本的问题和主题等待未来的研究。

表8-1、表8-2的参考文献如下：

Angst J, Felder W, Lohmeyer B. Schizoaffective disorders: results of genetic investigation I. *Journal of Affective Disorders* 1979:1;139–153.

Baron M, Gruen L, Asnis L, Kane J. (1982). Schizo-affective illness, schizophrenia and affective disorders: morbidity risk and genetic transmission. *Acta Psychiatrica Scandinavica* 1982:65;253–262.

Elsässer G. *Die Nachkommen Geisteskran er Elternpaare*. Stuttgart: G Thieme;1952.

Gershon ES, Hamovit J, Guroff JJ, Dibble E, Leckman JF, Sceery W, Targum SD, Nurnberger JT, Goldin LR, Bunney WE. A family study of schizoaffective, bipolar I, bipolar II, unipolar and normal control probands. *Archives of General Psychiatry* 1982:39;1157–1167.

Gettesman II, Bertelsen A. Dual mating studies in psychiatry: offspring of inpatients with examples from reactive (psychogenic) psychoses. *International Review of Psycho-Analysis* 1989:1;287–296.

Kendler KS, McGuire M, Guirenberg AM, O'Hare A, Spellman M, Walsh D. The Roscommon Family Study. I. Methods, diagnosis of probands and risk of schizophrenia in relatives. *Archives of General Psychiatry* 1993a:50;527–540.

Kendler KS, McGuire M, Guirenberg A.M, O'Hare A, Spellman M, Walsh D. The Roscommon Family Study. II. The risk of nonschizophrenic nonaffective psychoses in relatives. *Archives of General Psychiatry* 1993b: 50;645–652.

Kendler KS, McGuire M, Guirenberg AM, O'Hare A, Spellman M, Walsh D. The Roscommon Family Study. IV. Affective illness, anxiety disorder and alcoholism in relatives. *Archives of General Psychiatry* 1993c: 50;952–960.

Scharfetter C, Nüsperli M. The group of schizophrenias, schizoaffective psychoses and affective disorders. *Schizophrenia Bulletin* 1980:6;586–591.

Schulz, B. Kinder von Elternpaaren mit einem schiophrenen und einem affectivepskotischen Partner. *Zeitschrift Neurologische Psychiatrie* 1940:170;441–514.

第二部分

抑郁症的实验方面

抑郁症的生物学研究

早期研究

抑郁症的生物学研究已经引起了人们的广泛关注。以往的文献包含了数千种研究，实验涉及了近乎所有的已知成分，如血液、尿液和脑脊液，关于大脑和其他器官的病理学研究也得到了开展。然而，得出的确定结论几乎都经不起时间的考验，对抑郁症的生物学基础知识的了解也微乎其微。[1]

贝克最早提出了这方面的结论（p.153）[2]。他认为，在实验方法越来越严格的情况下，抑郁症的生物学研究中的不确定性很大程度上将被消除。但是，这一论断到目前为止还没有实现。

1995 年，Thase 和 Howland 对抑郁症生物过程中的因果关系提出了质疑。他们认为，研究很难得到确定的结论，今后 30 年的研究也难以做到这一点（p.216）。这种判断与此领域其他专家的观点相一致。

Dubovsky 和 Buzan 回顾了导致这种复杂性的若干因素：其一，尽管研究用诊断标准和《精神障碍诊断与统计手册》第 4 版对不同疾病进行了界定，但各种疾病的现象学和共病仍然长期具有多样性；其二，没有理由认为心境障碍可以用单一的原因解释。

即使可以用单一的原因解释心境障碍，识别这种原因也并不简单。以Dubovsky 和 Buzan 的研究为例，他们在探索遗传因素时发现，某个异常基因可能会产生引起阳性症状的蛋白质，而另一种基因则不会导致类似的阳性症状。

另一个困难之处在于某种特定的神经递质可能会引发一系列级联反应，这些反应会与另一种神经递质引发的相同序列相重叠。在这种情况下，可能表现出虚假的特异性。[4]证明这种特异性的唯一途径是同时测量所有独立作用和相互作用的神经递质和事件序列。除去其他因素和相互作用的影响，单一因素的独特作用还没有被识别。

尽管存在种种困难，研究仍然有进展。本章将回顾抑郁症的生物学研究。前期研究得到的肯定结论往往因后期研究的相悖发现而受到质疑。导致这种矛盾结果的原因之一是缺乏对诸如年龄、性别、体重、营养状态以及饮食种类等因素的必要控制。值得指出的是，缺乏对年龄因素的控制容易使先前得出的确定结论被推翻。新陈代谢和心理反应已被充分证明随着年龄的增长而发生变化。由于抑郁症患者更多地属于老年组，他们的反应往往与青年控制组不同。

抑郁症的主要生物学研究已总结在表 9-1 中。在第 1 版中，我试图用一个四级量表来评估不同结论的有效性，即确定、很可能、不确定和可疑。然而，没有一个结论得到充分确认符合"确定"的标准；满足"很可能"标准的研究需要以良好的实验设计为基础，同时对实验条件加以适当的控制，对诊断可靠性等已知的错误来源加以关注。此外，这些研究结果还需被其他研究者精心设计的实验所证实。当设计存在缺陷的研究与设计良好的研究得到的结论相冲突时，或确定的结果更多地归因于抑郁症以外的变量时，这样的结果就被界定为可疑的。"不确定"的标准适用于研究结果相互矛盾、实验设计不完善或缺乏独立论证的领域。

表 9-1 抑郁症的生物学研究

研究领域	结 论	有 效 性
体质	与矮胖型体质有关	可疑
同卵双生子	对抑郁症具有一致	不确定
葡萄糖代谢	葡萄糖耐受性下降	不确定
电解质	钠潴留	不确定
类固醇	分泌增多	很可能[①]
醋甲胆碱	试验异常血管反映	可疑

（续）

研究领域	结　　论	有　效　性
唾液分泌	分泌减少	可疑
镇静反应	阈限下降	可疑
睡眠脑电图	睡眠第四阶段减少	很可能
光惊厥反应	阈限下降	不确定
肌电图	残留放射性增加	不确定

①结论不是抑郁症特有的。

只有在以下两种情况下，结论才会被归为"很可能"的范畴：其一，类固醇分泌增多，但这种现象并不是抑郁症特有的；其二，EEG 研究显示深度睡眠的周期减少，唯一的例外可能与实验期间被试使用的镇静剂有关。

躁郁症和体质

早期的一系列研究探索了体质和躁郁症的关系。在这一部分，我们将考虑体质、躁郁症和精神分裂症三者之间的相互联系，也将对研究方法上的局限性加以陈述。

Ernst Kretschmer 的关系理论指出各种精神病与体质之间息息相关。他在临床观察的基础上，假定肥胖体型（与下文中的内胚叶型一致）和躁郁症之间存在生物学关联。他发现，每 85 名精神分裂患者中的 81 名属于细长型的体质，而每 62 名躁郁症患者中的 58 名属于肥胖体质。

相关研究在随后几年中得到了大力开展。有些研究强有力地支持了 Kretschmer 的理论，而有些研究则只是部分支持或无法支持该理论。Rees 对这些文献进行了全面而客观的分析。

Clegg 在一项研究中以 100 名躁郁症患者、100 名正常人、100 名精神分裂症患者作为被试，实验结果部分支持了 Kretschmer 的理论。Burchard 比较了 125 名躁郁症患者和 125 名精神分裂症患者，这些患者最初根据实验者的整体印象被大致分为肥胖体型、健壮体型和瘦长体型。结果发现，肥胖体型与躁郁症有关，而瘦长体型与精神分裂症有关；此外，以人体测量指标划分的瘦长体型与精神分裂症在统计上存在显著相关。然而，Burchard 也指出，体质会随年龄而发生变化，这一发现使研究结果的显著性受到影响。Wittman，Sheldon 和 Katz 在没有严格控制年龄因素的条件下，得出了内胚叶型体质与躁郁症显著相关的结论。

Anastasi 和 Foley 明确指出了体质与年龄增长之间的趋势，这一趋势对躁郁症患者和精神分裂症患者均适用。Farver 也得出了类似的结果。他研究了 18 名躁郁症患者和 81 名精神分裂患者的身体尺寸和比例，发现肥胖型体质随着年龄的增长而越发普遍。他同时提出，精神分裂症患者更容易出现机体退化，这是他们体型瘦长的原因。

Rees[12] 以 42 名躁郁症患者、一组正常人和 42 名精神分裂症患者作为被试进行了研究。他采用了多种身体尺寸和比例，发现内胚叶型体质与躁郁症之间存在更大的相关性。Rees 认为，年龄的差异只能部分解释而不能完全解释这种关系，而且体质和情感障碍之间存在着某种核心关联。

在以上提及的研究中，研究方法的若干问题值得注意。①研究中涉及的精神分裂症患者比躁郁症患者年轻。随着年龄的增长，瘦长型体型会向肥胖型体型过渡，因此，体质的差异可能源于年龄。②营养状态可能影响体质指标。由于接受了更长时间的住院治疗，慢性精神分裂症患者可能比躁郁症患者表现出更加明显的生理效应。[13]此外，如果高社会阶层与躁郁症的关系得到验证，那么躁郁症患者可能在发展过程中获得了更好的营养。③大多数的研究中都存在一定程度的污染和偏差。研究者对生理指标评级时，可能会被情感因素和理论偏见影响，此外，他们在做出临床诊断时，也可能被一些临床原型干扰，如精神分裂症患者往往瘦长而蜡黄，而躁郁症患者往往肥胖。④正如 Rees[6] 指出的那样，没有与肥胖型和瘦长型相对应的不同体质，但在两极之间存在持续变化的体质类型。⑤有研究显示，体质指数（BMI）越高的躁郁症患者越可能有自杀企图。Fagiolini 等人 [14] 于 2004 年推测，增高的自杀风险可能反映出治疗效果对高体质指数的患者越来越不佳。另一种可能是，仅肥胖这一种因素通过负性的社会心理性结果就会对自杀风险起作用。负性的社会心理性结果包括侮辱、歧视以及对生理和心理幸福感的普遍负面影响。[14]

总体来说，没有一个设计良好的研究能够证实 Kretschmer 的理论。以我们现有的知识来看，内胚叶型体质与抑郁症之间的关系是一种假象，这种假象源于年龄、营养状态等中介变量的作用。

躁郁症的遗传性

50 多年前，多名学者提出了一种理论并为此提供了依据。他们认为，某些人具有易染病的体质或者说他们容易患上躁郁症。[15,16] 这些研究者试图说明，人患有某种疾病的可能性与他和这种疾病患者的血缘亲疏程度成比例。早期躁郁症研究得出的患病率与这种认为疾病通过显性基因遗传的理论相一致。[15]

Kallmann 以 461 人为研究对象，采用双生子家庭的研究方法，试图计算出与躁郁症患者有血缘关系的人患上躁郁症的预期比率。

> 0.4%——总人口患病的比率
>
> 23.5%——父母患病的比率
>
> 16.7%——半同胞患病的比率
>
> 23.0%——全同胞患病的比率
>
> 26.3%——异卵双生子患病的比率
>
> 100.0%——同卵双生子患病的比率

同卵双生子的研究

Kallmann[15] 隔离了 23 名有同卵双生同胞的躁郁症患者。在 22 个案例中，同卵双生同胞也被诊断出患有躁郁症。躁郁症的核心诊断特征为"严重性、自限性和持续的情绪波动；50 岁之前，在躁狂发作或抑郁发作之前或之后不存在逐步的人格解体"。

Kallmann 在双生子研究中提出了一系列问题。

- **诊断可靠性的问题**。对诊断过程中存在的偏差必须予以重视，即研究者对双生子的其中一个做出诊断时，对另一个双生子的精神状态也有了充分了解。相较于精神病诊断的低可靠性，Kallmann 研究的一致性出乎意料的高。这可能是因为在完全独立诊断的情况下，诊断可靠性会使一致性降低。
- **确定双生子的问题**。凭借患者的自我报告来确定双生子的做法是错误的。另外，从长期住院的患者中选取双生子会造成取样偏差。例如，在家照顾两个患有精神疾病的双生子比照看一个患病的双生子更加困难，因此，当双生子都患有疾病时，家庭更倾向于去医院接受治疗。另外，Kallmann 可能更加关注两个双生子均患病的情况，这种选择条件使得一致性被不真实地放大了。

- **双生子卵性测定存在的问题**。正如 Gregory[17] 所指出的，上述病理学研究均采用较古老的双生子卵性测定（同卵和异卵双生子）方法，这种方法相当不精确。而相较于更加精确的血清分型法，它们之间的误差高达 30%。

Slater[18] 收集了一组规模很小有情感障碍的同卵双生子。他采用的双生子卵性测定方法比 Kallmann 的更加精确，同时呈现出的数据也更加完整。8 对双胞胎中，有 4 对与之前的诊断结果一致，仍为情感障碍。另外 4 对的诊断结果则不再是情感障碍，其中 3 对被诊断为正常，1 对被诊断为神经质。作者还指出，在那些前后诊断结果一致的双胞胎中，他们的临床表现也有很多不同之处。尽管这一系列结果还不足以得出确切的结论，但值得注意的是，该研究中的前后诊断一致性程度（50%）远小于 Kallmann 给出的 100% 估计率。

Tienari[17] 试图矫正这些方法学上的误差并解决前人双生子精神病研究中存在的漏洞。他的研究数据来源于所有记录为 1920 ~ 1929 年出生在芬兰的婴儿。通过出生登记来确定婴儿间的孪生关系。他使用精确的血清学技术而不是那些相当古老的方法来进行双生子卵性测定。调查发现，在同卵双生子中，有 16 例精神分裂症患者和 1 例反应性精神病患者（未发现任何情感障碍患者）。该报告最显著的特点是，没有一例案例显示，一个精神分裂症患者的孪生兄弟也会有精神分裂症，一致性程度为 0！鉴于 Kallmann 的报告中矫正后的精神分裂症的估计概率为 86.2%，以上研究发现是相当惊人的。

Tienari 的研究结果与双生子抑郁症研究的相关性在于，Kallmann 在躁狂 – 抑郁精神病的调查研究中，使用了与精神分裂症研究中相同的技术来确定孪生关系、进行双生子卵性测定与诊断标记。如果他的精神分裂症研究结果缺乏有效性，那么他在躁狂 – 抑郁精神病研究中的发现也非常值得怀疑。

分开抚养的同卵双生子

Shields[19] 深入研究了遗传和环境因素在个性差异中的作用。双胞胎通过发送姓名到英国广播公司自愿报名参与研究。所有自愿者中，有44对同卵双生子在童年时期是被分开抚养。与之相对，Shields 以44对从小一起生活的同卵双生子作为控制组。

Shields 发现被共同抚养的同卵双生子在个性上的相似性要高于被分开抚养的同卵双生子。然而，这一差异并不显著。他还发现，无论双胞胎是否生活在一起，他们的生活习性、声音、性情和喜好都会有着很大的相似性。分开抚养组在某些极端的个性特点上，如急性子、焦虑不安、情绪不稳、刻板行为和循环性精神病倾向，也具有一致性，且一致性程度与共同抚养组相近。

在一项外向性测试中，分开抚养和共同抚养的双胞胎间均存在显著的相关。分开抚养组的外向性相关系数（0.61）要高于控制组（0.42）。由于先前研究认为外向性与躁郁症病人的病前个性有一定的联系，所以这一发现可能有些重要。另外，在神经质测试中，分开抚养组的组内相关系数（0.53）也要高于控制组（0.38）。

另有研究调查了双胞胎罹患精神病障碍的一致性程度，尽管相关数据不是很全面，但是仍然有必要将其呈现出来。该研究中的1对分开抚养的双胞胎在40岁后都患上了抑郁性和紧张性精神障碍，已被建议送往精神病院接受治疗。在其他3对双胞胎中，都只是其中一个患有抑郁性神经症。总之，只有1对双胞胎在患有情感障碍上是一致的，另外3对双胞胎则在此表现出了不一致。不过很明显，样本量太小，不足以得出任何结论。

家谱研究

Stenstedt[20] 调查研究了288名躁郁症患者。他发现，在这些患者的兄弟姐妹、父母和孩子中，男性的患病率是11.7%，女性是11.8%。1919～1948年，这些患者都曾去过瑞典的一个乡村精神病院。该研究通过各种渠道收集患者及其亲属的相关信息。当某个亲属有可能患精神病时，该亲属就会接受进一步调查。由于信息不全，14个家庭被剔除。观察这些家庭的时间从14个月到20多年不等。调查中，如果包括不确定的案例，躁郁症的患病风险是1%。患者亲属的患病风险分别如下：父母，7.5%；兄弟姐妹，14.1%，孩子，17.1%。

通过对748名精神病患者进行的结构式访谈，Winokur 和 Pitts[21] 力图确定这些患者的亲属患有情感障碍的概率。并经精神病院诊断，这些患者有躁狂抑郁反应、精神抑郁反应、神经质抑郁反应或者更年期抑郁反应。而所有样本中，有366名患者只有其中一种抑郁反应。从患者自身或陪同患者前来的亲属那里，作者可以获得患者亲属情感障碍患病率的相关信息。

研究者发现患者的母亲患有情感障碍的概率是22.9%，父亲则是13.6%。如果此时患者父母中有任何一个患有情感障碍，那么患者的兄弟姐妹患情感障碍的概率比父母都没有精神障碍时要更高。最后，该数据结果既不支持单个隐性基因假设，也不支持单个显性基因假设。

该研究也有其局限性。①患者亲属情感障碍患病率的相关信息是从患者自身或陪同患者前来的亲属那里获得的；其他的亲属并不在调查范围内。那么基于这些不够完整又略显偏颇的数据，所得的结论在很大程度上是不可靠的。②无情感障碍家族史也会对患者的诊断产生一些影响，尤其是当患者的临床症状模糊不清时。③后续家庭成员并未占据足够长的时间来确保所有的家庭成员渡过了危险期（Fremming[22]认为危险期是20～65年）。

最近，Taylor等人[23]在其研究综述中提出，尽管分子遗传研究尚未明确地找到特定基因，但是家族、双生子和收养研究表明双相情感障碍有着明显的基因通路。并且一般人在一生中患双相情感障碍的概率约为1%，但作为双相情感障碍原发病患的一级亲属，其患病风险是5%～10%。另外，同卵双生子比一般人患双相情感障碍的概率大75倍。因此，作者认为未来研究中应考虑多种基因位点和环境因素的作用。

McGuffinet等人[24]研究了双相情感障碍与单相抑郁症是否有相同的遗传病因机制。他们使用DSM-IV操作标准诊断每种情绪障碍。结果发现，躁狂症在发展过程中产生的大部分基因变异（将近71%）会导致躁狂综合征，而这其中并没有抑郁症的作用。研究中单相和双相障碍的一致率，如表9-2所示。[24]

表9-2 单相（UPD）和双相情感障碍（BPD）的先证者发病一致率

先证者诊断结果	同卵双生子患病比率（%）				异卵双生子患病比率（%）			
	人数	UPD	BPD	总计AD	人数	UPD	BPD	总计AD
BPD	30	26.7	40	66.7	37	13.5	5.4	18.9
UPD	68	44.1	1.5	45.6	109	20.2	0.0	20.2

资料来源：摘自McGuffin等（2003）的研究。

小结

1. 双相障碍

在回溯遗传对双相障碍的作用时，Sevy 等人[25] 为其找到了强有力的支持证据。在众多有关双生子收养研究的基础上，Sevy 等人得出同卵双生子患双相障碍的平均一致率为 69.3%，在 50% ~ 92.5% 波动。异卵双生子的平均一致率为 20%，在 0 ~ 38.5% 波动。并且，Sevy 等人[25] 引用的研究也表明双相障碍的产生不会受到早期生活环境的影响，因为被分开抚养的同卵双生子倾向于患相同的疾病。

2. 单相抑郁

在关于单相抑郁遗传机制的研究综述中，Wallaceet 等人[26] 得出的结论是遗传对单相抑郁有重大的贡献。他们认为，人们之所以忽视遗传的作用，是因为一般的常识经验让我们能识别出反应性和情境性抑郁症的原因。近期，《美国精神病学杂志》(*American Journal of Psychiatry*) 中有两篇文章非常赞同抑郁症有很大的遗传性。它们分别是 Sullivan、Neale 与 Kendler（2000）写的一篇荟萃分析文章和 Kendler、Gatz、Gardner 与 Pedersen（2006）进行的一项大型瑞典国家研究。2006 年的这项研究是继 2000 年那篇荟萃分析文章后唯一一个主要关于双生子的研究，并且这两篇文章都认为抑郁症的遗传性约为 38%。

抑郁症的生物化学研究

早期研究（1903 ~ 1939 年）

尽管在这期间人们进行了数以百计的躁郁症研究，但是关于该障碍是否涉及生化变异却没有任何确切的发现。Cleghorn 和 Curtis[27] 做出了如下的概括：

> 如克雷丕林所述，20 世纪早期，人们的研究重点在于探寻导致躁郁症产生的躯体病理学原因。他们使用了当时可利用的所有技术来研究每个可及的细胞、组织和流体，但研究结果都不理想。虽然也发现了葡萄糖耐受性曲线存在某种异常，但是这与精神分裂症、焦虑症或是泛称

为"情绪紧张"的病人所出现的葡萄糖耐受性异常完全没有显著区别。

1939 年，McFarland 和 Goldstein[28] 对躁郁症在此之前的生化研究做了详尽的综述。针对 134 项研究，他们用表格形式呈现了所有的阴性结果，并对阳性结果进行描述性分析。这些研究概括如下。

1. 血糖

作者列表呈现了 19 项研究，它们中的血糖水平均在正常范围内。Whitehorn的研究规模最大，包括 520 个病例，其中 345 个患有抑郁症，151 个患有躁狂症，还有 24 个是躁狂 – 抑郁障碍。最后，有 6 项研究中的血糖水平高于正常范围。

2. 糖耐量

有 5 项研究中的葡萄糖耐受性曲线属于正常水平，另外 16 项研究中的葡萄糖耐受性曲线出现了异常。Kooy 发现在抑郁症和显著焦虑的患者身上，都可以看到上升的耐受性曲线。

3. 酸性和碱性储量

在 7 项研究中，躁郁症患者的血液 pH 值都处于正常范围。Poli 研究了 12名抑郁症病人和 10 名躁狂症病人，结果发现当病人处在兴奋状态时，pH 值会有明显而恒定的下降，当病人处于抑郁状态时，pH 值处于正常水平或稍有下降。而碱储量在兴奋状态时会明显减少，在抑郁状态时则基本正常。

4. 血清钙和磷

作为血液的组成部分，它们的值在 9 项研究中处于正常，但是在另外 5 项研究中，发现它们在躁郁症病人身上出现了异常。例如，Klemoperer 指出在焦虑性抑郁症情况下，钙含量会下降。在伴有恍惚的抑郁症条件下，钙含量也较低，但是躁狂时的钙含量较高。

5. 含氮物质

有 10 项研究表明躁郁症时的氮代谢处于正常范围。然而，另有两项研究得出了氮代谢异常的结果。

6. 脂类物质

在 4 项研究中，胆固醇的值处于正常，而另有 12 项研究发现胆固醇的值出现了异常。通常，在这些胆固醇值异常的研究中，血胆甾醇也过少，并且这种异常一般归因为病人活动的程度。

7. 氯化物

在 5 项研究中，血液氯化物均处于正常范围内。然而，在一项针对 11 名焦虑和抑郁精神病患者的研究中，在全血和血浆中氯化物值会增加并超出正常水平。

8. 评价

在对生物化学研究的结果进行分析时，McFarland 和 Goldstein 指出躁郁症患者的个体内变异和个体间变异均大于正常人控制组。此外，似乎有迹象表明相较于躁狂症患者，躁郁症患者的抑郁个人常量有着略大的变异。批判性的综述以及后来更系统的研究使得以上阳性结果的价值大打折扣。

Cleghorn 和 Curtis[27] 指出，我们无法通过葡萄糖耐受性曲线的异常程度来区分躁郁症和其他精神障碍。Gildea 等人 [29] 认为葡萄糖耐受性存在缺陷其实是一种假象，而导致这种假象的原因是胃肠道对测试葡萄糖的吸收有延迟。如果他们是通过静脉注射葡萄糖而不是口服，他们就不会得到异常的葡萄糖耐受性曲线。但这一结果受到了 Pryce 的质疑 [30]。他也是通过静脉注射的途径，却发现抑郁症患者的葡萄糖耐受性相较于控制组会有所下降。因为葡萄糖耐受性会随着年龄、饮食中碳水化合物的缺乏和慢性营养不良而下降，所以我们要更加慎重地解释为什么抑郁症患者会出现葡萄糖耐受性异常。并且血胆甾醇过少的结果也与 Whittier 等人 [31] 的发现相互矛盾。

近期研究（1940 ~ 2004 年）

1. 躁狂和抑郁的阶段差别

1942 年，Cameron[32] 比较了有关躁狂和抑郁的生化研究结果，并给出了相当全面的综述。他批判了主要以所谓的临床实体为基础的研究，因为这些临床实体只不过是各式各样现象的集合。

> 一般的实验室实验的报告只是简单地将所有从情感障碍病人那里获取的结果拼凑在一起，得到一个平均值、偏差和波动范围，然后再将这些数据与那些被诊断为精神分裂症的病人的数据进行比较。但关

于病人是过度活跃还是木僵，是充满怨恨还是富有合作性，是恐惧还是安全，经常是没有任何给定的迹象，即使临床医生很清楚它们之间的差异会产生可能的影响。因此，再多精确的统计方法也不能使呈现出的数据变得有意义。

在归因中，我们应该考虑情绪状态的影响，尤其是焦虑和压力反应。2001年的一篇关于抑郁症儿童和成人的生化研究综述认为压力的影响和对压力的反应在未来的研究中应受重视。"因为这些因素自身可能影响到暗藏着 MDD 病因的生物系统"（p.153）。[33]

Cameron 得出了以下结论。①基础的新陈代谢与情绪没有联系，但是有证据表明情感障碍的基础代谢率与一般活动的程度、焦虑和恐惧有关。躁狂症和抑郁症患者并不处在量表的两端。②血压也和情绪无关；压力的变异性可能在每个给定的人身上都不一样，但是压力的不稳定性程度与情绪的不稳定性无关。③血压对肾上腺素的反应说明了木僵和兴奋之间的差别，但是不能说明兴奋和抑郁之间的差异。④控制了麻黄碱后，血糖水平的测定没有产生任何显著不同的结果。⑤葡萄糖耐受性曲线与情感障碍的方向没有任何关联。⑥胃肠道上钡的排泄产生了不同；抑郁症病人有明显的排泄延迟。⑦腮腺分泌速率有显著的不同，躁狂症患者的速率在正常范围之内，抑郁症患者的速率低于正常水平。⑧躁狂症患者和激动不安的抑郁症患者的胃酸会升高，而反应迟缓的抑郁症患者的胃酸值较低。

总之，Cameron 认为以往研究并没有对情感障碍进行如下区分：

> 研究者在报告中所做的比较似乎与情绪差异无关，反而与所涉及的行为类别和强度有关。相较于那些患有抑郁综合征的人，紧张或激动的人与兴奋的人在生物机能上有更多相同之处。这与兴奋和抑郁在代谢过程中完全相反的假设是相互矛盾的。

尽管 McFarland 和 Goldstein 在 1939 年写的那篇详尽的文献综述中已经说明了抑郁症病人的血浆电解质处于正常范围内。但在 20 世纪五六十年代，仍有大量关于抑郁症病人水和电解质代谢情况的调查研究。

2. 持续周期性研究

Gjessing[34] 最先对周期性紧张案例进行系统分析，发现了代谢变化与精神状态的变化有关。他让患者在几个月内每天都摄入固定的食物和液体，这样就有可能在双相障碍的几个循环周期内进行一个详细的平衡研究。

其他研究者将 Gjessing 的方法运用到了许多情绪变化快速的躁郁症患者身上。在这些案例中，我们可以发现他们在一段时间的抑郁和几天的阻滞之后，经过一天或几天的间隔，然后就会有短时间的兴高采烈和过度活跃。这些周期在几个月或几年内不断重复出现。

古时候，人们发现，在抑郁阶段时排尿量偏低，而在躁狂阶段时排尿量偏高。受此发现的启发，第一个抑郁症研究诞生了。尽管这种差异的原因很明显，那就是躁狂的人比抑郁的人倾向于喝得更多，但是调查者为二者在排尿量上的差异找到了另一个更为重要的原因。

Klein 和 Nunn[35] 研究了一名 67 岁的老年患者，该病患 14 年来一直规律性地维持着他的每周躁郁周期。临床发现，持续几个月后，5 天的抑郁之后会伴随2 天的躁狂。作者通过同样的临床和生化研究将患者的代谢变化与精神状态变化联系起来。结果发现，各种自主活动的改变与情绪变化有关；在躁狂阶段，血压、脉搏和呼吸频率会有一定的增加。

在几个月中，该患者每次摄入的食物和液体都是恒定的。每隔 12 个小时，会进行一次尿液采集。结果在他身上发现了周期性的代谢波动，即在抑郁阶段水和盐会滞留，在躁狂阶段它们就会释放。与此相伴随的是在抑郁阶段体重增加和在躁狂阶段相应地体重减少。当患者仍然处于抑郁状态时，尿流开始出现突然的增加，并且这种高速度的尿流一直持续到躁狂的早期阶段。然而，等他到达最兴奋的状态时，尿排泄的速度就下降了。

Klein 在 1950 年描述了第二个案例。该患者是一名 40 岁的男性，长期经受抑郁和躁狂的周期性发作，且每过 5 年持续时间就会发生变化。一次抑郁发作通常持续 13 天，随后是持续 18 天的躁狂阶段。在此之后会有大概 14 天的正常精神状态。Klein 也是在病人卧床休息的时候对其进行研究，患者每次也摄入恒定的食物和液体。但与第一个案例截然不同的是，没有证据表明任何液体和电解质会在该循环的任何阶段出现滞留。

1959 年，Crammer[36] 报告了一项关于两个慢性精神病患者的代谢研究，这两名患者有着周期性的精神紊乱，会出现周期性的体重减少和增加，且这与疾病的特定阶段有关。体重减少伴随着多尿症，这样就增加了氯化钠的排泄；体重增加伴随着少尿，这样氯化钠就会滞留。其中一个患者，在抑郁发作的初始时期体重开始增加；另一个患者，在抑郁、半木僵状态到轻度躁狂状态刚出现之前体重就开始减少。

3. 抑郁发作期间的研究

20世纪60年代，许多研究者仍在继续探求抑郁症的生化联系。Gibbons[37]调查了24名患者，他们表现出了所谓的内源性抑郁的临床征象。他发现患者刚从抑郁恢复时，体内交换性钠会有所下降，但交换性钾的总量出现了不一致的变化。因此作者认为该结果支持了抑郁阶段伴随着钠滞留的假设，而这些钠在恢复阶段才会被排泄。

Russell[38]运用代谢平衡技术对15名在接受电休克疗法的抑郁症患者进行了2～5周的研究。他发现患者在恢复期间出现了少量的钠减少，但是统计上不显著。

Coppen和Shaw[39]对23名"重度不间断抑郁症"的患者进行了研究。他发现细胞内和骨头中残留的钠在抑郁时会显著地增加，而交换性钠和细胞外钠没有显著变化。全身的水、细胞外液和细胞外氯化物在病人恢复后都增加了。

Lobban等人[40]调查了20例抑郁症患者氯化物、钠和钾的排泄情况，并把他们与25例神经症患者作比较。结果发现，抑郁症组在白天时钠和氯化物的排泄量少于控制组，在晚上时则多于控制组。他们认为抑郁症患者电解质排泄的昼夜节律出现紊乱，并非因为患者在行为或饮食上的变化。当然，也有人会说两组之间的差异可能是说明神经症组昼夜节律紊乱，而非抑郁症组。

Anderson和Dawson[41]研究发现98名抑郁症患者中大概有一半人的血液中乙醛含量较高。但Assael和Thein[42]得出了与此相矛盾的结果，他们并没有发现抑郁症病人的乙醛代谢物有显著增加。

Flach[43]调查了57名患者的钙代谢，且让他们在一个代谢单元上保持恒定的饮食。他发现在通过电休克疗法或是使用丙咪嗪来缓解抑郁症之后，患者尿排泄中的钙会因此有显著减少。这种变化在妄想型精神分裂症患者身上也会出现，但是精神性神经病患者没有。此外，研究期间，相较于治疗后病情没有任何改善的患者，这些变化在治疗后病情有所好转的患者身上表现得更加明显。

Cade[44]发现精神分裂症和抑郁症患者的浆镁浓度有显著上升，而躁狂症患者则没有。该发现可能是年龄差异导致的，因为在临床症状缓解后这一发现仍然存在，且本研究并没有控制年龄因素。

许多成功治疗了带有锂离子的躁狂症患者的研究进一步证明了电解质的变化在情感障碍中可能扮演重要角色。在躁狂阶段，患者通常对锂离子有较高的容忍度。随着躁狂的消失，这种容忍度也不复存在了，伴随而来的是锂离子的大量排泄。[45] 虽然在躁狂症的治疗中，研究者没有对锂离子的作用机制给予直接的解释，但这些结果发现仍在持续研究中。

4. 一项关于生物标记的实验验证

Gibbons[46] 认为，抑郁症患者电解质的改变可能是由疾病产生的继发效应。有些可能是源于饮食的数量和内容或者是源于运动活动的变异。其他则可能是由情感障碍导致的。

Gibbons[46] 将抑郁症的初始效应与"继发"效应区别了开来，与此观点一致，20 年后 Mullen 等人开展了一项实验来研究抑郁症的两个常见生物标记——地塞米松抑制测试（DST）和快速眼动（REM）潜伏期测试。

抑郁症经常伴随着失眠和食欲差，由于卡路里吸收的减少，体重就会下降。然而在临床实践中，REM 潜伏期的减少和皮质醇对地塞米松反应的下降已经被用作抑郁症的辅助诊断手段或是"生物标记"。Mullen 等人想知道 DST 和 REM 潜伏期测试的结果是否有可能是由饮食规定和睡眠障碍产生的假象，而不是临床抑郁症的特定标记。

为了解决这个疑惑，28 名正常的自愿者被随机分配到睡眠剥夺组和卡路里受限组。睡眠剥夺组模仿大部分抑郁症患者的典型睡眠障碍模式。他们在最初两周维持一个规律性的觉醒周期，然后睡觉时间比平时延迟一个小时，被叫醒的时间比平时早两个小时。

卡路里受限的程序是在 18 天里每天都吸收有限的卡路里，一般是1 000 ～ 1 200 卡。

睡眠中断缩短了 REM 潜伏期，因此复制了之前研究中 REM 潜伏期缩短的结果，而它在临床上是作为抑郁症的诊断指标。除此之外，还发现卡路里受限导致了对地塞米松的反应，它和 REM 潜伏期一样，也被认为是临床抑郁症的诊断指标。

尽管该项研究具有非特异性，但其作者承认抑郁症的生物性和卡路里受限有可能单独受到调节。换句话说，皮质醇水平对氟美松的反应是非抑制性的，这可能是因为抑郁症，也可能是因为体重下降，但是这两种因果联系是通过独立的机制产生的。无论这种情况是否属实，在抑郁症状态下，睡眠障碍和卡路里受限的共存消除了 DST 的临床作用，它将无法为抑郁症的存在提供独立的诊断信息。[47]

5. 正常被试的压力反应

Schottstaedt 等人[48]发现诱发抑郁的生活经历与水和电解质的肾排泄异常模式有关，并且不论这种生活经历是发生在自然的生活事件中还是人为的实验室环境中。5 个被试中的诱发反应主要有减少的身体活动、徒劳或绝望的态度和消沉或疲惫的感受。这些反应与水、钠和钾的排泄率相较于中性和平静时期的排泄率有所下降有关。

在某些躁狂和抑郁交替出现的情况下，水和钠的代谢变化似乎与情绪的波动同时发生。但是那些使用了代谢平衡技术的研究发现，在单次发作的抑郁症情况下，水和钠的代谢不会产生如此变化。有些使用放射性钠的研究表明钠代谢可能也有所变化。总的来说，这些研究没有为抑郁症中会出现水和矿物质代谢紊乱的情况提供确切的证据。以上所提到的具体研究结论也还需要通过进一步的研究来证实。即使是在已经证实的阳性结果情况下，也很难评估水和矿物质代谢的变化所代表的意义，因为这些可能是抑郁症所引发的次级异常。其中这些偏差有食物和液体摄入贫乏、身体活动减少和类固醇分泌增加。关于食物摄入，Mullen 等人[47]用实验证明卡路里受限和临床抑郁症一样，也能导致皮质醇对氟美松有相同的反应。

内分泌研究

类固醇代谢

大量研究表明，与其他精神障碍一样，抑郁症的某些阶段会导致类固醇代谢的变化。有些证据显示肾上腺素过多会产生精神紊乱。而另有证据揭示肾上腺素过多是精神紊乱的结果而不是原因。

自古以来，"幽默"和精神障碍就被理所当然地认为存在某种联系。几乎每个新分离的激素都会被用来试图治疗各种精神障碍，可这些都不可避免地失败了。除了采用类固醇来治疗各种疾病，由于技术发展到可以从血和尿液中分离出类固醇，因此在过去的几十年里，人们还一直集中于研究类固醇和精神障碍之间的关系。

1963 年，Michael 和 Gibbons[49] 详尽地综述了类固醇和精神障碍之间的关系。他们指出健康被试的情绪体验与血浆 17-羟皮质类固醇水平的上升有关。并且不论情绪唤醒是源于对自然发生的环境事件的自发反应，还是由实验人为诱导产生，肾上腺皮质活动都会增加。例如，在以下压力情境中，血浆皮质醇水平和尿 17-羟皮质类固醇排泄率会增加：住院患者在刚要进行大型外科手术之前；家属在陪同重病或重伤的家人去医院急诊室时；学生在即将有考试时；赛船的船员在有比赛之前。而在实验室中，人为引发的压力反应也会增加类固醇排泄量。据研究，在那些去医院参加睡眠剥夺实验的被试身上发现，他们的血类固醇水平比实际实验开始前要高。在经历压力面试的病人身上，可以发现类固醇水平会有中等的上升。血浆类固醇水平与情绪唤醒度的强度（焦虑、愤怒或者抑郁）之间的关系比与任意特定情绪的关系更为密切。一般来说，似乎是情绪唤醒导致了类固醇水平的增加，而不是任意特殊类型的情绪反应或是任意特殊类型的压力诱发刺激。

Michael 和 Gibbons 指出焦虑和抑郁症患者以及急性精神分裂症患者的情绪比较紊乱，他们的血浆类固醇会显著增加。然而，慢性精神分裂症患者没有出现很大的情绪紊乱，因此类固醇水平处于正常范围内。病情有所好转的抑郁症患者似乎会伴随有肾上腺皮质活动的下降。只要保持足够剂量的类固醇，肾上腺被切除的患者会比疾病前的情绪体验更加平静，情绪波动更少。该发现表明与情绪相伴随的肾上腺皮质活动的变化在很大程度上决定了情绪体验。

Board 等人[50] 研究证明了抑郁症患者的血浆皮质醇水平高于正常人控制组。患者的情绪压力越大，类固醇水平就越高。在接下来的测试中，虽然有几个被试在接受电休克疗法后类固醇水平增加了，但类固醇水平普遍上还是下降了。Curtis 等人[51] 探究尿 17-羟皮质激素类与各种情感状态之间的关系。他们发现焦虑症患者的类固醇排泄率要高于抑郁症患者。

在 17 名抑郁症患者待在医院的 18 段时间中，Gibbons 和 McHuhg[52] 每周都会去测量患者的血浆皮质醇水平。他们发现患者的血浆皮质醇水平升高了。通常，抑郁程度越重，皮质醇水平越高。当他们康复后，皮质醇水平就会随之下降。Kurland[53] 对 5 例神经质性抑郁症患者和 5 例躁郁症患者进行了一系列研究。他发现整组中有 10 个病人的 17- 生酮类固醇排泄率与临床抑郁症症状显著相关。他还指出，随着抑郁症患者心境的昼夜变化，才有了这些化合物排泄率的昼夜变化：清晨时候，排泄率最高，然后从早上到夜晚，排泄率逐步下降。

Gibbons[54] 测量了 15 例抑郁症患者的血浆皮质醇水平。治疗前，排泄率是升高的，且重度抑郁症患者的排泄率更高。在 10 名病人中，抑郁程度减轻后，排泄率会有大量的下降。

在这一系列的研究中，Bunney 和他的同事表明了类固醇排泄率和抑郁症之间的关系。Bunney 等人 [55] 有一篇研究探查了尿类固醇排泄率和行为评定之间的关系。在精神性抑郁危机期内，他们追踪观察了 7 名患者。他们发现，通常只要一个抑郁危机开始，随之 17- 羟皮质类固醇排泄率会大量增加。

在另一项研究中，Bunney 等人 [56] 以一名躁郁周期为 48 小时的病人为研究对象，探究了行为和生化变化之间的关系。结果发现，17- 羟皮质类固醇的排泄率有规律地变化着，通常是隔天的排泄率朝反方向变化。在最躁狂的那几天，17- 羟皮质类固醇的排泄率较低，在稳定抑郁的那几天，17- 羟皮质类固醇的排泄率较高。

Bunny 和 Fawcett[57] 也调查了自杀成功与先前 17- 羟皮质类固醇的排泄率过高之间的关系。在三名自杀身亡的患者中，虽然他们先前的自杀行为评定等级相对较低，但是他们自杀前的平均 17- 羟皮质类固醇排泄率过高。

Tiemeier[58]2003 年的一篇综述表明生物精神病学中最可靠的发现是抑郁症与下丘脑 – 垂体 – 肾上腺轴之间的关系。此外，一篇纵向研究综述显示疾病复发风险增加与内分泌功能障碍有关。

尽管有大量关于生物关联的研究，但是我们对这之间的因果联系了解很少。因此，未来我们很需要以人群为基础的研究来帮助阐明病因机制。这些研究必须要有同年龄未患抑郁症的基线组。[58] 另外，急性抑郁症患者的神经内分泌特点可能不同于那些慢性精神障碍患者 [59]。因此，这就需要对急性和慢性抑郁症进行独立的研究，而不是将两种类型的患者混合在一起进行分析。

甲状腺功能

目前为止，还没有一致的研究证据表明抑郁症患者的甲状腺功能失调。Brody 和 Man[60] 发现抑郁型精神分裂症患者的血清蛋白结合碘（PBI）与非抑郁型精神分裂症或正常人的没有显著差别。Gibbons 等人 [61] 则发现 17 名抑郁症患者与正常人控制组之间的 PBI 没有显著差别。并且大部分病人自抑郁恢复后，PBI 会有轻微下降。

然而，最近 Joffe 等人 [62] 报告说，在用认知疗法治疗重度抑郁症患者后，其甲状腺激素水平会发生变化。这与用各种躯体抗抑郁药治疗抑郁症后发现的甲状腺轴变化是一致的。17 名患者在有效治疗后出现了甲状腺水平下降，另 13 名治疗无效的患者的甲状腺水平则增加了。虽然该结果暗含的意义不够明确，但研究者给出了两种可能的解释：甲状腺激素减少可能是一种附带现象，并且与导致治疗反应的生物活性无关，或者它们只是导致抑郁症出现好转的大量生物活性中的一部分。[62]

根据大量的调查研究，我们可以很明显地看到类固醇输出增加与抑郁症有关，并且抑郁程度越重，类固醇输出量越大。我们也可以观察到抑郁症患者在病情有所好转或康复后，类固醇排泄率会大量减少。但是绝不是只在抑郁症病人身上才会出现肾上腺类固醇的增加。它在焦虑症或精神分裂症病例中也会出现。似乎类固醇排泄率的变化与情感强度的关联要大于与某种特定情感的关联。然而，例外的是，研究发现类固醇排泄率在许多躁狂病例中较低。

研究表明，抑郁症患者的甲状腺功能没有显著异常。

自主神经功能

醋甲胆碱作用下的血压反应

1954 年，Funkenstein[63] 宣称他和他的同事找到了血压反应与抑郁症之间的关系。尽管他们使用了大量的技术，但是只有一项技术被后续研究者沿用下来，即在注射醋甲胆碱后测量血压反应。该操作程序被称为 Funkenstein 测试。

该测试包括在肌内注射醋甲胆碱前后，每隔特定的时间测量血压。他们把血压出现过度下降且长时间才能回归到正常水平定义为正性的反应。而 Funkenstein 发现 36 名躁郁症或更年期患者中有 32 名（86%）出现了这种反应。他把这种反应归因为一种类肾上腺素物质的过度排泄。他认为其余 4 个病例证明了去甲肾上腺素的过度排泄。他还阐明了一种类肾上腺素反应与电休克疗法后的有效结果之间的关系。另一个相关研究是自责型学生的压力反应存在一种类肾上腺素模式，然而那些责他型学生的压力反应则表现出去甲肾上腺素模式。

正如我们经常在医学历史上所看到的，早期的研究充满热情并且倾向于支持 Funkenstein 的研究发现。然而，数年后，不一致的结果开始出现，并且人们严重怀疑测试程序的可靠性和结果的有效性。在 1958 年的一篇批判性研究综述中，Feinberg[64] 总结了之前研究中方法上的不足和各种相互矛盾的结果。他也认为类肾上腺素模式和抑郁症之间的关系可能反映出了抑郁症组患者比对照组病人年龄偏大的事实。由于老年人正常组和老年人疾病组都出现了一种类肾上腺素模式，因此抑郁症和特殊生理反应之间可能存在假性相关。他们努力完善了之前研究中的 Funkenstein 测试方法和设计；改进后的研究使用了更加客观的标准来评估抑郁程度和血压改变。Hamilton[65] 发现在注射醋甲胆碱后，年龄和血压下降之间的相关系数为 0.42。

Rose[66] 在 1962 年写的一篇批判性研究综述并未能成功消除 Feinberg[64] 和 Hamilton[65] 对 Funkenstein 的结果有效性所提出的质疑。在一个设计巧妙且整合了自主神经节部分阻塞的研究中，Rose 认为注射醋甲胆碱后血压的下降可能不是因为中央自主神经活动，但可能与外周终末器官的敏感度有关。该结果推翻了 Funkenstein 认为抑郁症患者肾上腺素排泄过多的论点。

肾上腺素和去甲肾上腺素输出量的直接测量对 Funkenstein 测试结果的有效性提出了进一步的质疑。Funkenstein 假定抑郁症患者的血管反应与注射肾上腺素而产生的那些反应类似，因此它们说明了肾上腺素的过度排泄。然而，Curtis 等人[51] 发现抑郁症患者的肾上腺素排泄量低于其他类型的精神障碍患者；另外，这也和 Funkenstein 认为抑郁症患者的肾上腺素排泄量高于其他精神疾病患者的论点相矛盾。

唾液分泌研究

精神科医生在给抑郁症患者做检查时，发现他们经常抱怨口干。在 20 世纪 50 年代末到 60 年代初，人们进行了大量的研究来查明是否存在客观的证据来证明抑郁症患者唾液分泌的减少。

Strongin 和 Hinsie[67] 试图比较躁郁症患者与恶化的精神分裂症、正常人控制组的腮腺分泌率。他们用吸盘连接腮腺管来收集唾液，结果发现相较于非抑郁样本组，抑郁症患者的唾液分泌会减少。在一个更加精确的研究中，Peck[68] 用口腔拭子吸取所有的唾液流。他将三个牙科棉卷放在被试口腔两分钟，使唾液定量蒸发，并用棉卷的重量来决定唾液吸收量。然后将该测试运用到包含抑郁和非抑郁症患者的异质群体中，结果发现，抑郁症患者的唾液分泌率出现了下降。

Gottlieb 和 Paulson[69] 采用 Peck 的技术研究 18 名住院就医的抑郁症患者。病人在康复之后会再进行一次测试。结果发现，其中 8 位患者唾液分泌增加，且有 10 位患者康复后唾液分泌量下降了。但是他们在患病和康复时的唾液分泌率没有显著差别。

Busfield 和韦克斯勒[70] 调查研究了 87 个患者。在 45 名被认为是显著抑郁的病人中，有 20 人被诊断为具有情感分裂性反应，25 人被诊断为有神经质或精神病性抑郁反应；对他们进行抑郁程度评定，其中 23 名被评定为轻度抑郁，14 人中等抑郁和 8 人严重抑郁。抑郁组与 42 名非抑郁症患者（其中 16 人被诊断为精神分裂症，26 人是其他的诊断结果）进行比较。用牙科棉卷来测量唾液分泌量。结果发现，住院治疗的抑郁症病人的唾液分泌量显著少于非抑郁症患者或是正常人控制组。但是，轻度、中度和重度抑郁症患者的唾液分泌量没有显著差别。在另一项研究报告中，Busfield 等人[71] 试图在唾液分泌的基础上将反应性抑郁症和内源性抑郁症区分开来。他们发现，内源性抑郁组的唾液分泌率显著低于反应性抑郁组。

Davies 和 Gurland[72] 发现 30 位抑郁症患者的唾液分泌率稍微高于另 11 名精神分裂症患者。但是，两组的唾液分泌率都显著小于正常人控制组（不考虑年龄）。Palmai 和 Blackwell[73] 测量了 20 名女性抑郁症患者的唾液流。据作者所言，他们选取体重和年龄匹配的护理人员作为控制组。然而，他们没有提到这两组人的体重范围和平均体重。最后，他们发现，在 24 小时中，抑郁症组的唾液流比正常人控制组的显著减少。而在 ECT 治疗期间，患者回归到正常的昼夜节律，唾液流也逐步恢复正常。

关于唾液分泌的批判性研究

①那些进行组间比较的研究没有充分控制某些因素，如年龄、性别、饮食或口腔卫生。这些差异中有很多，如内源性抑郁组和反应性抑郁组，可能是由部分或完全的年龄差异导致的。目前已证明，正常人老年组的唾液分泌率有显著下降。[74] ② Gottlieb 的纵向研究结果与 Davies 的也有一定的差异。前者发现患者康复后唾液分泌率没有显著变化，而后者发现了他们唾液分泌率的增加。③目前还不确定唾液分泌率在特定年龄时会是何种状态，且实际上也没有证据表明唾液分泌率处于异常低的程度。④没有考虑到口腔疾病的存在，如牙周炎、龋齿和口腔炎，而慢性精神障碍患者经常会有此类口腔问题，尤其是抑郁症患者。这些肯定会影响唾液腺的活动。⑤研究者没有试图去控制吸烟习惯的影响。实验者发现吸烟者口腔中的唾液分泌量会有大量的增加。⑥在唾液分泌测试前，被试所吃食物的性质可能也会影响结果。我们都知道抑郁症患者摄取的水和食物比正常人要少。

神经生理学研究

镇静阈值

Shagass 在一系列的文章中都采用一种操作程序来区分各种不同的精神障碍群体。该操作程序包括根据异戊巴比妥钠的用药量来确定患者的镇静阈值。而通常人们用异戊巴比妥钠来增加前额脑电活动。

在 1956 年的一项 182 名患者参与的研究中，Shagass 等人[75]发现精神病性抑郁症患者的镇静阈值较低，而神经质性抑郁症和焦虑症患者的阈值较高。因此，Shagass 认为镇静阈值测试是一个可以用来区分神经质性抑郁症和精神病性抑郁症的客观测试。

自 Shagass 最初的报告后，大量的研究对他的结论有效性提出了一些质疑。Ackner 和 Pampiglione[76] 对 50 名精神病患者进行了镇静阈值测试。他们没有发现镇静阈值与任何诊断组之间存在任何显著相关。Nymgaard[77] 研究得出，一组 44 名精神病性抑郁症患者的平均镇静阈值显著低于另一组 24 名神经质性抑郁症患者。但是，值得注意的是，精神病性抑郁症组的平均年龄是 49 岁，而神经质性抑郁症组的是 37 岁。1965 年，Martin 和 Davies[78] 报告了另一个关于镇静阈值的研究。与他们先前的研究结果一样，他们依旧没能发现神经质性抑郁症患者和精神病性抑郁症患者在镇静阈值上存在任何差异。弗里德曼（Friedman）等人[79] 测量了一组妄想症和抑郁症患者的镇静阈值。初步比较后发现，抑郁症样本组的镇静阈值显著低于妄想症样本组。但是，弗里德曼[80] 又发现，当使两组人的年龄等同起来时，这种差异又消失了。最后，弗里德曼附带发现了年龄和镇静阈值分数之间的相关系数为 0.22。

关于镇静阈值的研究所产生的结果是相矛盾的。在各种发现的基础上，似乎没有可靠的实验证据来支持神经质性抑郁症和精神病性抑郁症之间的镇静阈值存在显著差异的假设。不管什么差异的出现，都有可能归因于神经质性抑郁症患者组和精神病性患者组之间的年龄差异，并且实际上镇静阈值也倾向于随着年龄的增长而增加。

解剖学研究

最近，几项研究初步探讨了抑郁症与特定脑区神经损伤之间的相关性。基于若干研究，Farley[81] 于 2004 年写了一篇脑区损伤与抑郁症之间关系的综述。其中，他引用了精神病学家 Yvette Sheline 所做的一项研究。该研究对 10 名长期遭受重性抑郁症反复发作的女病人进行了脑部扫描。结果发现，那些抑郁反复发作的女性的海马比作为控制组的 10 位女性的海马要小 15%。而且，海马体积的减小与女患者经受抑郁发作的时间长度呈正相关。[82]

Farley 的综述[81] 表明至少可以从两个方面解释该结果。McEwen 和 Sapolsky[83] 认为面对压力和压力后增加的皮质醇，海马神经元可能会减少。另一个可能性则与偏抑郁的人杏仁核体积增大有关。杏仁核也能产生相同的神经肽，从而能在人们面对压力时，引发皮质醇的释放。因此，该脑结构的增大和过度活动可能会激活导致海马受损的循环。[81]

Frodl 的研究

Frodl 等人[84]进行了一项题为"重性抑郁症患者和健康人群在一年随访期内的海马和杏仁核变化"（Hippocampal and Amygdala Changes in Patients with Major Depressive Disorder and Healthy Controls During a 1-Year Follow-Up）的研究。该研究的目的在于确定抑郁症是否与海马体积的减小有关，或者是否海马越小的人越倾向于患抑郁症。

从 2000 年 3 月到 2002 年 8 月，30 名患有重性抑郁症的患者与 30 名年龄、性别和利手相当的健康人参与了一项比较研究。在这 60 人进入医院时，研究者使用高分辨率的磁共振成像技术（MRI）对他们进行一次检查，一年后，再进行一次。比较两组的海马和杏仁核体积成像变化，结果发现，任何一组在一年后与之前基线相比，海马和杏仁核都没有任何体积变化。

然而，相较于一年后病情有所改善的 18 名抑郁症患者，其余 12 名患者的病情虽未有起色，但是一年后经 MRI 探测，他们左、右海马的体积比基线时显著地减少了。健康人控制组右侧海马体积也显著大于那些一年后病情未有改善的抑郁症患者。因此，较小的海马体积预示着疗效不佳。[84]

Frodl 等人（p.498）[84]猜测他们的研究存在一些偏差，因为在后续随访研究中，疗效好的病人要更多。这就能解释为什么两组总体上在一年后和基线时的海马和杏仁核变化没有差异。他们认为该研究结果支持海马体积越小越倾向于患抑郁症，先前抑郁发作的次数与海马体积缩小的程度有关，并且抑郁复发一次，海马体积就又减少一次。这与另一发现一致，即主要是那些情绪没有改善且抑郁反复发作的患者和病情未得到缓解的抑郁症患者在基线和随访期内出现了海马体积的减少（p.497）。

其他研究在临床抑郁症患者中进一步发现了其他脑区的解剖差异。这些包括前额叶皮层中异常小的神经元和较少的胶质细胞。目前还不清楚压力是否也会导致这些解剖变异，但是，不管怎样，抑郁症中出现的许多负性反刍和其他认知模式都可能是因为神经退化。[81]

神经营养和神经发生理论

与以上所提到的解剖变异研究相关的是，Farley[81]引用了其他研究和关于"神经营养"（保持细胞活力）和"神经发生"（刺激新细胞的生长）的理论。Duman 等人[85]认为抗抑郁药物可能作用于海马中保持细胞活力的机制。与该假设一致的是，Santarelli 等人[86]发现破坏老鼠的抗抑郁诱导机制，会导致对氟西汀的神经发生中断的行为反应。

Sheline 等人[87]研究了抗抑郁药产生神经保护效应的可能性。使用高分辨率的核磁共振成像对 38 名重性抑郁症门诊女患者进行扫描，比较她们在接受抗抑郁药物治疗和未接受时的海马灰质体积。结果显示，未接受治疗时抑郁症发作持续时间较长与海马体积缩小有关，这说明抗抑郁药在抑郁症中具有神经保护作用。

Duman 认为诱导神经发生的时间与抑郁症老鼠服用抗抑郁药百忧解后病情改善所需的时间（3 ~ 4 周）是相等的。明显的因果序列如下：①百忧解提高了血清素水平；②升高的血清素增加了神经细胞中的 CREB 蛋白质；③ CREB 增加了 BDNF（脑源性神经营养因子）生长因子的水平；④ BNDF 刺激了新海马细胞的产生。与该思路一致的是，研究发现其他几种可以缓解抑郁症的疗法（其他类抗抑郁药和 ECT）也同样地可以增加 BDNF。[81,88,89]

不过值得注意的是，Duman[90]指出了该研究思路中不确定的几个方面：①成年人神经发生促进脑机能的验证过程主要是基于相关性研究；②成年人脑内神经发生的程度是不确定的，且在灵长类中的功能关联性也仍有争议；③神经发生与海马体积在抑郁症中的影响作用还没有定论；④情感障碍患者不仅限于在海马出现萎缩和细胞损失。

Jacobs[91]概述了研究项目应检验当前理论的必要性。他针对实证研究提出了以下几个问题。①齿状回（DG）是海马的一个部分，也是新认知产生的关键。那么，是不是当病人处于抑郁发作时 DG 神经发生就下降，当抑郁解除它就回归正常了呢？因此，必须首先研发新的成像技术来验证该问题。②如果通过适当的成像技术发现了这种相关性（如，神经发生与抑郁发作有明确的相关），接下来将要检验细胞增殖的实验操作是否会影响抑郁发作。③最后，研究者必须解决其他的相关问题，如，如果神经发生会被药物抑制，那有效的抑郁治疗方法会失效吗？促进神经发生的新药物能够作为有效的抗抑郁药吗？那些广为人知的增加神经发生的非药物治疗将会经受更全面的测试来鉴定它们抗抑郁的有效性吗？神经发生理论能解释所有不同类型的临床抑郁症吗？DG 细胞损失专门受肾上腺激素调节吗？是否有其他神经化学物质的参与？它们能同样成为生物疗法的目标吗？进一步检验海马神经发生的特异性。[91]

肌电图研究

1959 年，Whatmore 和艾利斯（Ellis）[92] 通过肌电描记术测量了抑郁症患者的"残余肌动活动"。他们发现不论是在烦躁不安还是在反应迟钝的状态下，抑郁症患者的残余肌动活动都处于异常高的水平。然而，他们也发现这些被忽视的肌动活动随着年龄有增长的趋势。该结果再次表明在此类研究中控制年龄因素的重要性。

3 年后，Whatmore 和艾利斯[93] 在严重复发性抑郁症患者中开展了一项纵向研究。他们发现在抑郁时段内，肌电图（EMG）读数显著提高。随后的治疗会使得读数出现暂时的下降。在治疗后患者处于健康状态时和在患者旧病复发之前，读数又显著提高。

Goldstein[94] 记录了患者处于 15 分钟休息时段中和接受噪声刺激时的肌肉动作电位。她发现在各种精神患者中，面对噪声时，抑郁症患者表现出了最明显的骨骼肌肉反应。抑郁症患者的自主活动在休息和接受刺激期间都会加强。

睡眠的脑电图研究

1946 年，Diaz-Guerrero 等人[95] 对 6 名躁郁症患者的整个夜间睡眠进行了连续的记录，并将所得数据与正常被试作比较。从每种类型的脑电图（EEG）的反应轨迹在整个夜间记录中出现的时间比率来看，他们发现患者之间的差异很大。而当剔除掉患者清醒时的脑电反应记录，只保留睡眠期间发生的脑电反应时，这种差异就会减小。

研究者发现患者的低压活动几乎是正常人控制组的两倍，并且梭形波外加随机活动是正常人控制组的将近一半。通过比较不同被试组的两个 EEG 模式每分每秒的波动，他们发现患者组比正常人控制组的波动更加频繁。患者组夜间睡眠中出现两个或更多 EEG 睡眠水平的时间百分比是正常人控制组的将近两倍。

因此，他们认为，躁郁症患者的睡眠障碍不仅仅表现为入睡困难、醒得早或觉醒频繁，还有高比例的轻度睡眠。此外，患者从一个睡眠水平到另一个睡眠水平的变动要比正常人控制组更加频繁。

将近 20 年后，Oswald 等人[96] 进行了一项研究来比较抑郁症患者和匹配组正常人的睡眠模式。在夜间，持续记录 6 名控制组正常人的 EEG、眼动和身体移动。6 名精神病患者，年龄在 33 ~ 67 岁，虽然他们其余的精神病症差异很大，但是疾病中带有抑郁症状是他们的共同特点。每位患者匹配一个相同性别的正常人。每组中有 4 名女性和两名男性，患者组和控制组之间的年龄差异范围是 3 ~ 8 岁。

据研究者说，所有患者都患有自发性抑郁症。在对该疾病做的补充定义中，研究者表示，病人患的是：

> 一种即使没有严重的压力环境，偶尔也会发生的疾病。然而在其他时候，环境还是很明显地能诱发该疾病。但是该疾病的发生可能在很大程度上还是独立于周围环境，并且即使当诱发因素已经不存在了，它还有可能继续下去。因此，它就演变成了自发性抑郁症。很明显，我们这里所指的自发性抑郁症是一种疾病，且临床经验表明，电休克疗法对该病的疗效尤佳。

该实验进行了 5 个夜晚。在第一天晚上，实验者连接好了电极，但是没有进行记录，只是想让被试适应实验室的环境。在接下来的 4 个晚上才开始记录。研究者不仅对自然睡眠感兴趣，同时也很好奇巴比妥酸盐作用下的睡眠模式。因此，患者组和控制组服用的要么是环庚比妥，要么是仿真药片。最终，实验者总共获得了 48 项记录。在不对这些 EEG 进行任何说明的情况下，由资深学者对它们进行分析处理。最后，得到了几个重要发现。①患者组清醒的时间要比控制组多。②患者组异相睡眠（快速眼动睡眠）的时间比重和深度睡眠的转换频率与控制组没有显著差别。③当患者睡着后，他们比控制组有更多的时间是处在更深的睡眠阶段（阶段 E）。环庚比妥大大地减少了快速眼动期的持续时间和该阶段的眼动频率。药物减少了患者清醒的时间，尤其是在清晨的时候。同时它也减少了身体移动的频率。

除了已被证实的临床发现——抑郁症患者比正常人睡得少，该研究之所以著名，是因为它揭示出当患者入睡后，他们比正常人更多的时候是处于睡眠的更深阶段（与 Diaz-Guerrero 等人的发现相反）。研究者将这种特别的发现解释为对睡眠剥夺的一种补偿。但该研究也存在一些局限性。①实验中，患者的数目太少。②在精神病组中，筛选患者的标准过宽。③使用的是正常人控制组而不是非抑郁症精神病控制组，因此，很难知道该发现是抑郁症患者特有的，还是精神患者的一般特点。④由于所有患者在他们患病时都接受过电休克疗法，因此对于这些治疗是否会以某种方式影响 EEG 记录就是个问题。

1964 年，Zung 等人[97]研究了抑郁症对睡眠时脑电反应的影响。样本由 11 名年龄在 37 ~ 69 岁且仍在住院就医的男性患者构成。正常控制组被试的特点没有明确说明。该项研究的一部分是由病人充当他们自身的控制组。且它的诊断标准要比 Oswald 的研究更加严格。抑郁症的临床诊断是基于普遍抑郁情绪的出现和与之相伴随的生理心理变化。研究所使用的特定诊断标准有详细的说明，其中包括 20 项抑郁症的指标，但是他们在制定该诊断标准时，并没有任何可靠的研究被参考引用。此外，病人用抑郁症自评量表来评定自身抑郁症状的严重程度。

研究者们对整晚不间断的睡眠进行连续脑电记录，并对所得数据进行观察分析。在连续实验的第二个晚上，研究者在被试睡眠的各个阶段播放预录好的几乎等强度的声音。6 名患者在症状缓解后，还会重复进行这些研究。

结果如下所示。①从就寝到进入睡眠状态的平均耗时为 20 分钟（范围在 7.5 ~ 63 分钟）；平均睡眠持续时间是 7 个小时；每个病人从阶段 E（最深阶段）到阶段 A（最浅阶段）的波动次数是 11。②记录到的睡眠分布是阶段 A、B、C、D 和 E 所占的百分比分别为 26.6，20.2，20.5，23.1 和 9.0。这些结果与上述 Diaz-Guerrero 的是一致的，但是与 Oswald 等人的结果不一致。与 Oswald 的研究不同的是，当前研究中，最深阶段的睡眠所占的时间比重较小。

在接受治疗前，抑郁症患者组在睡眠阶段 B、C、D 和 E 对听觉刺激的反应比率分别是 79.2%、77.1%、61.8% 和 54.4%。与正常人控制组的结果对比后发现，抑郁症患者组在所有睡眠阶段的反应程度都显著高于正常人控制组。他们认为该结果说明了抑郁症患者的唤醒水平较高。治疗后，患者在 B、C、D 和 E 阶段对听觉刺激的反应比率分别为 62.5%、34.8%、31.8% 和 25.0%。将治疗后的反应结果与正常人控制组的反应进行比较，发现它们不存在显著差异。

这些研究发现表明，患者的睡眠持续时间与正常人相似。然而，患者更多的时间是处在较浅的睡眠阶段。对听觉刺激的反应也同样说明了抑郁症患者在睡眠阶段的响应率要高于正常人。

该结果也许存在其他可能的解释。例如，抑郁症患者对听觉刺激的响应率增加可能是由于他们在白天的活动较少，因而身体疲劳程度较低导致的，虽然这不是因为抑郁症本身的缘故，但是更多地与抑郁症病人的低活动水平有关。鉴于电休克和药物治疗对脑电节律的影响，我们应该考虑对治疗后的记录数据进行正态化，更何况这些治疗还会影响到患者是否处于抑郁状态。虽然使用了控制组，但是年龄和性别没有得到足够的控制。此外，由于没有设置精神病控制组，因此就不能说明这些结果发现是抑郁症所特有的。

Gresham 等人[98]进行了一项比前人更加精细的研究。他们采用各种临床和心理测量学方法来判定抑郁症组，而非仅凭临床经验。基于 6 项测试的结果，他们选出了 8 名住院就医的抑郁症患者，并在一个噪声、温度和照明均受控制的实验室中，连续数天对他们的脑电和眼动进行整晚的记录。最后，将他们的记录结果与严格匹配的控制组作比较。

第一晚的记录结果不进入数据分析。由分析员而非实验员来评估三个晚上的睡眠各阶段持续时间。研究者发现患者组比控制组表现出更多的清醒时间、更少的阶段 4 睡眠和微长的睡眠潜伏状态。4 名患者在治疗后抑郁症状大大减轻，可以被再次调查研究。最后发现，他们的结果朝着控制组方向变化。

Mendel 等人[99]也发现了抑郁症患者和正常人在阶段 4 睡眠有差异。且这与抑郁症的严重程度有关。

最近，研究者也调查了患者经过治疗出现临床症状改善后相关的 EEG 变化。例如，Simons 等人[100]试图通过认知疗法预测治疗结果，他们发现，患者快速眼动期（REM）的潜伏期越长，抑郁症状缓解所耗的时间就越长。REM 潜伏期和生活事件之间存在交互作用，在那些经历过负性生活事件的患者身上，

REM 潜伏期和症状缓解所需周数之间有着正向相关。

Thase 等人[101]试图区分抑郁症患者的状态性（暂时的）和特质性（稳定的）EEG 睡眠异常。他们的实验方法是调查抑郁症患者在标准的 16 周认知行为疗法课程前后的睡眠概况。然后他们就检查在治疗后哪些睡眠异常改善了和哪些还没有。

基于治疗前的 EEG 结果，78 名未食用药物的病人被分成异常和正常睡眠组。根据《精神障碍诊断与统计手册》第 3 版标准，所有病人均被诊断为非两极性、非精神病性重度抑郁。1 型睡眠障碍的定义是快速眼动潜伏期缩短，delta 波的比率下降和慢波睡眠减少。这种类型的障碍在时间上具有稳定性，心理治疗后也不会有任何改善。他们指出有研究认为 1 型睡眠障碍与夜间生长激素分泌的下降有关，而这也被假定为与抑郁症有特质或稳定的相关。

与之相比，2 型睡眠障碍的定义是基于快速眼动潜伏期、密度和睡眠效率。这种类型的睡眠障碍在治疗之后会有改善。因此，Thase 等人[101]认为我们可以将抑郁症的相关睡眠脑电图分成特质性和部分可逆性两个子组。

关于抑郁症病人睡眠脑电波研究的一致性在于抑郁症患者有过多的轻度睡眠或难以入眠，并且完全入眠的时间较短。此外，当他们睡着时，对噪声会更加敏感。到目前为止的这些研究存在以下的缺陷：每个研究中的病人数目较少，使用正常人作控制组而不是非抑郁型精神病患者，以及没有对各种 EEG 模式进行年龄区分。而且，有些研究没有排除镇静对 EEG 轨迹的可能影响。

脑电图唤醒反应

1961 年，Paulson 和 Gottlieb[102]进行了一项脑电唤醒反应的纵向研究。有 11 名抑郁症患者参与了该项研究。他们的研究原理是抑郁症患者似乎总是聚精会神、全神贯注并对外界环境刺激缺乏相应的警觉性。抑郁症病人表现出明显的注意缺陷为以下假设奠定了基础：①如果病人在抑郁时对环境刺激的反应阈限过高，那么抑郁时对环境刺激的脑电唤醒反应频率就比刚恢复时要低；②如果抑郁时外周响应能力比较迟钝，那么抑郁时唤醒反应的潜伏期要比刚恢复时更长；③如果抑郁时中央响应能力和综合活动比较迟钝，那么抑郁时唤醒反应的持续时间要比刚恢复时更长。

研究者发现，11 名患者中有 8 名在刚恢复时唤醒更加频繁，但是潜伏期不变。唤醒反应的平均持续时间缩短了。他们认为该结果与抑郁时注意阈限较高、中央整合过程较慢的假设是一致的。

Shagass 和 Schwartz[103] 调查了精神病性抑郁症病人的脑皮质反应性。通过 21 名精神病性抑郁症患者和 13 名健康人控制组被试来确定平均皮质反应周期。健康被试表现出了早期的反应恢复，然后精神病性抑郁症患者在治疗前的早期恢复更少。当他们病情有所改善后，才会出现日益增多的早期反应恢复。

Wilson 和 Wilson[104] 对精神病性抑郁症患者的光引发唤醒反应的持续时间进行了研究。他们发现，16 位病人平均唤醒反应持续时间比正常人控制组显著增加。

Driver 和 Eilenberg[105] 在研究中给出了相反的证据。研究者测量了 27 名严重抑郁症患者的光惊厥反应阈限。测量出的结果与其他疾病综合征或者是正常人的没有什么不同。因此，他们认为该阈限没有临床区分价值。在 18 名病人接受电休克疗法后，又对他们进行重复评估。发现他们的光惊厥反应阈限没有任何变化。因此，研究者认为不应该假设任何间脑功能都可以通过评算光惊厥反应阈限来进行评估。

有关中央神经系统反应性的研究结果是相矛盾的。许多研究有着严重的方法学缺陷。最常见的结果发现（有一项研究与此相反）是抑郁时对外部刺激的反应阈限增加，而在刚刚恢复后，阈限就会下降。同样地，抑郁时唤醒反应的持续时间会增加，而在恢复后就会减少。因此，我们有必要对此做进一步验证。

新近的儿童和青少年研究

Birmaher 和 Heydl[33] 回溯了有关儿童和青少年抑郁症患者的生物研究。他们专注于有关生长激素、5- 羟色胺能系统、下丘脑 – 垂体轴（HPA）、睡眠和神经影像的调查研究。他们也综述了那些关于重度抑郁症（MDD）患病风险高，但又从未患有抑郁的儿童的生物研究发现。

至于大部分涉及成年人的研究，Birmaher 和 Heydl[33] 发现对抑郁症儿童和青少年进行药理刺激后，生长激素的分泌、催乳素和皮质醇水平均出现了异常。这些研究中的刺激药物包括氯压定、左旋多巴、脱甲丙咪嗪、胰岛素和生长激素释放激素。它们均部分通过下丘脑受体起作用。在那些儿童从未患有抑郁但具有重度抑郁症高患病风险的研究中发现了相同的反应，这表明某些内分泌系统的变化可能是重度抑郁症的特征标记。

　　研究者认为，仍然需要为这些研究结果找到正确合理的解释。且他们发现之前综述的研究中有些因素没有得到控制，包括年龄、性别、婚姻状况、症状群的严重程度、抑郁症状、住院就医还是门诊病人、精神病家族史和压力反应。这些变量会影响到与临床抑郁症发生相关的生物系统。因此，我们仍然不清楚这些已被发现的未受控制的因素（或其他），或者那些已知的生物变量（或其他）是不是临床抑郁症的真正原因。[31]

神经心理学研究

　　Quraishi 和 Frangou[106] 综述了 42 篇发表于 1980 ~ 2000 年的有关双相障碍的神经生理学研究。只有具备以下特点的研究，才能进入他们的研究分析中：①一个精神病患者或正常人对照组或者是标准化的测试；②严格的诊断程序；③要评估患者的临床状态；④标准化的或是确定已久的认知评估流程，并对认知功能有清楚的统计描述。

　　他们发现了大量且持久的认知功能损伤。双相和单相抑郁症之间的认知功能概况没有大的差异。虽然患者的一般智力功能没有受损，但是仍存在如下认知缺陷：①注意障碍；②病情缓解后仍然存在言语记忆受损；③言语记忆受损（即使是心境愉悦的病人）；④所有执行功能（计划、抽象概念的形成和定式转换）受损。[106]

　　Shenal 等人[107] 在综述中提到的抑郁症神经心理学理论与此结果是一致的。他们推测三大神经解剖结构分区（左额叶、右额叶和脑右后侧）中任何一个出现功能失调都与情绪障碍有关，并且他们认为这些具体的预测仍有待进一步的研究证实（见第 11 章）。

本章小结

尽管该领域中的研究数以千计，但是对抑郁症的生物基质我们仍知之甚少。[1] 在诊断为重度抑郁症发作和躁狂发作的患者中，没有任何明确的实验发现。[108] 同样地，关于自杀行为的神经生物学机制，研究结果也仍不清楚。后续研究几乎无一例外地没能证实最初研究中的阳性结果。[109] 因为原始研究中的方法论仍有不足，所以许多被广泛认可的研究结果也充满疑点。

始终与抑郁症相关的阳性结果包括过量的类固醇、钠潴留和睡眠 EEG 模式的变化。然而，类固醇排泄过多并不是抑郁症特有的特征，它也会出现在其他许多情绪唤醒状态中。而目前只有几项关于钠潴留的研究。另外，一些 EEG 研究说明了抑郁症病人在睡眠的较深阶段存在缺陷。

过去，生物研究中显示了大量的误差来源。这些包括异质样本不足，诊断方法缺乏信效度，以及变量控制不足，如年龄、性别、饮食、营养状态和活动水平。在众多因素中，对年龄因素控制不足是后续控制较好的研究没能证实最初阳性结果的最常见原因。

然而，研究者在抑郁症的生物学基础上取得了一些进展，例如，发现了情绪障碍的遗传基础，其中包括分裂情感障碍（见第 8 章）。有关海马神经元变化和杏仁核增大的研究似乎前景广阔。"神经营养"（保持细胞活性）和"神经再生"（刺激新细胞再生）理论大量存在，并正在接受人们的检验。

在一研究领域中，研究者专门探讨了抑郁症患者在接受有效的药理和心理治疗之后特定脑区的变化。例如，有研究集中于调查患者在帕罗西汀治疗和认知疗法康复后，这两种治疗在边缘和脑皮质区域的特殊位点调节上有什么不同的效果。[110]

生物学研究者继续从病理生理学的角度来研究重性抑郁症，包括各种脑单胺系统的变化（见第 11 章）。同众多激素变量（如糖皮质激素）一样，神经肽（如皮质激素释放激素）也是人们的研究对象之一。虽然睡眠剥夺和禁食也能引发相同的效应，但是血浆皮质醇对氟美松的非抑制性反应被认为是抑郁症的生物标记。

心理学研究：检验精神分析理论

本章概括了精选的早期抑郁症心理学研究。这些研究包括抑郁症和非抑郁症个体心理特征的比较，以及贝克对抑郁症的最初调查研究。它们导致了认知的公式化。[1,2,3,4] 后续章节会涉及更多近期关于反应性、易感性（心理素质）以及躯体和心理治疗经验状态的心理学研究。

此处所介绍的研究在本书第 1 版中也有讲到。它们与贝克系统的抑郁症调查研究有概念关联且直接地促进了认知理论的发展。在情绪障碍这一部分，我们也详细回顾了一些与该主题没有直接联系的心理学研究，例如 Beckham 和 Leber，[5] Dubovsky 和 Buzan[6] 以及 Paykel[7]。

早期的心理功能测试

心理运动能力

抑郁症的临床特征包括精神运动发育迟缓。早期研究者只是假定病人常抱怨自己思维速度缓慢说明了他们的思维抑制。1945 年，Rapaport[8] 通过比较抑郁症组和精神分裂症组来检验该假设。他发现抑郁症组的数字 – 符号分数较低。

然而，在 Rapaport 的研究中，抑郁症组的年龄显著大于精神分裂症组，因此年龄差异可能是抑郁症组表现较差的原因。

为了控制好年龄和智力差异，贝克等人[9] 对 178 名精神病患者进行了数字 – 符号和词汇测试。与他们的假设一致，数字 – 符号分数随着年龄的增长逐步下降，词汇分数随着年龄的增长逐步增加。当考虑到年龄和智力，数字 – 符号和抑郁症之间就不存在任何关系。

Granick[10] 对 50 名精神病性抑郁症患者和 50 名匹配组正常人在两项测验中的成绩进行了比较分析。这两项测验分别是韦克斯勒成人智力量表中的常识和类同测验以及桑代克 – 盖洛普词汇测验（Thorndike-Gallup Vocabulary Test）。两组被试在年龄、性别、种族、教育、宗教和出生地上相匹配。结果发现，精神病性抑郁症和正常人组没有任何差异。类似地，弗里德曼[11] 对 55 名抑郁症患者和 65 名非抑郁症个体在年龄、性别、教育、词汇得分和出生地方面进行匹配后，也没有发现此两组在认知、概念和心理运动测试上存在任何差异，并认为抑郁症组的测验分数仅比正常人组低 4% 可能只是一种偶然。他总结道抑郁症病人在严重抑郁时的实际能力和表现与他们不切实际低贬低自我形象的行为是不一致的。Loeb 等人[12] 的研究支持了该结论。他们比较了 20 名抑郁症患者和另20 名匹配好的男性非抑郁症患者在两项卡片分类任务中的成绩。抑郁症患者倾向于低估他们的能力，实际上他们和非抑郁症患者做得一样好。

同样地，Shapiro 等人[13] 发现，相较于控制组，经电休克疗法康复后的抑郁症病人在一套心理运动测验中的成绩没有任何显著改变。

Tucker 和 Spielberg[14] 比较了 17 名抑郁症门诊病人和 19 名非抑郁症精神病病人的本德 – 格式塔（Bender-Gestalt）测验分数。总体来说，两组之间的各项本德 – 格式塔分数都没有差别。20 个项目中，抑郁症组和非抑郁组的差异只在其中两个项目——颤动和设计变形上达到了 5% 的显著性水平。令人惊讶的是，抑郁症患者对测试卡片的平均反应时要比非抑郁组更快，但是该结果在统计上不显著。

总而言之，虽然抑郁症患者经常抱怨他们认知能力不足，但是他们在测试情境中和非抑郁症病人表现得一样好。

概念能力

Payne 和 Hirst[15] 调查研究了抑郁症患者的概念思维。他们对 11 名抑郁症患者和 14 名在年龄、性别和词汇水平上相匹配的控制组正常人进行了爱泼斯坦过度包含测试（Epstein Overinclusion Test）。他们的结果表明抑郁症患者的过度包含倾向显著大于正常人。他们发现，实际上抑郁症患者在过度包含思维上比精神分裂症患者更加极端。因此，他们认为过度包含倾向可能与一般性精神病有关，而非某种特定的精神病，如精神分裂症或抑郁症。

知觉阈限

Hemphill 等人 [16] 测量了抑郁症患者对疼痛和疲劳的容忍度，并将其与其他精神病患者的结果进行比较。结果发现，抑郁症患者对疼痛和疲劳的知觉阈限要显著高于其他被试组。然而，抑郁症患者组的平均年龄要大大高于其他组，因此这就能解释他们在疼痛和疲劳的知觉阈限上存在的差异。Hemphill 等人 [16] 发现，抑郁症患者在疲劳任务中比非抑郁症病人更具坚持性，但是 Wadsworth 等人 [17] 发现抑郁症患者和精神分裂症患者在疲劳性或行为绩效上没有差别。

为了将知觉调节与心理障碍联系起来，Dixon 和 Lear[18] 测量了一只眼的视觉阈限，而此时另一只眼将呈现知觉阈限以下的中性和情绪性材料。相较于 6 名精神分裂症患者，这 5 名抑郁症病人的阈限（"知觉防御"）一致增加了。由于是小样本且所有的病人都在接受药物治疗，因此我们有必要谨慎地解释这些结果。

歪曲的时间知觉

已有许多学者描述过情感障碍患者歪曲的时间感知。尤其是存在主义学者早已评论过时间歪曲与病人的存在体验之间的关联（见第 11 章）。Mezey 和 Cohen[19] 调查了 21 名抑郁症患者对时间的主观体验和判断。研究包括关于时间体验的内省报告和客观测试。而客观测试主要包含估计 – 再估计和对范围在 1 秒到 30 分钟内的时间间隔进行口头评估。研究者发现大约 3/4 的患者比正常人感觉时间走得更慢。而在疾病康复后，患者的这种感觉容易消失。与此相反，客观测试表明，在实验条件下患者在抑郁阶段和康复阶段对时间的口头评估是一样精确的。

歪曲的空间知觉

大量研究表明，精神病患者的空间知觉会有些异常，例如对自己和他人之间的距离感知出现歪曲。其他的知觉歪曲现象则是对不同的特性只在空间上进行左右的划分，对物体第三维特性的感知能力衰退。[20]

有几项研究发现抑郁症与上下知觉有关。Rosenblatt[21] 发现相较于躁狂症患者，抑郁症患者在空间上倾向于关注向下而非向上的部分。Wapner 等人 [22] 在一项以大学生为研究对象的平行研究中，发现学术失败与主观判断视平线（视地平线）任务中的向下效应有关。Fisher[20] 对偏向感知向下的程度与悲伤或抑郁的水平存在正相关的假设进行了检验。他评估了 22 名被试。其中，他通过在描述一系列的面孔中被试使用的悲伤词汇数目来衡量其悲伤水平，并依靠自主运动现象和需要将发光棒调整到水平状态的判断任务来评估被试是向上还是向下的方向知觉。最后，结果支持了之前的假设，发现有悲伤情绪的被试偏向于知觉向下，然而带有中性情绪的被试偏向于知觉向上。

早期的实验研究

在俄罗斯，有一项有趣的研究是关于躁郁症患者的血清对狗的行为的影响。Polyakova[23] 发现当 5 只狗注入抑郁症病人的血清后，它们走出迷宫所用的平均时间从 6.37 秒增加到了 19 秒。当注入的血液来自病人躁狂阶段，平均时间下降到 5.8 秒。该研究的重大发现绝对能被后人重复。

在最初的几项研究中，抑郁症患者被安置在各种不同的实验条件下，因此，我们将 20 名抑郁症患者组和 22 名非抑郁症患者组随机分配到人为引发的表现好和表现差的条件下。[24] 实验开始前，要求患者评估自己的心情，随后立即进行实验任务。我们也收集了患者的自信心指数。当评估他们在未来任务中将有怎样的表现时，抑郁症患者比非抑郁症患者更容易受到任务表现的影响。然而，两组间在任务表现对自我评估的影响上没有差别。

在后续研究中，我们测量了成功和失败对情绪、动机和行为表现的影响。在一次精神科访谈中，患者分别完成了抑郁量表和抑郁评定。基于患者在抑郁量表上得分的高低和抑郁评定的高低，我们选取了 20 名男性抑郁症患者和 20 名男性非抑郁症患者。在一项作为精神病门诊患者评估程序一部分的实验中，抑郁症患者对他们取得成功的可能性持更显著悲观态度，并且倾向于低估他们的行为表现，尽管他们实际上与非抑郁症患者表现得一样好。

Harsch 和 Zimmer[25] 基于 Zimmer 句子完成测验的成绩选取了 62 名男大学生和 34 名女大学生，其中，48 名学生表现出明显的责他行为模式，而另外 48 名学生表现出明显的自责行为模式。由于自责行为是抑郁症的一大特征，所以该实验有助于我们进一步了解抑郁症。实验试图消除被试典型的行为模式，让其产生不同的行为模式。为了达到该目的，实验者会奖励那些声明要改变自己原有基本行为模式的被试，惩罚那些声明仍要遵守原有行为模式的被试。由于该实验操作，通过 Zimmer 测试测量后发现两组被试的行为模式发生了显著的变化。实验成功诱发行为朝反方向变化，这种变化从开始一直持续到为期 8 天的随访期。

家庭背景和人格

Wilson[26] 调查了家庭压力对躁郁症病人社会化的影响。基于他的病例综述和对 12 名患者及其家人的深入研究，他总结认为躁郁症患者比控制组在童年期感受到了过多的顺从父母想法的压力和拥有更少的自由。

1954 年，Cohen 等人[27] 报告了对 12 名躁郁症患者进行深入精神分析调查后的结果。在所有 12 名患者中，一致发现在他们的童年时期，他们的家人因为一些特别的因素而觉得自己与他人不一样。这些因素有少数群体中的一员、严重的经济困难或是家族有人患心理疾病。在每个病例中，病人的家人都感受到了强烈的社会身份差异，并且想要努力提高周围人对他们的接受程度。他们很重视与他人的一致性，并且通过提高经济水平或是取得其他的成就来提高自己的社会地位。为了实现这一目标，父母就期望孩子的行为能遵守高标准，并且这一标准主要依赖于父母心中邻居们的想法。这样一来，患者从小就会觉得自己只是扮演着提高家庭社会地位的角色。

后来发展成躁郁症的患者在小时候，一般都会被母亲赋予赢得社会威望的责任。这些小孩之所以得到母亲特别的青睐，是因为他们智力非凡，或是有其他的天赋，或是老大、老小，或是独生子女。母亲对成功和竞争的重视通常会导致小孩有严重的嫉妒心理。

Gibson[28] 采用了更为精细的技术来检验 Cohen 的研究发现。他调查了来自华盛顿圣伊丽莎白医院的 27 名躁郁症患者和 17 名精神分裂症患者，从而来验证 Cohen 对病人早期生活经验和家庭背景的描述是否能将躁郁症患者和精神分裂症患者区分开来。基本数据来源于经过特别训练的社会工作者在医院对患者家属做的记录和访谈。研究使用专门设计的问卷来评估这些基本数据。该问卷是用来测量患者的过往生活经历与 Cohen 和她的团队所描述的概念的一致性程度。并且，根据该问卷对 Cohen 原始研究中的 12 名患者进行评估。

两组躁郁症患者在 3/5 的问卷项目上都与精神分裂症组患者不同。这种显著的不同主要表现为以下几点：①躁郁症患者处于为了声望而极其努力奋斗的家庭中，他们是满足父母获得名声地位需要的工具；②躁郁症患者的家庭中充斥着强烈的嫉妒心和竞争性；③躁郁症患者的父母对社会赞许表现出了高度的关心。

这项研究中的方法明显存在某些不足。其中包括社会工作者对数据所做的评估可能有污染和对年龄缺乏控制。

Becker 及其同伴试图通过一系列系统研究检验 Cohen 和 Gibson 所做研究中的假设。根据他们对 Cohen 研究结果的再现，发现成年后发展成躁郁症的人在孩童时期感受到父母过多的期望他们顺从并有所成就。针对父母的这些要求，他们会接受父母和其他权威人物的普遍价值观从而来安慰父母并赢得认可。他们试图调查患者习惯依赖他人指导的程度，并且渴望被认可在躁郁症患者的思想和态度中是很明显的。在最初研究中，Becker[29] 比较了在年龄、教育和文化水平上相匹配的 24 名病情减轻的躁郁症患者和 30 名非精神病性控制组被试。在成就价值取向、独裁主义倾向和竞争态度的测量中，躁郁症患者的得分显著高于控制组。而在成就动机或绩效产出的直接自评测试中，躁郁症患者和非精神病性患者控制组没有差别。

在另一项研究中，Spielberger 等人[30] 对 Cohen、Gibson 和 Wilson 研究中的假设构想进行了更广泛的调查。该调查中的被试由 30 名病情减轻的躁郁症患者和 30 名非精神病控制组患者组成。研究采用了 4 个客观的心理学量表。它们分别是加利福尼亚独裁主义量表（California Fascism Scales）、传统家庭意识量表（Traditional Family Ideology Scale）、成就价值取向量表（Value Achievement Scale）和成就需要量表（Need Achievement Scale）。除了成就价值取向量表，躁郁症患者在所有量表上的得分都要显著高于控制组。作者认为该结果说明了躁郁症患者成年时期的人格结构特征主要有传统的独裁主义态度、传统观念和刻板的成就价值取向，而不具有内在化的成就动机。

Becker、Spielberger 和 Parker 通过另一项研究对这些特殊的结果提出了一些质疑。在这项研究中，他们将躁郁症患者在各种态度测量上的得分与神经症性抑郁、精神分裂症和正常人控制组的得分作比较。在精神病组之间没有发现成就价值向或独裁主义态度有任何显著的差异，尽管他们与正常人控制组有显著不同。然而，研究者发现年龄和社会阶层显著地影响得分。这说明在这类人格研究中，我们需要对这些变量进行实验或统计控制。

自我概念

贝克和 Stein 开发了一项自我概念测试，它主要由各种特质和特征构成，如外表、智力、性感度、自私和残忍。病人在每个特质上使用五点量表对自己进行评分。他们还要评估自己在多大程度上拥有这每个特质（自我接纳分数）。我们发现自我概念得分和抑郁量表得分存在显著相关（–0.66），自我接纳得分与抑郁得分也相关显著（–0.42）。该研究表明抑郁症患者倾向于在社会期许的特质上给自己低的评价，而在社会不赞许的特质上给自己高的评价。因此，我们认为抑郁症患者比非抑郁症患者的自我概念要低。自我概念测试已经得到修正，并且我们可以在贝克等人 [33] 的研究中看到它的心理测量学特性。

Laxer[34] 使用语义差异测试来研究神经症性抑郁症患者和其他精神病人的自我概念变化。抑郁症患者在入院时的自我概念较低，但是出院时其自我概念则较高。然而，偏执狂患者在开始入院时有相对较高的自我评价，出院后自我评价没有明显的改变。

有一组有趣的研究结果揭示出抑郁症患者在测试环境中能和匹配控制组表现得一样好。实验研究表明成功经历可以显著提高抑郁症患者的表现。这些发现说明相较于生理抑制，抑郁症患者的惰性可能更多的与动机缺失因素有关。同时，这些研究也说明抑郁症患者在很大程度上低估了他们的能力和实际表现。

抑郁症患者有着高疲劳阈限的结果说明在实际工作环境中他们不会变得像一般人认为的那样疲惫。并且没有客观的证据证明抑郁症患者的时间知觉是歪曲的。然而，有些研究认为抑郁症患者在空间知觉中有向下的知觉偏向。

抑郁症患者的人格和家庭背景研究没有实现早期的预期。M.B.Cohen 和他的团队所做的一系列临床研究都是在努力验证这些假设，并为此提供了最初的支持。然而，有些设计更严格的研究却认为我们之所以发现抑郁症和非抑郁症患者存在差异可能是因为某些外部因素，例如年龄、社会阶层和受教育水平。自我概念的研究说明抑郁症患者比非抑郁症患者的自我评价更低，但是当他们从抑郁中恢复后，自我评价就会恢复到平均水平。

贝克对抑郁症的系统研究

心理动力学因素

自从亚伯拉罕在 1911 年发现了第一个案例，精神病学家就开始对抑郁症的心理动力学因素产生了兴趣。早期的精神病文献包含各种各样的抑郁症理论，包括口欲滞留[35]、敌意翻转[36]和操纵环境中重大人物的需要。[37]

在那时，贝克开始了他的系统研究。鉴于大量抑郁症的临床研究[38]，贝克惊奇地发现这些想要验证各种假设的研究中很少有控制严格的。主要的原因是，在对这些假设进行系统测试时，研究者面临着太多极其复杂的概念和方法学问题。其中一个问题（可能是最大的障碍）就是特异性：用来解释抑郁症现象的同一心理动力学构想也被运用到其他差异很大的情况中。例如，口欲滞留的概念不仅用来解释抑郁症，也用来解释其他各种情况，包括精神分裂症、酗酒和胃溃疡。另一个问题是许多理论都过于复杂并且与临床材料中观察到的现象相距甚远。这些临床材料也很难分解成各种操作性项目来进行系统研究。例如，弗洛伊德在《哀悼与抑郁症》(*Mourning and Melancholia*)中有关抑郁症的构想。

在进行抑郁症的心理动力学因素研究时，我们有必要满足两个先决条件：第一，我们应该能建立一个只对抑郁症而非其他症候群有意义的特殊心理动力群或结构；第二，我们应该能找到在临床症状中识别该结构指示物的方法。

贝克研究的历史

人们可能对贝克研究的演变过程充满兴趣。在较早期的研究中，研究者从5名士兵身上收集到了一些数据。这些士兵在意外杀死自己的同伴后患上了精神病性抑郁症[39]（见第5章）。通过对这些病人概念生成能力（幻觉、幻想、梦和强迫性穷思竭虑）的详细检查，研究者找到了病人有自我惩罚倾向的直接证据。例如，在一项典型案例中，病人总是幻觉看到已死去的伙伴让他自杀。所有的病人都表示想要为他们的过失付出代价，但是只有1人试图自杀。

接下来，有研究者发现经过深入的心理疗法和分析，神经质性抑郁症患者在梦中非常频繁地感受到失望、挫败、受伤、被惩罚、无能和丑陋。这些感受在非抑郁症患者的梦中偶尔出现，但是较少。

在抑郁症病人梦境中的这一发现说明可能存在一个专属于抑郁症而非其他精神病症的特殊心理动力学变量或群。这些梦境的普遍共同特性是做梦者在显性梦中感受到了不愉快和痛苦。基于弗洛伊德的理论——梦境的内容代表了愿望的实现，贝克推测这些梦境代表了病人想要遭受痛苦的愿望。

当有关抑郁症患者梦境的这个发现与先前发现患有精神病性抑郁症的士兵在概念生成时出现被惩罚的体验结合起来时，这两者似乎只有一个共同特征，那就是，自我强加的痛苦。贝克推测这种不愉快的梦境可能与精神病性抑郁症士兵的自我惩罚幻觉和口头语言有着相同的心理学变量。该猜想后来发展成正式的假说——抑郁症患者的中心特质是承受痛苦的需要。并且，研究者用专业术语"负性梦境"来命名这个特殊变量。在用实验验证该假设前，我们有必要证明抑郁症患者"负性梦境"的程度显著高于非抑郁症患者。

为了找到测量这个变量的方法，我们首先就必须获得一种易于被定义、收集和分析的数据。而梦似乎符合这些要求。对比与其他类型的临床材料（如，对问题散乱无章的回答、自由联想或是非言语行为），我们所陈述的梦则是一个离散实体。此外，将梦放到评分者间信度高的内容评分系统中也相对比较容易。[40]

为了能有一个理论框架来解释抑郁症患者的负性倾向，贝克想到了两个可供选择的概念。① "负性梦境"可以被看作反向敌意的一种表现。与弗洛伊德《哀悼与抑郁症》中的论点一致[36]，病人首先主要是对已失去的心爱的对象生气，但是后来又将这种愤怒转向自己。最初因为失去了心爱的对象而产生的侮辱和指责后来全部集中指向病人自己。②承受痛苦的需要可以被看作病人自我惩罚倾向的一种直接表现。（该论点与第一个的不同主要在于它没有预先假定敌意的存在。）根据第二种构想，患者要么做一些与他或她的原始道德准则（超我）相违背的事情，要么就是拥有一些不可接受的愿望。这种行为或愿望唤醒了患者内心的内疚感，并且这种内疚感导致了他们自我惩罚的需要。

我们很明显就能看到这些构想存在的问题。第一种构想与反向敌意有关，但是我们不能证明敌意是出现在抑郁症患者的显性梦境中还是出现在梦里的情感体验中。第二种构想假设患者因为自己有不可接受的愿望和行为而产生了内疚感。但是我们在患者的显性梦境中既不能直接识别出患者那些不可接受的愿望和行为，也不能直接识别出病人的罪恶感。由于在临床实例中不能直接证明这些要素，因此这些构想不能被用到直接的测试中。

另一个问题是弗洛伊德有关梦的理论是基于梦代表着某种愿望实现的假设，也就是说，梦的内容代表着一个或一系列特别的愿望。如果该假设无效，那么关于患者有承受痛苦的需要的整个构想都会失去了意义。

随着研究的进行，我们试图采取新的方法来避免这些问题。相较于推测那些潜在的过程，我们似乎更应该停留在患者已有经历的水平上。如果患者梦到别人让自己感到沮丧，那么更合算的做法是将这个人的概念看作他十分受挫和沮丧，而不是将这个梦曲解成一个潜在的愿望。这一修正过的想法与后来在患者对梦境主题内容的口头描述中的一些发现是一致的。研究者对患者的自我和外部现实知觉的关注重点从无意识动机转到了认知模型上。

抑郁症系统调查研究的第一阶段是分析处在精神治疗中的患者的梦境。这证实了抑郁症患者比非抑郁症控制组患者有更频繁的负性梦境的假设。

该最初发现似乎使得研究者有必要采用更大的患者样本和更精密的技术来进行一项更加全面的调查。为了给大规模的调查研究提供更加坚实的实验基础，我们开展了大量的初步研究。第一阶段主要由一系列评估当前临床诊断方法的研究组成。在这些研究的基础上，我们决定使用精神病学专家评定法和各种心理测量学技术来单独选择出抑郁症组。第二阶段是开发测量抑郁症的量表，[41] 以及优化临床评定量表。

在第三个阶段，研究以检验假设为导向。该假设是抑郁症患者的特征是拥有大量独特的模式，从而导致他们遭受着与现实情境不成比例的痛苦。我们主要采用两种途径来证明这些自我痛苦的模式。通过分析概念材料（梦、对结构化投射测验的反应和自由联想）来判断是否抑郁症患者在这些概念生成中比非抑郁症患者更加频繁地出现负性情境。并通过设置控制完善的实验室压力情境来确定抑郁症患者的反应是否比非抑郁症患者更偏向于自我贬低。

在调查抑郁症患者与非抑郁症患者的家庭背景是否有显著不同的间接研究中，我们计算了这些患者在童年期失去父母对他们的相对影响。此外，我们研究了抑郁症患者在精神治疗中的口头报告，从而确定是否存在任何带有抑郁症特征的模式。

检验假设

一旦我们拥有了完善且合理可靠的测量抑郁症的方法，我们就准备继续确定是否可以在梦和其他概念生成（早期记忆和故事讲述）、口头测试的反应和人为诱发压力的反应中识别出自我贬低模式。将要被检验的主要假设是：抑郁症和自我贬低模式之间有显著关联。

1. 负性的定义

我们依据一组相关的行为来对负性进行定义。不一定是抑郁症患者，即使是在自暴自弃的人身上我们也可以看到一些典型而重复的行为模式：倾向于将不够圆满的成功认为是失败；即便成功时也仍然会自我怀疑；放大自身缺点的重要性；面对批评时自我贬损；预期自己会被拒绝。对此类行为模式的概念化要么是一种需要承受痛苦的表现，要么是一种持久认知歪曲的表现。这种认知歪曲是指个体在评价自我价值、能力、社会认可或成就时偏向于比较负面。但是哪种构想更为适用仍有待实验证明。不论是哪种情况，个体都倾向以这种方式构建个人经验，以至于在生活中承受了过多的痛苦。此类焦虑体验包括感觉到耻辱、被剥夺、挫败和社交孤立。

以前基于此体验[42]的临床实践和系统研究指出有抑郁症倾向的人的主要特征是他在梦中会看到自己被遗弃，感受到挫败、被剥夺或是受伤。通过对该结果的全面检验，我们试图确定抑郁症病人低级、无能或是被剥夺的自我表征是否一致地出现在各种类型的概念材料中。由于对此概念没有明确的界定，所以我们有必要做出一系列的预测并设计测试和实验来证实或证伪这些预测。第一步，我们先验预测病人在有助于负性反应的各种测试上的得分与其抑郁得分显著相关。由于这些测试（量表或自我概念测试）涉及各种形式和水平的行为，包括梦、回忆、讲故事、自我报告，因此我们需要用键盘输入大量的言语描述。结果发现每项测试的得分都与抑郁分数有显著相关，这也就支持了先前的假设。

2. 梦的研究

在初步研究中，我们设计了一个识别负性梦境的计分系统。在后来的大规模研究中，我们采用该系统对219名患者的梦进行了研究。结果发现抑郁症组的负性梦境次数显著高于非抑郁症组。

假设与解释。我们担心在使用梦、回忆和投射测验中讲的故事作为研究对象时所存在的主要问题是与这些材料结构的识别和测量有关的假设是否合理。例如，人们假定梦反映了各种各样的人格过程。一些特定关于梦境的假设与我们研究的相关度最高，并且鉴于它们，我们对研究结果做出如下解释，梦境是①动机的一种表现，例如敌意、依赖、承受痛苦的需要，等等；②个人的自我概念表征以及对环境中人为和非人为力量的概念表征；③典型行为模式的一种表现；④某种情感转化成的形象化图像，如悲伤；⑤试图解决问题的一种表现；或是⑥清醒时的印象、想法、忧虑和记忆的随机组合。

后来，又多了两个一般性假设与以上所列举的几种解说相互交织，它们是，梦中意象被认为是⑦对心理过程经过伪装之后的一种符号化和间接化的表征，或是⑧直接的、没有任何掩饰的表征，可以从表面上对其进行评估，也就是说，我们可以直接对梦境进行分类，无需任何推理。各种假设之间未必都相互排斥。

如前所述，我们在投射中利用了梦，这起初是依赖于至少两个上面提到的假设。第一个（假设①）是人的构想会在梦境中表达出来，因为梦具有动机特性。因此，我们把在梦中遭受了痛苦的经历看作某种动机的表现——承受痛苦的需要。第二个（假设②）是基于梦的表面内容和它表面上看起来的特定主题（不管它是否有任何可能的象征性或隐含的意义），我们可以对其进行有效地分类。因此，在投射测验相关研究中，我们都会做出这两种假设（它们似乎在使用主题统觉测验的研究中也尤为突出，如默里的"需要系统"研究）。

在我们确定抑郁测量分数与负性梦境发生率有显著关联后，接下来的问题是我们怎样解释产生的这些结果。因为任何解释都是依赖于那些潜在的假设，所以它们又得被重新检验一遍。我们假设梦是某一种动机的表现，这使得我们将梦解释为对需要承受痛苦的一种表征。然而，我们还应考虑另一个（或更多）同样有说服力的解释。那就是，人们之所以表现出承受的痛苦与现实情况不成比例的行为特点，主要是因为这些个体以特殊的方式建构他们的经历。由于这些特殊的概念系统，他们在评价特定经历时会有系统偏差（针对他们自己），例如，他们会倾向于将困难或失望解释为他们无能的表现。按照此构想，负性梦境将被认为是个体歪曲的自我概念、对经历的负性解释和悲观预期的一种表现。

我们的另一个初步假设是我们可以基于梦境表面上的主题，并以一种相对直白的方式来分析梦中的戏剧性动作和图像。因此，被配偶背叛的梦将被划分到拒绝那一类。该假设的一个推论是在清醒时的行为和有意识的心理活动中我们可以观察到与梦的主要内容相应的行为反应。因此，我们预期那些梦到自己是很丑陋的人将会对自己的外表表现出不同寻常的关心，例如会频繁地照镜子或是担心自己的外在吸引力。

梦和外显行为。因为我们依赖的假设是梦的主题可以反映出特定的行为模式，所以检验该假设是否合理对于我们来说相当重要。解决该问题的一个方法是确定是否梦的主题与外显行为具有任何关联。最初的调查思路是选取那些行为在某些方面异常或极端的个人，然后试图基于他们的梦来预测该行为。因此，我们对各类罪犯（性侵犯、谋杀和盗窃）的梦进行了研究，从而来确定是否他们的显性梦与致使他们入狱的那一类型犯罪有显著相关。

研究对象由 8 名因性侵儿童而获罪的犯人和匹配控制的 8 名无性侵犯历史的犯人组成。我们从每个犯人身上收集了 10 个连续的梦，[43] 然后采用计分系统来识别显性梦境中毫无掩饰的性成分和性犯罪行为。关于梦中是含有性成分还是含有与性侵犯相关的主题，两名评判者在对参与计分的 200 个梦进行分析后，他们所得结果的一致性是 99%。我们发现性侵犯组在梦中毫不掩饰的性成分和性犯罪行为的频率均要显著高于控制组（$p < 0.01$，配对符号秩和检验）。我们认为该结果与假设——梦的主题与可观察到的行为模式有关，是一致的。

3. 早期记忆

在研究中，我们通常要求每个患者报告自己的 3 个最早的记忆，并且约 80% 的患者能给我们提供至少 3 个早期记忆。我们发现在对梦进行计分时所用的那些相同的类别也可以被改编成一个用来识别早期记忆中相关主题的计分手册。两个独立进行评定的评判者之间的一致性是 95%。有 25 名患者报告了他们最早的 3 个记忆，我们只分析了他们口头报告中所存在的负性主题。结果发现，抑郁症组病人所报告的早期负性记忆的频率显著高于非抑郁症组病人。我们使用曼 – 惠特尼 U 检验来统计评估抑郁量表得分和早期负性记忆的频率之间的相关性，结果发现相关达到了 0.05 的显著性水平。[1]

4. 集中幻想测试

该测试由一系列卡片组成。每张卡片上有四幅图，它们合起来描绘了一个连续的事件序列。序列里的活动基本上围绕两名男性人物，他们看起来很相似，以至于我们难以将连续两张图中的人物分别对应起来。并且这两个人物中，一个遭遇了不愉快的经历，另一个则无不愉快经历或是有愉快的经历。

测试流程是先给被试呈现其中一张卡片，并要求他根据事件序列讲一个故事。测试员在听完故事后，要判断故事中的两个人物哪一个是男主人公。对男主人公的定义是故事中出现在所有四个画面中的人物，也就是说，他在第一幅画面中被被试认为是个孤独的人。最后，将结果标记为负性，并且不论主角或次要角色与最后一幅画面中受伤的人物是否一致，都不会影响到结果。

87 名患者进行了该项测试。因为测试中只用到了 4 张卡片，所以每个患者的得分在 0 ~ 4。根据所有患者的抑郁量表得分，我们将其划分成抑郁组和非抑郁组并且对他们集中幻想测试的成绩进行排序。结果发现，抑郁组的幻想测试得分显著高于非抑郁组患者（$p < 0.0003$，曼 – 惠特尼 U 检验）。[1]

5. 负性量表

该量表由 46 个与以下行为相关的项目组成：消极（20 个）、敌意（20 个）

和服从（6个）。这些项目主要源于临床诊断。与消极相关的项目是基于临床上观察那些认为与其定义相符的行为以及那些未患有临床性抑郁症的患者。量表中的每个项目均由一条语句构成。测试人员要将每条语句大声地朗读给患者听，然后要求患者从5个可选短语中选择一个来把该语句填充完整。根据频率维度将这些选项划分如下：从不（0）、有时（1）、经常（2）、很经常（3）和总是（4）。

109名患者进行了该项测试。然后将消极项目的得分与抑郁量表的得分做比较。结果发现，两者之间的斯皮尔曼等级相关系数为0.51（$p < 0.001$）。相较于此，抑郁量表分数与敌意项目分数之间的相关要低得多，相关系数为0.24。[1]

6. 自我概念测试

为了找到负性自我概念的指标，我们制订了一项访谈计划。临床上，我们发现消极和抑郁的患者在对他们来说特别重要的属性上倾向于贬自我；我们还发现抑郁症患者经常选择其他类型的属性作为其优于他人的个性特点，如传统美德（友好、善良、慷慨）。该量表由25种个人特质组成，例如个人外表、交谈能力、幽默感和成功。病人根据范围在"我觉得我比任何人都差"（1）到"我觉得我比任何人都好"（5）之间的五点量表比较他自己和他人，并且还要说明"我对于处在这种状态是怎么样的感觉"。系统分析所有项目后，结果是总分低意味着自尊水平也低。

49名精神病住院患者和门诊患者接受了该项测试。结果发现，自我概念测试分数和抑郁量表分数之间的积差相关系数是−0.66（$p < 0.01$）。而自我概念测试中的自我接纳分数与抑郁量表分数之间也存在类似的负相关（−0.42）。该结果支持了假设——抑郁症病人有着负性自我认知，并且会因为假想的缺点从而否定自己。

7. 实验研究

我们采用了另一种方法来调查特定心理动力结构与抑郁症的关系，以及测量这些结构。即这主要是通过在控制实验中操纵特定变量实现的。在以下所描述的两个实验中，当所设计的实验情境是能诱发病人的"消极行为"时，我们对抑郁症患者的期望反应做出了预测。

抑郁症患者较差的行为表现对其自身的影响。 抑郁症患者的一个典型行为是他们易于受到自身较差行为表现的严重影响。为了实证检验该假设，我们设计了一项实验来确定自身较好和较差的行为表现对抑郁和非抑郁症患者情绪的不同影响。[24] 实验中的 32 名男患者是来自退伍军人管理局精神病院的强化治疗病房。他们分别填写了抑郁症量表。基于他们的抑郁量表得分，我们将其划分成三组：高度 – 抑郁，中度 – 抑郁，低度 – 抑郁。在完成抑郁症量表的同一天，被试会按照预先分好的三组参与实验。实验中，研究者可以操纵被试的行为表现是成功的还是失败的。并且在接受该实验操纵的前后，患者都要根据一个 11 点量表（以 "极其悲伤" 和 "极其高兴" 作为两端定位点）来评估他们当前的情绪。此外，研究者还对所有被试对自己行为表现的期望值（对自己在三分钟内可以写出的单词数量的估计）进行了后测。

实验中，患者要完成 4 项填字任务。虽然患者以为所有任务的难度是一样的，但是实际上它们存在难度差异。因此，在三种不同难度条件下，被试分别对应的得分是高分（行为表现好）、中间分数（行为表现一般）和低分（行为表现差）。中度抑郁组总是被分配到中等难度条件下，并且他们的结果不参与分析。高度抑郁组一半的被试被分配到行为表现差的组，另一半被试被分配到行为表现好的组。低度抑郁组的被试也按照同样的方式被分配。每完成一个填字任务后，就会在黑板上公布得分，以此来引起被试们对相互之间表现的关注。当公布完最后一项任务的分数后，患者要再次评定他们当前的心情。

结果表明，相较于低度抑郁组，高度抑郁组被试在看到自己失败后，心情会更大幅度地变差，而在自己取得成功后，心情又会更大幅度地变好。但是这种差异在统计上不显著（$p=0.1$）。在获得成功后，高度抑郁组的期望值（对自己在 3 分钟内可以写出的单词数量的估计）显著地高于其他组；而在失败后，高度抑郁组的期望值又低于其他组。

成功和失败经历对自身期望和实际表现的影响。为了确定成功和失败对抑郁症和非抑郁症病人在估计自身成功可能性、抱负水平和实际行为表现上的影响，我们设计了实验对此进行研究。20 名抑郁症患者和 20 名非抑郁症患者分别要完成两项卡片分类任务。实验者故意中断了第二项任务，以至于所有被试都 "失败" 了。

我们发现抑郁症患者比非抑郁症病人对失败更加敏感。他们的悲观情绪反应（通过测量病人对自己成功可能性的估计）显著大于非抑郁症患者，且抱负水平更低。尽管抑郁症病人的悲观情绪一致大于非抑郁症患者，但是他们的实际行为表现又都和非抑郁症患者一样好。[12]

并行研究

言语材料中的认知模式

在对新入院（门诊或住院）的精神病患者进行系统研究的同时，我们也回顾了这些抑郁症和非抑郁症患者之前在心理治疗时的病历，以此来确定在这些言语（非梦）材料中，我们是否也能找到某些一致的差异。结果发现，抑郁症患者倾向于以一种特殊的方式歪曲他们的经历：他们会曲解某些特殊事件，如失败、被剥夺或拒绝。他们也倾向于对未来做出负性预测。然而，没有明确的证据表明抑郁症病人有承受痛苦的需要。即使这种需要存在，我们也无法从临床资料或是任何系统研究中直接找到它。

既然这些研究不能说明（或排除）抑郁症患者是受到了受苦需要的驱动，因此我们为有关梦和言语材料的研究发现找到了其他的解释。不论是报告自己的梦还是自己清醒时的经历，病人都频繁地将自己想象成挫败的、被剥夺的、有缺陷的等，因此，我们可以认为存在某种认知模式使得病人对自己、周围环境和未来做出偏负性的评价。尽管这些认知模式在非抑郁阶段并不突出，但是它们在抑郁阶段就被激活了。

纵向研究

为了进一步了解抑郁症，我们收集了抑郁症患者的既往病史信息，从而来判断他们是否受到了某种特殊类型的成长性压力的影响，以致产生了剥夺感和无望感。我们预期在童年时期经历了父母死亡的小孩会变得比较敏感，会对未来生活充满剥夺感和无望感。因为父亲或母亲的死亡对于小孩来说是一种永远的失去，且具有冲击力。我们发现在 100 名明显有严重抑郁的成年病人中，27% 的患者在 16 岁前至少失去了双亲中的一个，然而控制组非抑郁症精神患者中只有 12% 的人在 16 岁前成为孤儿。因此，该结果说明抑郁症患者经历创伤性体验后可能会形成某种认知 - 情感模式，当这种模式被激活时，患者就会产生不恰当的反应，如剥夺感和绝望感。

抑郁症病人在梦中的模式

贝克在本书的第 1 版中讲述了最初有关梦的研究，而该部分对此做出了概括。[4] 在 20 世纪 30 年代，人们开始使用各种统计手段来分析梦中的内容。1935年，Alexander 和 Wilson[44] 试图量化精神分析治疗中的内容，因此他们采用定量技术来研究患者的显性梦境。20 年后，为了测量显性梦境中患者的敌意性，Saul 和 Sheppard[40] 制定了一个评定量表。在后来的一篇文章中。[45] 他们概述了一个全面的评定系统，以此来评估梦中的自我功能。这些研究对本节中的其他调查研究起到了促进作用。

1. 初步研究

在对门诊患者进行心理治疗的过程中，我们发现神经质性抑郁症患者的显性梦境中不愉快内容出现的频率相对较高，而这些不愉快的内容在其他类型神经质患者的梦中出现的频率较少。该不愉快梦境的显著特点是出现特定类型的主题内容：病人在梦中有痛苦体验，如被拒绝、挫败、被剥夺或是受到惩罚。当病人在讲述梦中内容时，他的情绪与梦的主题是一致的，并且描述自己有一种悲伤、孤独或沮丧的感觉。

基于对梦的分析和其他的一些临床材料，我们认为这种不愉快的梦是抑郁症患者某种人格过程作用后的结果，所以才使得患者感受到了与现实情境不成比例的痛苦。由于这些梦的主题中带有明显的痛苦，因此，人们最开始选择用"受虐狂"一词来形容这种类型的负性梦境。现在，我们将这些梦境更简单地称作"负性梦境"。

为了确定该临床发现是否有效，我们对抑郁症患者的梦进行了系统研究。随后调查研究的数据来源仅限于显性梦境；出于方法学上的考虑，我们排除了对梦的自由联想和其他的一些临床资料。本研究的假设是：在心理治疗中，相对于匹配组非抑郁症患者，神经质性抑郁症患者在连续不断的梦中出现带有负性内容的显性梦的频率相对较高。

为了检验该假设，贝克与 Dr.Marvin、S.Hurvich 合作，开始了系统的研究。首先依赖于一些临床发现，我们编制了一个临时的计分手册。然后，我们检查了所有抑郁症或非抑郁症病人的数百个梦。结果发现，不愉快的主题内容在抑郁症患者的梦中频繁地出现，而在非抑郁症患者的梦中却很少发生。这为我们扩展和完善计分类别奠定了基础。（需要注意的是，在建立和完善计分手册时，研究被试中有 12 名患者的梦被排除在外。）

该典型的主题由发生在患者身上的一些不愉快事情构成。这些不愉快事件可能是静态的，即病人变得很畸形；或是动态的，即在梦中，患者遭受了挫折或是经历了直接或间接的身心创伤。计分类别如下所列：

（1）被剥夺的、失望的或是被虐待的。

（2）挫败的。

（3）受排挤的、被取代的或是无家可归的。

（4）被拒绝或是被遗弃的。

（5）受到指责、批评或是嘲笑。

（6）受到法律制裁。

（7）身体不适或受伤。

（8）丑陋的外表。

（9）迷失自己。

（10）失去一些有价值的东西。

梦境中出现"威胁"或是"羞耻"相关的内容不得分，除非内容中有特定的负性因素或是属于以上所指出的某个类别。完整的负性梦计分手册见附录。

我们编制完成了计分系统，并发现它在评分上有着高度的一致性。随后，我们采用该系统来评定实验组和控制组的梦。从贝克之前记录的患者资料中，我们选择了 6 名女性神经质性抑郁症患者和 6 名女性非抑郁症患者的相关数据。我们尽可能地在年龄、婚姻状况和病情严重程度上严格匹配两组中的患者。所有患者的特征如表 10-1 所示。

表 10-1　抑郁和非抑郁症患者的相关数据信息

组对	年龄		婚姻状况		诊断为非抑郁
	抑郁	非抑郁	抑郁	非抑郁	
A	23	20	S	M	焦虑反应
B	28	28	M	M	性格神经症
C	31	29	M	M	痉挛性结肠炎
D	31	33	M	M	心脏神经症
E	36	36	M	M	性格神经症

我们从每个患者在治疗时的个案记录中抽出前 20 个梦，并将它们单独整理成表。总样本是 240 个梦（12 个病人，每个病人 20 个梦），以随机顺序排列。然后，由 Hurvich 根据负性主题量表对其中的每个梦进行评定。他对任何患者都一无所知；这样就能保证评分者做到毫无偏向的盲评。对这些盲评结果进行统计分析后，报告如下。为了大概了解该评定的可靠性，贝克也对这些梦进行了评定，并计算了两个评定之间的一致性百分比。

对患者具有神经症性抑郁反应的诊断标准如下：情感低落、沮丧、毫无根据的自我批评和自责、迟钝或冷漠、失眠、厌食和自杀念头。在诊断时，以下迹象也被考虑其中：精神运动性迟滞、体重下降、与哭泣相随的犹豫神情。在这 13 种症状中，每个患者至少表现出了其中的 11 种。由于没有任何证据表明患者有概念混乱、不适当的情感或是怪异的行为，因此排除患者患有精神病的可能。

我们根据患者的症状强度和社会适应能力受损的程度评估他们疾病的严重程度。对所有被试的社会经济地位进行统计后发现，他们大概都是中上阶层或是蓝领阶级。然后，对他们的智力进行粗略的临床评估后发现，两组患者的智力至少都处在平均水平。因此，我们在一定程度上限定了被试社会阶层和智力的范围，除此之外，两组在任何连续变量上都不存在系统差异。

评价者对所有 240 个梦的评价一致性略高于 95%，即对其中的 229 个梦是否有出现负性或自我挫败内容的判断是一致的。这说明该计分程序是相当可靠的。两组之间比较后的结果如表 10-2 所示。结果发现两组之间差异悬殊：抑郁症患者一半以上（54%）的梦都包含一个或多个"负性因素"，然而非抑郁症组患者只有 1/8（12.5%）的梦含有这些因素。我们用配对符号秩和检验对两组之间的百分比差异进行统计分析后，得到了显著性水平为 0.025 的概率图（单侧检验）。

表 10-2　匹配组抑郁和非抑郁症患者各自负性梦境的发生频率

组对	20 个梦中得分为负的梦的个数	
	抑郁	非抑郁
A	13	1
B	9	3
C	14	3
D	13	3
E	7	3
F	9	2

注：$p < 0.025$（单侧检验）。

统计结果清晰地显示出抑郁组和控制组之间的差异显著。这些结果看起来显然证实了抑郁症患者比非抑郁症患者的梦中包含更多负性内容的假设。

然而，要强调的是，这些结果的适用范围有一定的限制条件。因为研究中患者的样本小、均为女性且社会经济地位和 IQ 范围也是受限的，这就限定了这些结果的普遍性。并且，虽然该评定量表的编制没有完全基于该样本，但是我在开发计分手册时已对当前样本中患者的梦有所了解，所以该量表的某些方面仍可能至少部分基于它们。

2. 主要研究

鉴于初期研究存在明显的局限性，我们认为有必要使用更大的患者样本来检验这些发现的可靠性，并且要采用更加精细的程序和更加严格的实验设计。在更大样本的研究中，我们消除了数据收集员给予暗示的可能性以及报告梦时存在偏向的可能性，而首次研究并没有排除这些可能的污染。此外，使用更大规模的样本有利于我们检验之前研究结果是否能普遍推广到不同的疾病、社会经济地位、年龄和智力水平的患者身上。并且，由于首次研究中的被试仅为女性，那么大样本就能帮助我们确定之前的研究结果是否适用于男性。最后，除了使用临床评定外，我们还采用标准化的量表来测量抑郁水平，这样我们就能避免可靠度较低的精神病诊断所带来的一系列复杂问题。

我们不可能完全复制最初的研究。虽然我们计划每周收集一次患者的梦，但是许多无法克服的问题让我们无法按计划进行。因此，我们只好收集门诊部和住院部里的患者所报告的第一个梦。

由于整组数据收集人员在调查过程中并不清楚我们的研究假设，所以就使得他们引发系统偏差的可能性降到最低。另外，研究中的两位评判者也在毫不知情的情况下使用计分程序对梦进行分类。

传统临床法是依据疾病分类学对患者进行分类的。为了确定它的可靠性，4 名经验丰富的精神病专家访谈了一组患者并根据 APA《精神障碍诊断与统计手册》第 1 版独立诊断患者。本研究认为之前对抑郁症和其他疾病所作的初步诊断的一致性程度太低。因此，我们采用精神病专家对抑郁程度的评定结果，因为他们有着更高的可靠性。我们将抑郁量表用作另一个衡量抑郁程度的指标。

我们从宾夕法尼亚大学医院的精神病门诊部和费城综合性医院的精神病门诊部及住院部随机选取了 287 名患者。在开始治疗之前的那段观察期内，我们会对门诊患者进行访谈。而对住院患者的访谈则在他们入院的第一天就开始了。样本中女性占 61%，男性则占 39%；65% 的是白人，35% 的是非裔美国人。年龄范围在 15 ~ 60 岁，中间年龄是 38 岁。根据社会经济地位双因素指数。[46] 我们发现大部分患者来自社会经济地位较低的群体（15% 的患者属于第 Ⅰ、Ⅱ 和 Ⅲ 类；38% 的患者属于第 Ⅳ 类；47% 的患者属于第 Ⅴ 类）；66% 的是门诊患者，34% 的是住院患者。存在智力缺陷的患者会被自动排除。所有 287 名患者都接受了全面的病情检查。

根据主要的诊断类别对患者的诊断结果进行划分，结果发现精神病障碍占 41%；精神神经症障碍占 43%；人格障碍占 16%。诊断为精神分裂症反应的患者有 28%；神经性抑郁反应的有 25%；焦虑反应的有 16%；精神病性抑郁反应的有 10%；人格障碍的有 10%；其他的有 11%。

由一名训练有素的访谈者（临床心理学家或社会学家）给患者发放抑郁量表，并将量表中的题目逐一大声朗读给患者听，然后指导患者选择与其最符合的选项。患者手上也有一份相同的量表，这样当访谈人员在朗读题目的时候，患者也能自己阅读每个题目。

完成抑郁量表后，访谈者要求患者讲述他们最近做的一个梦。同时，对患者口述的内容进行记录。本研究中只使用患者报告的第一个梦。然后，访谈者对患者进行简短的智力测试和其他几个简短的投射及问卷类型测试。

在开始和最后，我们研究组的一位精神病专家会对患者做一个详细的精神病评估，并给出精神病诊断和抑郁程度评定。

我们使用的计分手册在附录中会有详细描述。研究表明它的可靠度很高：早期研究中显示两名评价者之间的一致性将近 95%。该结果得到了 Ward 医生和贝克的进一步验证。他们通过对已有数据进行计分，最后得出了与前人类似的高一致性（96%）。

收集好患者最近的梦之后，我们会将其输入到单独的表中，并以患者的档案编号命名。我们单独对梦进行计分，如果评价结果出现不一致，将通过会议协商解决。只要梦境中有主语或是动词，我们就会给此梦赋分。例如，以下是一个简短又可得分的梦："我的妈妈生病了。"下面这个梦就不会得分："它是关于我表姐的。我能记得的就这么多了。"

结果。对287名患者进行了全面的临床和实验评估后，我们收集了其中228名患者的梦。有10个梦因为太过简洁和模糊不清而不予计分，因此剩下218名患者所报告的梦是可得分的。根据抑郁量表得分的高低对患者进行排序，并将其分成人数相近的3组。每组患者之间负性梦发生率的比较结果如表10-3所示。由表可见，高抑郁组的负性梦显著多于非抑郁组（$p < 0.01$）。对抑郁程度和负性梦发生率之间的总体相关性进行分析后发现，它们之间的相关达到了0.01的显著性水平。

表 10-3　比较不同抑郁量表（DI）得分下的负性梦发生率

DI 分数范围	人数	负性梦个数	非负性梦个数
26 ~ 45	73	22（30%）	51（70%）
15 ~ 25	73	21（29%）	52（71%）
0 ~ 14	72	8（11%）	64（89%）

当我们使用心理测量和临床的方法划分出极端组时，抑郁组负性梦的发生率仍然显著大于非抑郁组。即便使用了更加严格的标准，每组中负性梦的比例仍旧与先前分析中的比例相近，只是由于样本数减小了，显著性水平稍微有所下降（$p < 0.02$）。此分析的结果如表10-4所示。

表 10-4　两种抑郁症测量方法下的负性梦境发生率：临床评定后的
　　　　　抑郁程度（DD）和抑郁量表分数（DI）

DD/DI 分数范围	n	报告发生负性梦境	报告未发生负性梦境
DD：中度或重度	51	16（31%）	35（69%）
DI：26 ~ 45			
DD：无	38	4（11%）	34（89%）
DI：0 ~ 14			

注：$\chi^2 = 5.43$，$p \leqslant 0.02$。

另一种分析数据的方法是将所有患者分成报告负性梦组和未报告负性梦组。以此种方式分析数据后发现，84%的负性梦来自抑郁程度处在中度到重度之间的患者。当我们对两组的DI分数等级进行曼-惠特尼U检验时，发现两组之间的差异非常显著（$p < 0.003$）。

为了查明负性梦境的分布是否会因为年龄、性别、种族、智商或是社会经济地位的不同而存在任何显著差异，我们进行了具体分析。结果发现它们均未对负性梦境的分布产生显著影响。

在最初的研究中，我们向 6 名抑郁症患者和匹配组 6 名非抑郁症患者每人收集 20 个连续的梦（梦的总数为 240 个），并对它们进行评估分析。结果发现，在所有患者报告的梦中，抑郁症患者负性梦的比例明显更高。相比之下，本研究的患者样本更大（218），并且研究数据由其中每个患者的一个梦组成。基于先前的研究发现，我们预期患者抑郁时的负性梦发生率要大于病人非抑郁时。而当前研究发现抑郁症患者负性梦的比例要显著高于非抑郁症患者，因此这也证实了我们的预期。

轻度或中度抑郁症患者与重度抑郁症患者报告的负性梦个数几乎相等。这说明负性梦与是否存在抑郁有关，而与抑郁的程度无关。然而，这种结果可能是因为计分程序只是用二分法对梦的内容进行评估，这样对于各个梦的负性程度在量上的差异就非常模糊不清。

对于负性梦所存在的普遍意义的探讨也引发出了某些重要问题。由于有许多从未患有临床抑郁或是其他精神疾病的人声称他们偶尔会有这种性质的梦，因此梦本身不一定是疾病的标志。而且，许多患有复发性抑郁症的患者虽然在不断报告有自我挫败或是负性的梦，但是这种频率与他们在无症状期时相同。此外，有些患者能回想起他们在患有抑郁症的很久之前就曾重复做过这种性质的梦。因此，我们不能将负性梦理解为只与抑郁状态有关。它似乎更可能与倾向于发展成抑郁症的个体的人格特征有关。

我们可能要通过比较抑郁症患者的典型主题梦和他们的外显行为来进一步探讨负性（自我挫败）梦与抑郁症之间的动态关系。例如，我们可以将有关失败、被拒绝或是失去某些有价值的东西的梦与抑郁症患者清醒时的不满足感、不受欢迎或是被剥夺感进行比较。另一个典型的梦就是试图实现某些目标，但始终受到周围环境的阻碍。这种类型的梦说明患者在任何目标导向的活动中时常见到很多阻碍，且行为中显示出犹豫不定和绝望。

在对具有神经症性抑郁反应的患者进行心理治疗期间，我们发现不愉快梦境的发生率很高。这种不愉快梦境属于特定种类：拒绝、失望、羞耻或是类似的不愉快经历。

为了客观地鉴别出这些不愉快主题，我们制定了一个评定量表。并用该量表对 6 名神经性抑郁症患者和匹配组 6 名非抑郁症患者的前 20 个梦进行评定。结果发现，抑郁症患者负性梦的个数显著高于非抑郁症患者。

　　为了验证初步研究中的结果，我们开展了大规模且精心设计的调查研究。两位评定者独立地对 218 名患者的梦中是否有出现自我挫败内容进行评定。评定者间一致性达到 96%。根据患者的抑郁量表得分，将其分成三组：非抑郁、中度抑郁和重度抑郁。中度和重度抑郁组报告的负性梦显著多于非抑郁组。对背景因素如年龄、性别、种族、智力和社会经济地位进行分析后发现，这些变量与现有结果没有任何关系。

童年时丧失父母和成年时患抑郁症

　　许多研究者已报告过早期丧失父母与心理治疗后续发展之间的关系。直至 20 世纪 60 年代中期，该领域已发表的文章数超过 50 篇。Gregory[47] 的文献评论中充分概括了 1958 年以前发表的系统研究，并且他尤其关注这些研究中的误差来源。

　　在一项英格兰孤儿的研究中，Brown[48] 发现童年期失去父母与成年时患抑郁症有密切的关系。他发现 216 名成年抑郁症患者中有 41% 的人在 15 岁之前就经历了父母的死亡；该比例显著高于总体人口中孤儿的比例（12%）和比较组 267 名非精神病患者中孤儿的比例（19.6%）。

　　大部分有关孤儿和心理治疗的研究都存在方法学缺陷，因此这给我们评估现有二者关系时带来了诸多困难。第一个问题，当依据传统的诊断系统划分出标准组时，会产生许多与精神病诊断相关的复杂问题，并且限制了该结果的推广。在 Brown 的研究中，诊断为抑郁症的基本依据是"存在非短暂的不愉快情绪体验，并排除患有精神分裂症或脑疾病"。如此宽泛的定义使得我们在进行抑郁症患者的临床鉴定时很容易出现前后不一致和涵盖过广的情况。此类研究存在的第二个问题在于未比较特定疾病组和正常人控制组。例如，在 Brown 的研究中，使用非精神病患者作为控制组导致我们无法判断抑郁症组的孤儿率高是由于其自身特殊性还是由于一般精神疾病的原因。第三个问题是，事实上总体人口中父母死亡的基础比率在各种人口学变量上存在着相当大的差异，而研究中的病人样本也来自此总体人口。因此，任何流行病学研究都应该将这些变量考虑在内。

童年时期失去父母的研究

　　关于青春期后期或成年期的抑郁症与童年期失去父母之间的联系方面，我们的丧亲研究有了进一步的发现。为了避免精神病学分类的变异性所带来的各种问题，我们使用抑郁量表作为主要的衡量标准。并对抑郁程度进行临床评定，将其作为对抑郁的附加测量，但此时不考虑具体的诊断分类。我们将非抑郁精神患者作为比较组，并作出相应规定来限定背景变量如年龄、种族和性别的影响。

我们从日常进入宾夕法尼亚大学的精神病门诊部和费城综合医院的精神病门诊部及精神科病房的病人中共选取了 297 名患者。在研究中剔除了那些被诊断为有脑损伤的病例。

我们的研究团队会在每个患者待在门诊部的最初一段时间内或是其进入精神病房的第二天，就对他们进行观察研究。研究内容包括：4 名精神病专家根据 1952 年版美国精神病学协会标准术语对患者做出诊断，并由其中一名专家做深入的精神病评估，同时也使用四点量表来评定抑郁程度，并且不考虑疾病分类。一名训练有素的访谈者给每个患者发放抑郁量表，并特别询问每个患者其父母是否都还活着。若有患者的父母已死亡，访谈者要力图确定当父母死亡时，患者当时是多大年龄。

根据抑郁量表得分，我们将患者分成人数几近相等的三组。然而，在构想研究设计时，由于先前使用量表的经验表明中间组的临床性抑郁和非抑郁症患者有着相当大的重叠，因此我们决定只在极端组之间做比较。

我们发现高抑郁组（DI 分数 25+）有 27% 的患者在 16 岁前失去了父母，而非抑郁组（DI 分数 0 ~ 13）像这样的患者只有 12%。两组之间的比率差异相当显著（$p < 0.01$）。

当以临床评定后的抑郁程度作为衡量标准时，我们也类似地分析了不同抑郁程度患者的父母死亡率。当比较极端组时，我们再次发现重度抑郁症患者的父母死亡率（36.4%）显著高于非抑郁组（15.2%）。而重度、轻度或非抑郁组之间的父母死亡率没有显著差别。

当我们将患者的性别与死去父母的性别进行比较时发现，男患者和女患者中都是失去父亲的要明显多于失去母亲，且在各种抑郁程度上都是如此。此外，在进行极端组比较时发现，高抑郁组中男、女病人失去父亲的人数都偏多。还值得注意的是，非裔美国人组的孤儿率显著高于白人组，且年龄较大组

（31～60岁）的孤儿率也显著高于年龄较小组（16～30岁）。

在每个人口学变量上，高抑郁组的孤儿率均一致高于非抑郁组。分析显示极端组之间的差异在以下类别中是显著的：住院患者（$p < 0.02$）；非裔美国人（$p < 0.02$）；女性（$p < 0.02$）；年龄较小组（$p < 0.05$）。在剩余的类别中，极端组之间的差异方向与预期一致，每个p值均小于0.20。年龄不仅与抑郁症有关，也与是不是孤儿相关。也有迹象表明性别与抑郁症相关，因为在高抑郁组中女性的人数偏多。

为了评估孤儿与否、年龄和抑郁症之间关系的统计显著性，我们以抑郁量表得分为因变量，重新整理了数据。在非孤儿组中，我们从每个年龄组别中随机剔除了适当的人数，以便方差分析时能有均衡的结构矩阵。因此该分析中的总人数从297减少到162。对孤儿与非孤儿的抑郁分数进行比较，F值为3.81，有所下降，但仅低于0.05的显著性水平（当$F=3.84$，$p < 0.05$时）。这表明抑郁分数的变异主要来源于分数与孤儿与否之间的关系。年龄与孤儿与否之间的交互作用不显著。

为了查明高抑郁和非抑郁症患者之间的所得差异是否可能与特定的疾病类别有关，我们根据病人的具体诊断和他们在抑郁量表上的得分对其进行分组。只对那些包含了至少12个患者的诊断类别予以保留；剩下的53个患者被分配到各种诊断类别中，且主要是那些遗传类别，标准术语里称之为"人格障碍"。

在每个疾病类别中，抑郁量表得分最高组的孤儿率均一致高于低组。对这种跨类别的一致差异进行符号检验，发现显著性水平为0.03。尽管精神病性抑郁组的总体孤儿率高于其他任何疾病类别，但当该组与精神分裂症组进行比较时，这种差异不显著。神经症性抑郁组的总体孤儿率与精神分裂症组相近。

为了确定所有青少年后期抑郁症是否都发生在他们失去父母后的那段悲痛时期内，我们回溯了那些在16岁前就失去了父母的病例。在4名十四五岁就失去了父亲或母亲的患者中，有3位患者从失去父母到出现抑郁之间的时间间隔分别是15年、29年和30年。剩下的一个患者在入院就医时是19岁，在他父母死亡时是15岁。当时，他声称自己从失去父母到出现抑郁之间的间隔期是一年。

评论。研究发现高抑郁症患者在童年期父母死亡的比率要显著高于非抑郁症患者，这与 Brown 的结果是一致的。为了解决 Brown 研究中提出的一些方法学问题，我们使用非抑郁的精神病人作为比较组，并采用标准化的工具来鉴别抑郁症组，而非依赖于缺乏可靠性的临床诊断。此外，在分析数据时，我们也努力控制某些相关的背景因素。尽管在年龄较大组孤儿和抑郁症患者的比例都增加了，但是我们发现年龄无法解释当前已有的孤儿与抑郁症之间的关系。

在各种人群间（如，白人和非裔美国人）孤儿率存在显著差异的结果发现突出说明了在此类研究设计中，我们有必要引进方法来控制这些背景特征。例如，在过去的一个世纪里，总人口中的孤儿率在逐步下降，而许多早期研究忽视了这一事实。Gregory[47] 在安大略省的人口普查资料（1961 年）的摘要中指出当出生于 1921 年的人与 10 年后出生的人作比较时，后者在 16 岁以前父母死亡的比例出现了明显的下降。而我们在研究中对较大年龄组和较小年龄组相对孤儿率的比较也反映了这种下降情况。

使用量表作为抑郁症的主要衡量标准也自然会有些问题。鉴于有些量表容易受到非内容性变量如反应形式的影响，因此研究者要更加仔细地解释那些由自我描述项目组成的量表上的分数。然而，当使用一个不同的方法，即由精神病专家评定抑郁程度，来测量抑郁症时，也同样证实了我们在极端组之间已发现的差异。将抑郁量表作为首选的测量标准是因为它相较于临床评定的主要优势在于易于被不同调查者使用，且有助于研究的复制。

另一个特征是定义标准组的概念基础，其可能证明了进一步精细化的合理性。抑郁是一种心理病理状态，且可能不同程度地存在于各种诊断结果中。相较于基于标准术语所得的模型，抑郁的这一概念与 Lorr[49] 的"多维模型"更为一致。因此就研究目的来说，我们选择 Lorr 的模型会更加合适。事实上，当根据传统的疾病分类系统对病人进行分组时，我们发现具体的诊断类别和孤儿率之间没有显著相关。然而，每个诊断类别中的差异趋势是一致的，均为抑郁量表高分者的孤儿率高于低分者。

在此研究之后，20 世纪 60 年代，其他的研究者也发表了两个与此相关的控制研究。它们均未发现父母死亡与临床抑郁有显著相关。由于我们也没发现孤儿率与抑郁类别有任何相关，在这一点上，他们的研究结果与我们相似。尽管这些研究采用了不同的方法，但是其结果发现却对孤儿率和抑郁之间的关联产生了质疑。

　　Pitts 等人 [50] 发现童年期失去父母与成年期病人的任何诊断类别都没有显著相关。然而，他们研究中的控制组由内科病人组成。一些研究表明内科病人有着广泛的抑郁症状。[51,52] 因此，即使是使用非精神病性病人作为控制组，我们也有必要控制抑郁的存在。Gregory[53] 对父母死亡和精神病诊断进行了系统的比较。他使用临床诊断和 MMPI 高分点作为测量标准，最后并未发现失去父母与任何诊断组之间有显著相关。

　　在 297 名住院患者和门诊患者进入精神病房或是精神门诊部的最初那段时间，我们会对其进行观察研究，从而确定孤儿率和抑郁症之间的关系。抑郁状态被认为是一种心理病理状态，且存在于各种具体的诊断类别。我们使用抑郁量表和有经验精神病专家的临床评定来对其进行研究。

　　100 名抑郁量表高抑郁得分者 16 岁前就是孤儿的比率（27%）显著高于另 100 名抑郁低分者（12%）。当以精神病专家评定的抑郁强度作为测量标准时，我们在极端组之间发现了类似的差异。

　　大部分精神病患者在童年期失去父母可能是导致其后期发展成严重抑郁的因素之一。而已发现的高抑郁组和非抑郁组之间的孤儿率差异为此提供了证据。

抑郁症中的认知歪曲

　　贝克的系列研究促成了本书第 1 版的出版，而在贝克的研究之前，那些以抑郁症的心理关联为内容的临床和理论研究一般使用动机 – 情感模型来分类和解释病人的言语行为。而此类认知过程很少受到人们的关注，除非它们与某些变量相关，如敌意、口欲期或是罪恶感。[38]

　　这种对抑郁症中认知过程的忽视可能反映了或是促进了当时被普遍认可的一个观点，即抑郁症是一种情感障碍，且任何思维障碍都是由此情感障碍引起的。[54] 一系列的标准心理测试后，也未能找到任何一致的证据来说明形式思维过程中的异常。因此这也支持了以上观点。[55] 另外，几项有关抑郁症病人思维的实验研究除了发现患者在速度测试中反应迟缓以及在格式塔完形测试中响应能力较低，再未发现其他任何一致的偏差。

　　在他有关抑郁症的书中，Kraines[58] 基于临床观察，描述了抑郁症患者思维障碍的几大特点。而我们的研究目的是查明抑郁症患者思维过程的本质。此目的的一个重要推论是抑郁症患者的思维与非抑郁精神病患者的思维有着具体的不同和相似之处。因此，本章剩余部分主要集中在以下方面：①象征歪曲或是不现实概念的言语思维内容；②涉及偏离逻辑思维或是现实思维的过程；③存在此种偏差的思维过程的形式特点；④抑郁症病人的认知歪曲和情感特点之间的关系。

我们通过对50名正在接受心理治疗的精神病患者进行访谈来收集研究数据。其中4名患者在治疗期间会不定时地入院接受治疗。其余的均为门诊患者。

访谈频率是每周1～6次，平均次数是每周3次。心理治疗的时间总长为3个月到6年，平均时长为2年。单次抑郁发作的持续时间绝不会长于1年。许多患者在其初始抑郁发作得到缓解之后，会再次花费大量的时间继续接受心理治疗。有13名患者要么在治疗期间就出现了抑郁复发，要么是由于抑郁复发，又重新接受心理治疗。在此抑郁复发组，6名患者在抑郁复发之前的那段时间内是完全无症状的，而其余7名患者在此期间则出现了一定程度的轻躁狂增加。因此，我们是有可能获取这些患者在一个周期中不同阶段的数据。

这50名患者样本中，有16名男性和34名女性。年龄范围是18～48岁，平均年龄为34岁。智力评估显示所有患者至少是处于平均智力水平。他们的社会经济状况处在中或上层。其中12名患者被诊断为有精神病性抑郁或躁狂抑郁反应，其余38名患者则被诊断为有神经症性抑郁反应。

为了确定抑郁症的诊断，我们采用以下诊断指标：面部、语言、身体姿势和行为活动中抑郁症的客观体征；经常抱怨自己感到抑郁或悲伤；和以下14个症状中至少出现了11个，食欲缺乏、体重下降、睡眠障碍、性欲减退、疲劳、哭泣、悲观、自杀倾向、犹豫不决、幽默感缺失、无聊感或冷漠、过度关注健康、过度自我批评和主动性缺失。

我们排除有脑器官损伤或是精神分裂症的患者。那些焦虑或是其他精神病理状态比抑郁更突出的病人也被排除。

除了抑郁症患者组之外，我们也观察了一组31名处于心理治疗中的非抑郁症患者。此组病人与抑郁症组在年龄、性别和社会地位方面相似，因此构成了本研究的控制组。

当患者处于中度到重度抑郁，且表现出主动和支持的态度时，贝克会对他们进行面对面的访谈。除了在重度抑郁期间，我们对长期患者采用形式分析；贝克让患者躺在沙发上，鼓励他们自由联想并且遵循最少活动原则。本研究是基于心理治疗过程记录到的数据，也就是访谈时的手写笔记。这些数据包括患者对治疗前的感受和想法的回顾性报告，以及对治疗中的感受和想法的自发性报告。此外，有几名患者经常会写下他们在精神治疗期间的感受和想法，并将它们报告出来。

与此同时，我们也通过手写的方式记录了非抑郁精神病患者口头描述的内容，并将其与抑郁组手记的数据进行比较。

我们发现抑郁症组和非抑郁症组在以下所述的多数特定主题中存在差异。并且，每个疾病类别都具有一个区别于其他疾病的特殊观念内容。抑郁症的主题特点是自尊水平低、自责、压倒性的责任感和想要逃避；焦虑状态的主题特点是个人危险；轻躁狂的主题特点是自我提升；敌意偏执状态的主题特点是指责他人。

虽然每个疾病类别组思维内容都有其特有的类型，但是这些疾病类别的特殊观念中所涉及的歪曲形式特点和过程都是相似的。稍后，我们将会描述歪曲的过程和形式特点。

1. 认知的主题内容

基于抑郁症病患者的报告，我们对认知类型做出了以下概述。它们在以下两种基本情况下会产生。第一，据观察，典型的抑郁性认知是对特定外部刺激情境的反应。这些情境包括某一个要素或是几种要素的组合，且情境的内容与特殊反应的内容相关。这种刻板反应经常与总体情境不相关或不相称。例如，任何经历以任何方式触碰到患者的个人品质时，都可能立刻让患者觉得自己不够好。

一个年轻人在任何人际关系状况中，如另一个人似乎对他漠不关心，都带有自我贬低想法。如果一个路人在街上没有对他微笑，他会倾向于认为自己是低人一等的。类似地，一个女人不论她何时看到另一个带着孩子的女人，她都一贯地认为自己是一个坏妈妈。

第二，当患者沉思或是自由联想时，即他们不需要对即时刺激作反应，同时也不试图指导他们的思想时，我们可以观察到这种典型的抑郁思维。重度抑郁症患者经常体验到长时间且不间断的抑郁联想，且完全独立于外部刺激。

低自尊。较低的自我评价是抑郁症患者的观念中尤为重要的一个部分。在一些对他们来说特别重要的方面，他们一般会不切实际地贬低自己。一位杰出的学者怀疑她的基本智能；一位充满魅力的社会领袖坚持认为她的外表令人厌恶；一位成功的企业家坚信他没有真正的商业头脑，且即将面临破产。

较低的自我评价适用于个人品质如能力、美德、魅力和健康；有形或无形（如爱情或友情）的收获；或是过去在某一职业或角色（如作为配偶或父母）中的表现。在这些方面进行自我评价时，抑郁症患者倾向于放大所有失败和缺点，并且轻视或忽视所有有利的特点。

众多自我评价的一个共同特征是患者常将自己与他人做不适宜的比较，尤其是与他们在同一个社会团体或是职业团体中的人。在进行这些比较时，抑郁症患者几乎一致地认为自己较差：作为配偶或是父母，相对于比较组，他们认为自己不够聪明、效率低、不够有吸引力、缺乏经济保障或是不够成功。而这些自我评价类型构成了自卑感。对于此点，在抑郁症相关的文献中也有记载。

剥夺感。在某些抑郁症患者身上，我们可以看到与低自我评价类似的剥夺感。这种想法体现在病人与朋友或是其他人的相处过程中，常说自己是孤独的、多余的和不招人喜欢的。病人在物质财富方面也有这种剥夺感，尽管事实并非如此。

自我批评和自责。抑郁症患者认知中的另一个突出主题与自我批评和自责有关。该主题不同于以上所述的低自我评价。因为低自我评价仅是指相对于他们的比较组或是他们自己的标准，患者给自己做出的评价。但是自我批评意味着患者意识到了自己的缺点，因此才将责备指向自己。然而，值得注意的是，并非所有自我评价较低的患者都会出现自我批评。

同低自我评价一样，自我批评一般适用于个体高度重视的特定属性和行为。例如，一位女性抑郁症患者，当轮到她给自己的丈夫做早餐却没做时，她会因此而责备自己。然而，当她说到自己与同事发生过性关系时，却没有丝毫的后悔、自责或内疚。她看重自己作为一个厨师的能力，但是不看重婚姻忠贞。

患者面对自己的错误或缺点有自责的倾向，但这种自责通常不合逻辑。比如，一位妇女带着她的孩子去野餐。当暴风雨突然来袭时，她会因为没有选一个好的日子出来野餐而责备自己。

夸大问题和责任。患者一向喜欢放大问题或责任，可当他们未处于抑郁状态时，却认为这些问题或责任都是次要的或是根本就不重要。一位抑郁症女患者的孩子准备去露营，她必须给孩子的衣服缝上名签，可此时她认为这是一件艰巨的任务，需要花两周才能完成。结果当她开始做后，不到一天她就完成了。

自我控制和禁令。尽管在抑郁症有关的文献中没有重点提及自我强迫认知，但是它在患者所表达的想法中似乎占有相当大的比例。这些想法主要体现在不断地唠叨或催促自己去做某些事情。即使对于此人来说，完成这些自我指令是不切实际、不需要或是不可能的，他还是会不停地催促自己去做。

我们经常用"应该"和"必须"来衡量大量的行为，但其实它们中有很多是相互排斥的。一位已婚妇女说在几分钟之内，她脑海里有很多非做不可的想法，如打扫房间、减肥、看望生病的朋友、成为女训导员、找到一份全职工作、准备一周的菜单、参加一个记忆课程、要在妇女组织中表现得更加活跃以及开始整理她冬天的衣服。

逃避现实和自杀观念。患者经常想要逃避生活中的问题。有些患者会幻想自己是流浪者，或是幻想自己将要去到热带天堂。然而，通过逃避现实来获得安慰是不正常的。即使按照精神病医生的建议患者的逃避行为有了暂时的缓解，但是患者很容易因为自己的逃避责任而自责。

逃避的欲望似乎与患者认为自己处在绝境的想法有关。他们认为自己软弱无能，而所面临的任务则是沉重而艰巨。因此，他们产生了从"无法解决"的问题中逃离的想法。有些患者大量的时间都是待在床上，有一些则躲在被子里。

自杀观念似乎也与病人认为现实处境是无法承受和令人绝望的想法有关。他们认为自己无法忍受持续的痛苦，也无法找到解决问题的办法。精神病医生也无能为力，症状无法得到缓解，且问题也得不到解决。有自杀观念的患者一般声称自杀是解决他们当前绝境的唯一可能方法。

2. 认知歪曲的类型学

这些认知的一个关键特征是它们代表着患者对现实情境的不同程度的歪曲。尽管任何一个人的认知都会有某种程度的不准确或不一致，但是抑郁症患者认知中存在着系统误差——对自己的偏见，这是其认知的明显特征。在其他疾病类别组患者的特殊观念中也存在系统误差。

依据认知偏离逻辑或现实的程度，我们可以对典型的抑郁性认知进行分类。它们可能分为以下几类：逻辑（任意推断、选择性抽象和过度概括）、文体（夸大其词）或语义（不正确的标签）。从轻度的神经症性抑郁到重度的精神病性抑郁，我们在抑郁的所有程度上都可以观察这些认知歪曲。虽然思维障碍在精神病性抑郁症中表现得最为明显，但是在所有神经症性抑郁症中我们也可以观察到它，只不过它以较为微妙的方式存在罢了。

任意推断是指从某一情境、事件或经历中得出结论的过程，且结论得不到证据支持或是与事实相反。

有一患者在乘电梯的时候在想："他（电梯操作员）认为我是一个无名小卒。"然后患者就顿感悲伤。在精神病专家的质疑下，患者意识到自己的想法没有丝毫的事实基础。

当线索模糊不清时，这种曲解尤为容易发生。例如，当一个实习医生收到一份通知说所有由实习医生照看的患者随后都要接受主治医生的检查时，他会感到很受挫。他在看到这份通知时的想法是"领导对我的工作没有信心"。尽管没有任何理由认为他的表现与该项政策决定有任何关系，但是在此情况下，他将该事件个人化了。

此种思维的本质在于对更为合理和可能的解释缺乏考虑。当该实习医生被问及医院出台这项政策决定的其他可能原因时，他想起先前他的领导曾说过想要医生与患者有更为密切的联系，并将此作为他们训练的一部分。这很清楚地说明了该项新政策出台的原因。但是患者之前并未想起这一点。

选择性抽象是指只关注情境中的细节，忽视其他更为明显的情境特征，并基于此细节部分来概念化整个情境。

有一位患者，她的雇主对她工作的方方面面都表示了赞扬，但有一点，雇主让她不要再额外地复制他的信件。听到这里，她立马就觉得"他对我的工作不满意"。尽管该雇主其他所有的话都是对她表示肯定，但是这种想法还是占据首要位置。

过度概括是指病人习惯基于单一事件对他的能力、表现或价值下结论。

一位患者说他在半个小时之内能想起以下这一系列的事件：他的妻子因孩子穿衣速度慢而焦躁不安。他就会想："孩子的自律性不够好，说明我这个父亲太糟糕了。"然后，他看到了一个漏水的水龙头，就会觉得这说明了他不是一个好丈夫。在开车去上班的路上，他会想："我肯定是一个糟糕的司机，否则其他车辆不会超过我。"当到达上班地点后，他发现有些人已经到了。他就会觉得："我没办法非常用心地工作，否则我会来得更早。"当他看到自己桌上堆了一堆文件夹和文件时，他就会认为："我是一个差劲的组织者，还有如此多的工作没做。"

放大和缩小是指在评估时出现严重错误，从而导致了认知歪曲。例如，在有关主题内容的部分中，我们可以看到患者低估自己的表现、成就或能力，并且夸大问题和任务的难度。另一个例子就是夸大创伤事件的强度或重要程度。我们经常可以观察到患者一开始就会认为不愉快事件是一个大灾难。但是，进一步调查可以发现，他们所认为的灾难通常来说是相对较小的问题。

有一个人因为暴风雨毁坏了他的房子而心烦意乱。当他刚开始看到这种情况时，他的脑海里会有一连串的想法："房子的一侧已经受损……修补它将会花费一笔钱。"他的第一反应是修理账单将高达几千美元。当从最初的震惊慢慢恢复平静后，他意识到破坏其实不严重，并且修理费大概只需要 50 美元。

不正确的标签似乎常导致这种认知歪曲。患者的情感反应是与事件的描述性标签成相应的比例，而不是创伤情境的实际强度。

在治疗期间，有位患者说他的上级深深地"伤害"了他，为此他特别难过。经进一步思考，他意识到自己放大了这件事，并且更准确地说是他的上级只是纠正了他所犯的一个错误。在重新评估该事件后，他感觉好多了。他也意识到无论何时只要有权威人士指正和批评他时，他都会认为这是一种"伤害"。

3. 抑郁认知的形式特征

典型抑郁性认知的一个明显特征是它们好像是患者的自动反应，也就是说，患者产生这种认知不需要任何前期思考或是推理。例如，有位患者发现当他看到别人受到表扬时，他就会自动产生"我什么都不是……我不够好"的想法。随后，当他仔细想想自己的反应时，他会觉得这种反应是不合适的。然而，他对这种情境的第一反应持续变成了自我贬抑。

就以上所描述的而言，抑郁性认知不仅表现为自动性，它们似乎也具有无意识特性。病人常说即使他们已下决心"不做梦"或是试图主动避免做梦，这些想法仍会产生。反复的自杀念头很明显地说明了这种无意识特点，但是在其他类型的抑郁性认知中，这种无意识特点相对不那么突出。许多患者能够预期自己在某种特定情境中会产生哪种抑郁性认知，并且他们会提前做好准备，以至于能对情境做出更为符合实际的判断。然而，尽管他们试图避免或控制这些想法，但还是会预先制止更为合理反应的产生。

抑郁性认知的另一个特点是对于患者来说它们有似真性。在开始治疗时，患者倾向于不假思索地接受这些认知的有效性。为了让患者意识到这些认知是歪曲的，他们需要不断地观察这些想法并且试图合理地评价它们。值得注意的是，当这些认知看起来越合理（或是患者认为它们越无懈可击），情感反应就越强烈。研究还发现，当患者开始能够质疑这些想法的有效性时，情感反应一般都会下降。反言之也是可行的：当患者对某一想法的情感反应特别强烈，这也会增强该想法的合理性，并且患者会更难评估它的有效性。此外，一旦对歪曲的认知产生了强烈情感反应，接下来的任何歪曲认知的合理性似乎都会有所增加。且不管这种情绪反应是悲伤、愤怒、紧张或是高兴，这种特点似乎都会出现。然而，一旦情感反应消散，病人就能批判性地看待这些认知并且能认识到它们是歪曲的。

抑郁性认知的最后一个特点是固执性。尽管生活情境极具多样性和复杂性，抑郁症患者倾向于依据一些刻板观念来解释广泛的生活经历。高度异质的经历也会引发同类型的认知。此外，这些特殊观念常常反复出现在病人的沉思和不断联想中。

4. 抑郁认知和情绪的关系

作为心理治疗的一部分，研究者鼓励患者尝试着尽可能精确地具体化他们关于这些情绪的感受和想法。

在试图获得对这些情绪的精确描述和标签的过程中，研究者发现了许多问题。患者可以毫无困难地指出自己的情绪是愉快还是不愉快，并且他们也能很容易地具体说出他们是抑郁（或悲伤）、焦虑、愤怒还是尴尬。当要求他们进一步区分这些抑郁情绪时，则存在很大的差异。大部分的患者能较为确定地区分以下几种情绪：悲伤、灰心、痛苦、羞辱、内疚、空虚和寂寞。

为了确定特定情绪与特定认知之间的关系，研究者建议患者要尝试定期关注他们的想法——在有不愉快情绪或是这种情绪增强了的时候。这通常意味着在意识到不愉快的情绪后，病人要回想先前想法的内容。结果他们经常发现不愉快的想法先于不愉快的情绪。

最显著的发现是，与抑郁情绪相关的认知一般包括之前描述的概念歪曲或错误的类型，以及典型的抑郁主题内容。类似地，当情绪是焦虑、愤怒或高兴时，此时认知的内容与这些情绪一致。

为了确定是否存在任何具体特征，能够被用来区分分别与忧郁、愤怒或高兴相关的认知类型，我们试着对认知进行了分类。正如所料，我们发现与抑郁情绪相关的典型认知的中心内容主要围绕个体在某种程度是有不足的。而且，特定类型的抑郁情绪通常与特定认知内容是一致的。因此，被遗弃、自卑或是被抛弃的想法分别与孤独、羞耻或内疚的情绪相关。

在非抑郁组，与焦虑情绪相关的认知的主要内容是预期会发生某些不愉快的事情。与愤怒相关的认知内容是责备其他人或是机构。最后，与高兴相关的认知内容是存在某种程度的自我膨胀。

5. 讨论

该部分的内容与第 1 版中完全一样。

有人指出"抑郁症患者善于歪曲他所感知到的世界"。[57] 尽管大量临床和实验研究证实了该结论的有效性，但是它并没有得到广泛的认可，因为歪曲现实世界也可能是其他精神障碍的特征。当前研究表明，即使是处于轻度抑郁阶段，现实和逻辑思维也会出现系统偏差。这些认知歪曲的关键特征是它们一贯地只出现在那些具有典型抑郁内容的概念材料中，例如主题内容存在某种程度的不足。抑郁症患者所报告的其他概念材料未出现任何系统错误。

在此概括出的思维障碍类型与精神分裂症研究中所描述的类似。尽管未发现那些最为明显的精神分裂症征兆（如语词杂拌、象征性思维、语词新作和简略），但是抑郁症患者表现出的各种逻辑倒错过程与精神分裂症病人类似。[59] 此外，控制组非抑郁性精神患者也表现出了同样的逻辑倒错思维。

尽管每种疾病类别有着不同的思维内容，但是不正常思维在过程方面的差异似乎是量上的而非实质性的。这些发现表明思维障碍可能常见于各种精神病理学。通过将此原理运用到精神病分类中，我们就有可能依据认知受损的程度和异常认知的特殊内容来描述特定疾病类别的具体特性。

各种心理测验均未能反映出抑郁症患者的思维障碍，而这值得我们思考。有人提出说我们所采用的测试不是专门为探查抑郁症患者的异常思维而设计的。由于临床观察表明抑郁症病人典型的认知歪曲只局限于特殊内容领域（如自我贬抑），而各种物体分类、谚语释义和投射测试可能未涉及病理学最本质的部分。甚至是在精神分裂症的研究中，证明思维障碍的存在也是依赖于所使用测验的类型和实验组自身的特点。例如，Cohen 和他的同事[57] 发现唯一能诱发急性精神分裂症患者异常反应的测试工具是罗夏墨迹测验，然而，慢性精神分裂症患者在格式塔完形测验和罗夏墨迹测验上均表现出了异常。

关于不同程度抑郁症患者思维障碍的临床发现，使得我们应该关注如何定义抑郁症患者认知歪曲和特有情绪状态之间的确切关系。1952 年，美国精神病协会的诊断手册对精神病性情感反应的定义是："由原发性的严重情绪障碍引起的认知和行为的失调，且此失调与情绪状态一致。"虽然该概念受到了广泛认可，但是反言之似乎也是合理的，即由原发性的认知障碍所引起的情绪和行为失调与认知歪曲是一致的。后一种论点与以下观念是一致的：个体建构经验世界的方式决定了他对其所具有的情感反应。例如，如果他们认为情境是危险的，那么他们可能会做出恒定的情绪反应，如焦虑。

因此，研究者认为典型的抑郁情绪是由错误概念引发的。如果患者错误地认为自己是不够好的、被遗弃的或是有罪的，他们将会体验到与此一致的情绪，如悲伤、孤独或内疚。然而，所引发的情绪也可能反过来影响病人的认知。可想而知，一旦抑郁情绪被唤起，它将会促进进一步抑郁型认知的产生。因此，这使认知和情绪之间产生了持续的相互作用，并导致抑郁症中出现了典型的螺旋式下降。（我们将在第 13 章中全面地探讨本研究的理论意义。）由于这种相互作用非常复杂，因此，我们有必要进行设计得当的实验来弄清它们之间的关系。

在此，我们不得不提及所存在的一些方法学问题。例如，关于如何推广这些研究发现就是一个问题。由于研究样本大部分是由在接受心理治疗的患者组成，他们的智力和社会指数范围相对较窄，因此这些研究结果是否适用于抑郁症一般人群仍有一些不确定性。利用心理治疗期间手写记录到的数据所得的研究结果存在这些明显的问题，鉴于此，本研究的结果发现将需要接受更为精细和系统研究的验证。Gottschalk、Gleser 和 Springer[60] 发明了一种不错的方法。他们对抑郁症病人长达 5 分钟的自由联想进行逐字记录，然后由接受过训练的评判者对记录到的结果材料进行盲评。在心理治疗的访谈中，我们记录患者的口头材料，但此时容易出现治疗者偏见和暗示。但是 Gottschalk 等人的方法就避免了这一问题。

总的来说，我们对心理治疗中的 50 名抑郁症患者和控制组 31 名非抑郁症患者进行研究，以期能确定认知异常的发生率和类型。最后，从轻微神经质到重度精神病，我们发现了每种抑郁水平的患者的思维偏离逻辑和现实的证据。

抑郁症患者的认知与非抑郁症患者在某些典型主题上存在差异，即低自尊、剥夺观念、夸大问题和困难、自我批评和自我控制，以及逃避或自杀想法。类似地，每种非抑郁症疾病组在特殊观念的内容上也是不同的。

如果患者所描述的想法中包含抑郁症的典型主题内容，那么在这样的想法中，我们始终能发现认知异常。其他类型的想法中未出现任何一致性的异常。在这些异常认知中，我们发现了以下认知过程：任意推断、选择性抽象、过度概括、放大和缩小。

后记

以上研究概括了最初贝克对弗洛伊德理论所做的检验。它们与抑郁症认知理论的发展关联最为密切。正如接下来的章节所述，关于梦的研究（Beck,2006）中的"异常发现"最终产生了新的治疗系统——认知疗法。从本册书的第 1 版开始[4]，研究者就提出了大量的认知模型，[61] 并给出了更为详细的综述（e.g.，Clark et al.；[62]Haagaet et al.；[63]Scher et al.[64]）。第三部分是抑郁症的相关理论，它包括许多最新发展，如关于各方面的心理学研究，包括反应性、脆弱性（易感性）、遗传发现、理论的实验证据和巩固系统认知疗法的整合理论。

第三部分

抑郁症的理论方面

第 11 章 CHAPTER 11

抑郁症的理论

　　历经检验同时被广泛应用于情绪障碍的心理治疗的抑郁理论包括人际关系和认知行为理论。[1]其他的理论包括弗洛伊德的精神分析理论、进化理论、存在主义理论、神经病学和神经心理学理论、生化理论和动物模型。

行为主义理论

　　学者提出了多种有关抑郁症的行为主义理论，其中，早期的理论家有菲尔斯特（Ferster）[2]、塞利格曼（Seligman）[3, 4]和莱文松（Lewinsohn）[5]。

　　塞利格曼认为，动物模型中"习得性无助"的现象和人类临床抑郁症是相似的。简单地说，塞利格曼发现，当一只狗在接受回避训练的时候，它会很快学会要移到穿梭箱的安全一侧来避免电击。然而，在没有接受回避训练之前，当给予这只狗不可避免的电击时，它的反应完全不同，它不会试图逃跑，而只会被动地接受电击。

　　塞利格曼回顾了各种动物的类似研究，得出的结论是"老鼠、猫、狗、鱼和人"（p.86）[4]都会出现习得性无助现象。基于这种推论，他提出了抑郁是强化相倚原则（reinforcement contingency）的一种具体表现的理论假设，即在抑郁症患者的生活中，无法躲避的惩罚可能是其患病的一种原因。

同样，菲尔斯特和莱文松采用一些基本的行为原理来解释抑郁症。菲尔斯特认为抑郁症可能和适应性行为或者是那些能够使强化结果得到最大化的行为的发生频率减少有关。简单地说，在可能获得正强化结果的情况下，抑郁症患者会更多地表现出回避和逃跑行为。相反，在可能对逃避行为进行强化的环境下，发展出消极被动的行为模式（就像"习得性无助"模式中的表现），从而导致最后无法逃脱惩罚。

和菲尔斯特一样，莱文松[5]认为操作性行为理论概念"强化"足以阐明临床抑郁症的起源。他提出的理论构想是：抑郁症是由于"低频率的反应 – 随机正强化"（low rate response-contingent positive reinforcement）造成的。他还用这个构想解释了临床抑郁症的其他方面，比如低频率的行为反应。

行为理论的一个主要局限是，尚未有证据表明单一的行为因素可以导致临床上的抑郁症。此外，并未有证据发现单纯的行为干预可以有效治疗临床表现明显的抑郁症。[6]与此一致的是，在对抑郁症病因的研究以及治疗方法中，大量有关抑郁症的研究资料已不再包括单纯的行为理论（e.g.,Gotlib & Hammen[7]）。

当对更纯粹的行为干预进行评估时（这些干预还没有被广泛地检验），它们通常在一些控制严格的实验中表现较好。在成分分析研究中，抑郁症认知疗法的其中一个成分"行为激活"（behavioral activation），引发了一些新的理论兴趣。然而，将认知和非认知过程进行分离的做法仍然存在问题（综述见 Hollon 等人[8]）。

认知与进化理论

抑郁症的当代认知[9]和进化理论[10, 11]在概念上存在共性，其中包括对异常和正常机制之间具有连续性的强调。有关认知理论更详细的介绍见第 12 章。

进化理论与行为和认知理论有着密切的联系。菲尔斯特[2]、塞利格曼[3]和莱文松[5]的行为理论来源于斯金纳（B.F.Skinner）[12]的操作行为概念。斯金纳[13]明确提出，个体在结果出现之后对行为做出的选择，即"强化相倚性"类似于物种特征的选择过程。

类似于斯金纳对个人和行为结果的强调，贝克[9]认为临床抑郁症和躁狂症在机制上可以用返祖现象来解释，在早期的人类环境中，它们可能是具有适应性的，只是在今天，适应性下降了。临床抑郁症患者的那些长期的、明显的负面认知偏见（选择性抽象、过度概括化、消极的自我归因）在一些情境中对生存是有益的，因而得到进化。因此，进化理论有助于解释抑郁症现象的起源。

除了抑郁症的进化理论，认知理论提出了一些相关的理论结构，其中一些代表性的模型提出负性偏向是抑郁症的一个必要（但不充分）的条件；结构模型指出，带有偏向性的图式在解释抑郁症的时候非常重要；应激物-易感性模型认为，压力对一些特定的认知弱点产生影响；交互模型强调与关键人物的互动；精神生物学模型则整合了遗传、神经化学和认知过程，认为它们是不能分离的几个方面。[9]通过阐述各种机制或者各种层次的分析之间的相互关系，认知理论整合了多种解释，包括引入进化原理（pp.27-30）。[14]

Nesse[11]从进化的角度来看情绪低落和临床抑郁症的适应性质和功能。抑郁可能具有的生存功能包括①通过交流表达对帮助的需要；②发出社会等级冲突中自身处境的信息；③促使个体从无法达成的目标中脱离出来；④调节精力投入模式。对抑郁在进化中优势的理论探讨，主要聚焦在确认低落情绪如何提高个体处理不利环境中的适应性危机的能力。这些环境可能导致个体努力追求目标，结果却适得其反，可能造成危险、损失或精力的浪费。如此，在保持悲观，抑制某些行为成为一种生存优势的环境下，[11]抑郁症及其相关的一些现象可能具有适应生存的功能。而在相反的环境下，自然选择压力的存在可以解释躁狂症状（见第6章），比如对冒险行为的奖励。

精神分析理论

在1911年和1916年的论文中，亚伯拉罕讨论了抑郁症敌意和口欲的意义。由于性欲望没有得到满足，抑郁症患者会产生仇恨和敌意，从而进一步导致爱的能力降低。仇恨会通过外在的形式表现出来，而压抑的敌意则在梦里或异常行为中显现出来，患者会有复仇的欲望，有惹恼他人的倾向，容易产生愧疚的想法并且情绪容易失控。

在 1924 年的论文"关于力比多发展的研究"中，亚伯拉罕讨论了躁狂 – 抑郁性精神病和强迫症之间的关系。他写道，肛门性欲和性虐冲动表现出相反的倾向——将那些被视为私有财务的东西，比如粪便或者所爱之物，驱逐或销毁和保留或控制。亚伯拉罕推断，抑郁症患者先天的口唇性欲望遗传特征决定了其口唇期的性心理发展。童年对爱的失望，特别当恋母情结的愿望未得到满足，在日后生活中，这些失望不断重复、加剧是导致个体患上抑郁症的重要原因。

在《哀悼与忧郁症》中，弗洛伊德将忧郁和正常的悲伤作了比较。虽然这两者都可能是对失去心爱之物的反应，但忧郁更可能发生在一些具有特殊预先倾向的人身上，他们会对虚构出来或者隐约感知到的损失做出反应，从而导致失去自我。忧郁的自我责备会表现在对失去的爱的对象的敌意上。弗洛伊德把这种现象解释为因内射而产生的自我的自恋性认同，这是个体退行到性欲发展的口唇期的表现。（在他对心理投射的进一步讨论中，弗洛伊德提出自我批判能力，这为后来提出的超我概念奠定了基础。因为对忧郁躯体特征方面的不确定性，他不确定是否要在这方面做更广的推论。）

考虑到抑郁症的个体内在素质因素，Rado[15] 指出，患有抑郁症的人有强烈的自恋需求和不稳定的自尊。当失去所爱的人或物时，他们会愤怒地反抗，然后通过用超我惩罚自我来（包括对所爱对象坏的方面进行内射）试图恢复他们的自尊。

Gero[16] 根据两个抑郁症病例详细地介绍了他的治疗工作。他不同意前人提出的观点，即抑郁症的强迫性格结构具有普遍性；他的两个抑郁症患者都不会使用强迫性防御，但都表现出潜在的自恋倾向、对挫折的无法容忍、对心爱之物的内射。

Melanie Klein[17] 认为抑郁的预先倾向并不取决于一系列创伤性的事件，而在于生命第一年的母子关系。她的贡献是，将心理发展过程中内射和投射效应的精神分析解释推到婴儿的第一年，Klein 认为，作为一个防御性技术，孩子会否认他爱的对象的复杂性，而是用好和坏这种二元标准来解释。这种倾向是成人躁狂抑郁的特征。

Bibring[18] 从经典理论出发，赞成抑郁症是一种自尊缺失的情感状态的观点。像早期的作家一样，他认为抑郁倾向源于早起的童年创伤经历。不过他补充说，自尊心的降低不仅仅是因为对爱和感情的需要遭受挫折，同时也源于其他的期望遭受到打击。他认为，所有的抑郁反应都有一些共性，尽管它们的表现形式可能是不同的。

和 Bibring 一样，雅各布森（Jacobson）[19] 提出自尊心缺失是抑郁症的核心心理问题。自尊、超我和完美自我的发展目标是个体确定自我身份、区分自我和他人、显现自尊以及形成满意的对象关系能力的坚实基础。她认为，自尊"代表了自我表征和理想自我概念之间的矛盾或者和谐程度"。她认为自尊的决定性因素和抑郁症有关。

雅各布森区分了神经质和精神病性抑郁症，并试图澄清精神病性抑郁症的自我衰退的性质。她认为，父母对孩子表现出过早和过度的失望，同时伴随对他们的自尊进行贬低，往往发生在抑郁症病人的早期生活中。躁狂抑郁在出现精神病态之前表现出异常的依赖，同时，对伤害、挫折或失望表现出极度不容忍。

Hammerman[20] 区分了两种抑郁，一种是由于超我的施虐，由于违背超我的标准而导致自尊的崩溃，另外一种则是由于具有缺陷的自我组织导致的。超我施虐假说预设个体具备一个相对来说发展良好的自我组织和心理结构；因为自恋型人格理想的破灭、早期创伤、损失和不良人际关系带来的不良自我发展将会导致自我意象的扭曲以及自尊的缺失。

据 Zetzel[21] 的观点，心理成熟包括被动地接受现实的局限性和为现实中的目标积极努力。基于现实原则，对抑郁的识别、容忍和掌控，就像焦虑一样，被视为正常的成年生活中应对压力的一个发展性挑战。如果失败了，则可能会导致出现抑郁症状、抑制行为和适应障碍。而这种失败可能是由投射或者否认这样的机制造成的，会带来威胁、丧失和个人局限性的主观体验的缺失。同样，这样的失败也会使一个人容易患上慢性精神病抑郁症。

攻击性抑郁症

自亚伯拉罕[22] 以来，心理分析学家认为，在抑郁症发展过程中，攻击行为起到了核心作用。有 4 位研究者质疑这种联结的普遍性。Balint[23] 认为痛苦和怨恨的感觉是抑郁症的一种反应而不是必不可少的元素。同样，Bibring[18] 把攻击行为视为自尊崩溃之后产生的继发性现象。Cohen 和她的小组[24] 声称，病人所表现出的敌意是由"给他人造成了困扰带来的",而不是"伤害他们的主要动机"。Gero16 也认为不能把自我贬低视作自我导向的攻击行为。

抑郁症中的口欲

自从亚伯拉罕[25]提出神经质抑郁症的口唇期性欲有防止抑郁发作的功能后,其他学者扩大了口欲的概念,并且推断,由于过度依赖外部提供的爱情、感情和对维护自尊的关注,抑郁症患者都是缺乏这些重要的外部供给而又依赖口欲的人。

Bibring[18] 是第一个怀疑抑郁症口欲滞留普遍性的人。他呼吁关注临床事实,一个人虽然可能依靠外部来满足自恋,但也可能通过内部,比如通过特定抱负和理想的实现来满足。

雅各布森[26]认为,抑郁症的发生机制不是由于口欲期发育受挫,而是因为自我认同的倒退和崩溃,在这个过程中,失去了对现实的检验,自我形象和物体表征发生混淆,个体的物体表征不再准确地反映客观物体。

心理动力学和心理理论

Cohen 等人[24]研究过 12 个躁郁症患者的家庭背景(第 10 章有对此研究中所进行的系统调查工作的评论)。他们将此类患者的典型家庭情况描述为:双亲中母亲强势而稳定,并且对自己的丈夫持轻视的态度。典型的亲子关系为:父母对孩子的认可建立在孩子所取得的分数以及其他的一些成就标志上。那些注定患上躁郁症的孩子往往需要在家庭中承受争夺社会地位的压力。

研究者描绘了一种典型的人格结构。具有这种人格结构的人否认人的复杂性,认为人"或者全黑或者全白"。这种对人的复杂性、多面性认识能力的缺失被视作鉴别躁狂症成人人际关系的标志性特征。Cohen 及其团队把这种对人复杂性的否认认定为一种防御,并把它归因于患者在童年时试图把母亲的多个方面整合为一个统一形象所遇到的困难。

Cohen 等认为，躁郁症患者的敌意被过分强调为他们病症中的一种动力因素；患者的敌意感并非主要源自他们需求满足的受挫，而是因为他们的苛求行为对别人造成困扰导致的结果。躁郁症患者并不感受到真正的内疚或抱歉，但是会为了达到"取悦权威"的目的，而表现出内疚和自责。

根据 Lichtenberg[27] 的研究，当人感到目标达成无望，而责任在己的时候就会产生抑郁。他根据目标种类的不同区分了三种形式的抑郁：某种特定的处境，某种行为样式，或某个概括化的目标。抑郁易感人群的期望即指向这些目标。这种抑郁的构想尤其适合进一步的临床及实验研究。

Schwartz[28] 试图为躁狂 - 抑郁反应建立一个统一的构想。他认为，当一个有过多未得到满足的自恋需求的人内化了那些导致需求被"剥夺"的态度时，躁狂 - 抑郁反应即会产生。在成人生活中，增加的压力导致一种丧失感，这种丧失感与早期的剥夺是一致的。报复性攻击会指向内化的父母形象，不过自我会对此进行防御。在躁狂的情境下，无休止的活动阻止了对敌意和剥夺的觉知。在抑郁的情境下，压抑和行为减退是对实施攻击性冲动能力的否认。

存在主义理论

1959 年，Arieti[29] 出版了关于存在主义抑郁症理论的概要。他指出，根据存在主义理论，躁郁症患者的矛盾情绪和精神分裂症患者是不同的。精神分裂症患者可以在同一时刻拥有爱和恨两种情感，而躁郁症患者只能在爱和恨之间交替。在 Arieti 的基础上，Henry Ey 认为，抑郁状态是一种重要生命活动的停止或缺乏。Ey 把抑郁看作一个"可悲的静止，存在的暂停，时间的昏厥"。由此，患者体验到一种不完整感、无力感及不真实感。

关于抑郁症患者对时间的态度问题吸引了很多存在主义者的注意。他们强调，对于抑郁症患者来说时间好像变慢了。在他们的主观体验中，只有过去是重要的。痛苦的记忆控制了他们的思维，让他们不断地体验到自己的无价值与无能感。

Hubert Tellenbach 在他的著作《抑郁症》（*Melancholie*）[30]（Egbert H. Mueller 博士对把这本书从德语翻译过来提供了很大的帮助）提供了对抑郁症的详尽分析。该分析在很多方面是一种存在主义思考的代表。Tellenbach 呈现了对 140 个抑郁症患者的病例分析。他认为，这些患者在发病前都有一种相对统一的人格结构。他们的工作和生活都受到一种严格秩序的控制：东西整理得井井有条，工作勤奋，做事极度渴求周围人的认可。他们对什么要做，什么不要做，什么该做，什么不该做非常敏感，同时对内疚感极其敏感。抑郁症患者在生命中致力于满足他们的秩序感及避免内疚的情境。他们偏好稳定工作的安全，而避免自由、自励的工作带来的风险。

Tellenbach 描述了一系列威胁抑郁症患者的秩序感和内疚感的特定情境。这些情境和抑郁症患者的人格之间的相互作用导致他们变得越来越紊乱。这就是最基本的悖论。一方面，他们对内疚感极其敏感，以致他们不顾一切要向职责看齐；另一方面，由于他们对自身职责的解释极其苛刻导致自己几乎无法达到自己的要求。在这样一种危险平衡的方式下生活，任何意外的情境都会将他们置于无法完成职责或者无法实现目标的边缘。在抑郁症中，现实和期望之间的距离变成了一个无底深渊。

Schulte[31] 认为无法感到悲伤是抑郁症的关键。他认为，如果一个人还能感到悲伤，那他就不是真正的抑郁症患者，当一个抑郁症患者能感受到悲伤的时候，他的抑郁症状就开始改善了。Schulte 声称，抑郁症患者失去了同情和被感动的能力。他们需要有一种能让他们感到痛苦的情绪。Schulte 警告说，患者对"悲伤"这个词的使用应该被理解一种隐喻。患者用这个词来试图对某种他们无法表达、无法解释且无法类比的事物赋予某种意义。

神经学理论

Kraines[32] 有大量著作描述关于抑郁的可能生物学解释。他的理论基于以下假设：抑郁症往往有"遗传易感性"的历史，尤其在同卵双生子的情况下。他推测说，产后抑郁、经前抑郁，年轻时更高频率的躁狂发作及后期更高频率的抑郁发作，究其原因是激素水平的变化（第 9 章有对于遗传和激素研究的批评）。

神经心理学理论

最近，Shenal 等人[33] 回顾评述了抑郁的神经病学理论的有关文献。他们推断，3 个神经解剖区（左额区、右额区、右后区）中任一区的功能紊乱都与抑郁有关。

他们评论的内容包括一些很著名的神经心理学理论，例如关于情绪处理中的脑不对称性理论。结合有关唤醒、偏侧化和功能性脑区等理论，他们进一步提出了一个研究模型，认为：①左额区的功能紊乱会导致积极情况的贫乏；②右额区的功能紊乱会导致易变性及情绪失控；③右后区功能紊乱会导致情感平淡或冷漠。

他们认为，神经心理学的评估和研究可以更好地理解临床的抑郁，为此，检验上述特定脑区的功能失调会使得患者表现出特定的抑郁症状的预测变得非常重要。

生物化学理论

科学家对 MAO 抑制剂和三环类化合物的生化效果进行了研究，并由此提出了一个有趣的假说：情感性精神障碍的儿茶酚胺假说。Schidkraut 在 1965 年的评述[34] 中，对该假说进行了出色的讨论。他总结道，鉴于当前所获数据的不充分性，该假说既不能全盘接收也不能全盘否定。尽管如此，对于未来的研究方向，该假说还是提供了有价值的参考。

该假说的核心观点是：当人处于抑郁状态时，活跃性的去甲肾上腺素（位于肾上腺素受体的中间部位）的供应会耗竭。支持该假说的证据主要来自动物的药理实验。在这些早期的研究中，研究者假设 MAO 抑制剂和丙咪嗪抑制剂都能促进活跃性去甲肾上腺素的获得。他们认为，MAO 抑制剂很可能是直接通过抑制去甲肾上腺素的酶促氧化脱氨基作用而产生作用。另一方面，丙咪嗪抑制剂很可能是通过降低细胞膜的通透性，从而阻止细胞内的去甲肾上腺素向外流失（实现脱氨基），并且增加了细胞内的再吸收，从而减少细胞外闲置的去甲肾上腺素的失活性。此外，注射含利舍平的镇静剂引发动物睡眠，也可能与儿茶酚胺的减少有关，尽管有些科学家认为其他的胺类特别是 5- 羟色胺可能在这里起关键性作用。无论是因服用抗抑郁药而引起活跃性去甲肾上腺素增加还是因注射含利舍平的镇定剂导致去甲肾上腺素减少（两者都是在动物身上），都是和儿茶酚胺假说相一致的。

因此，该假说有大量一致的证据支持。然而，这些证据大多不是直接来自抑郁症患者而是来自其他的一些出处。而且，该假说没有对那些服用药物却没有见效的病人的情况进行解释。Schildkraut 指出：必须强调的是，该假说充其量仅仅只是对复杂生理机制的过度简化。然而，这并没有否定该假说对于指引研究领域的方向所起的作用：基于生物化学的视角，来对抑郁障碍进行更为广泛而深入的研究。

30 年之后，Dubovsky 和 Buzan[6] 在 Schildkraut 在该领域的研究基础上，提出：后续的研究并没有证实去甲肾上腺素耗竭理论。

诚然，增加一元氨的突触有效性并不能解释抗抑郁剂的疗效。不少研究都支持了这个说法：①当只把去甲肾上腺素的前体单独去掉的时候，例如把络氨酸或者色氨酸去除，并不能改善情绪；②去甲肾上腺素的耗尽不一定导致情绪抑郁；③即使导致了，情绪抑郁也是暂时性的；④去甲肾上腺素再吸收抑制剂并没有稳定的抗抑郁效果；⑤有些抗抑郁剂可以直接产生疗效，而不对去甲肾上腺素的再吸收产生任何影响；⑥当去甲肾上腺素的重吸收抑制剂起作用时，重吸收的过程是短暂的，但是抗抑郁的效果要到一个月甚至更久才产生。然而，Dubovsky 和 Buzan 下结论说：神经递质再吸收抑制剂确实预示了副作用。

动物模型

1994 年，Willner[35] 回顾了抑郁症动物模型中压力作用的研究。在这种模型下，长时间暴露在压力下会造成对奖励的普遍性不敏感，如降低食物的激励效应。通过使用多种抗抑郁药，包括三环类抗抑郁药和氟西汀，显示出这种作用是可逆的。

抑郁症的动物模型主要集中在缺乏快感。在实验室中发现，动物快感的产生受到多种因素影响，并可以以多种方式产生。例如，因果影响因素可以是遗传的，如对应激反应的失控性休克效应具有家族间的差异；或是表观遗传的，如新生儿抗抑郁药治疗。缺乏快感可能是由急性严重压力、慢性轻度应激和精神兴奋剂戒断造成的。

谈到动物模型的未来，Willner 提出了一些实质性的限制。他们继续满足于研究动物，建构效度。"缺乏快感"的初始实验仅仅是提示抑郁，而不是可以明确地平行适用于人类所经历的实际临床现象。不过，他最后猜测，继续使用动物模型可能可以更好地阐明抗抑郁药物作用机制。

情绪发泄

虽然不是来源于动物模型，抑郁症复发的一个压力理论得到了发展。[36] 人长期人际压力对抑郁的影响在临床人群中进行了实证性验证。

Hayhurs 等人 [36] 指出，关于"情绪发泄"（来自家庭重要成员的批评）影响因素的 4 项研究中，有两项发现了情绪发泄（EE）和急性抑郁症复发之间的正向联系。在一项长期研究中，他们在一年里以 3 个月为时间间隔单独采访了 39 名抑郁症患者及其伴侣。

完全康复的患者的伴侣始终都保持不挑剔、不批评，而那些在缓解期有残留症状的患者的伴侣则更挑剔。然而，人们对两者的因果关系顺序提出了质疑。Hayhurs 等人 [36] 提出不是批评导致的抑郁症，而是"持续的批评是持续抑郁的结果"（p.442）。在讨论抑郁症发展过程时，"循环反馈模式"的想法在这里可能比较适合（见第 13 章）。

患者抑郁情绪对重要他人导致的负面影响，及反过来重要他人对患者的批评，这可能才是该研究中最适合的人际互动模型。因此，其中的交互关系应该是抑郁症状来自家庭成员不断增多的情绪发泄（批评指责）。

精神病理学与认知

从以往历史来看，大多数研究抑郁的心理因素的专家都使用一种动机模型或适应模型。一些人把抑郁症状看作特定需要或内驱力的满足或释放[1,2]；其他人强调针对这些驱力的防御的作用[3]；还有些人强调这些症状的适应性因素。[2,4]

大多数从心理学角度来解释抑郁症状的早期尝试都引入了一些麻烦的概念性或实证性问题。第一，很多人都倾向于赋予抑郁症状某种目的。他们不是简单地把抑郁症状看作患者生理或心理功能紊乱的外在表现，而是认为症状本身具有履行某种内心的或人际的功能。例如有些作者认为（e.g., Rado & Adler），抑郁症患者表现出来的悲伤情绪是为了对他人进行操控。尽管在某些情况下这种功能主义的解释似乎行得通，但其本身带有明显的目的论色彩。科学发展的历史证明，随着基础知识的增多，那些把自然现象归因为某种设计或目的的解释都会逐渐被废弃。

第二，在解释抑郁症中的矛盾现象时，一些专家提出了过于复杂和抽象的理论框架，以至于脱离了临床中取得的具体资料。弗洛伊德提出，抑郁是自我中的施虐成分对纳入自我的钟爱事物实施的攻击。这种解释与可观察到的临床数据相去甚远，完全不符合系统验证。持类似观点的人还有Melanie Klein[5]，她认为成年人的抑郁是婴儿早期抑郁被重新激活的表现。该理论框架同样无法提供与临床上观察到抑郁症表现行为之间的联系。

第三，大多数作者都回避了自己理论的特异性问题。很多甚为流行的关于抑郁的精神动力学构想，例如增强的口欲或被压抑的敌意，同样也被用来解释很多其他的精神病或身心障碍。因此，这些构想如果有效，也应该针对的是普遍性的精神障碍，而不是仅仅是抑郁。

第四，相比抑郁在临床上表现出来的多样性，各种提出来的理论至多只是针对其有限的方面进行了解释。某些特定的现象中看起来很有效的解释，经常跟另外一些现象毫不相关，或者根本不符。

为了将抑郁的心理过程概念化，作者的解释必须能够涵盖抑郁表现形式的多样性[6]。我们在第2章中提及过：相对非抑郁个体，抑郁症患者表现出来的显著频发症状有21种。这些不同的症状可以划分为以下标题命名的多个群组。"情感组"的症状包括患者用来描述他们感觉的各种形容词和短语：悲伤、孤独、空虚、无聊、绝望。"动机组"包括渴望帮助、逃避、自杀，及自我激励的丧失（意志消沉）。"认知组"包括负性的自我概念、悲观和关于体验的负性解释。"身体及植物性组"（Physical and Vegetative）症状包括迟钝、易疲劳、缺乏食欲、性欲下降以及睡眠障碍。

这些组群的表现症状之间似乎没有多大关联。很多以前的作者试图提出一个统一的理论来在这些组群间建立可理解的联系。例如弗洛伊德关于投射敌意的理论（Freud's theory of retroflected hostility），能够联系负性的自我概念、自我批评以及自杀愿望，但无法与抑郁症的其他症状建立起足够的联系。他的关于抑郁是一种悲痛性反应的概念在情感（尤其是悲痛和孤独）和对外界兴趣的丧失、缺乏食欲之间直接建立了联系，但对于抑郁症的其他主要症状，如丧失自尊和自杀愿望，却无法提供合理的解释。关于抑郁的作用是获得关爱的概念（Rado）无法对诸如孤僻和抑郁的身体及植物性症状进行解释。涉及自主性神经或下丘脑功能紊乱的理论[7, 8]或许能解释抑郁的身体及植物性症状，但却无法解释其他症状。

为了对抑郁的行为特征寻求其他合理的解释，贝克回顾了50例抑郁症病人在心理治疗中的临床资料，并筛选出了那些把抑郁症患者和控制组的心理治疗病人区分开来的主题（见第10章）。这些主题被认为是某些在抑郁中被激活的基本认知模式的派生物。通过一些系统的研究发现，类似的主题内容在梦、早期记忆以及投射实验中也可以观察到（见第10章）。

抑郁症的基本三元素

基本三元素的图描述了上述认知因素和抑郁中的情感类、动机类及生理类现象之间的关联。上述关联适用于各种类型的抑郁。

抑郁产生的紊乱可看作这三种主要认知模式的激活导致个体用一种特殊的方式看待自身、世界及未来。这些认知模式逐渐取得主导地位，随之引发与抑郁状态相关的其他现象。

三元素的第一种成分是以负性方式来建立经验的模式。患者持续地把他们与周围环境的交互解释为挫败、剥夺或蔑视。患者会认为自己的生活充满了各种着负担、坎坷和伤痛。所有这些都对他们造成了极大的损害。

第二种成分是以负性方式来看待自身的模式。患者认为自身存在不足，缺乏信心或者毫无价值。并且他们还把自己不愉快的体验归因于自身在生理、心理或道德层面上的缺陷。他们认定自己有缺陷因而认为自己不受欢迎，没有价值，并进而排斥自己。

第三种成分是以负性方式来看待将来。患者认为当前遭遇的困难和坎坷将会永久性地持续下去。当他们展望未来时，只会看到未来的生活中还会有无尽的困难、挫折和失落。

这三种主要认识模式与抑郁症中情感表现和动机表现之间的关系如图12-1所示。具体关系将会在后面的部分详细提及。

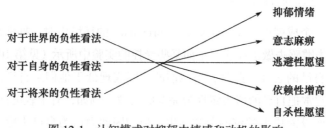

图 12-1　认知模式对抑郁中情感和动机的影响

对个体经验的负性解释

抑郁症患者选择性地或不适当地把他们的经验解释为对他们某种实际上的贬损。躁狂症患者把中性的或模棱两可的情境解释为对自我的抬高，抑郁症患者则会把类似情境解释为对自我的贬低。例如，躁狂症患者会把朋友对自己的中性态度理解为一种很强烈的认可，而抑郁症患者却会把相同的态度理解为一种拒绝。这种现象在躁郁症患者身上尤其明显。当他们处于躁狂－抑郁周期中的不同阶段时，对相同情境的反应截然相反。

正如在第 10 章所指出的，概念化的扭曲程度可从轻微的失真跨越到完全的误解。典型的认知包括了对逻辑思维各种各样的偏离，包括任意推断、选择性抽象、过度泛化及夸大。即使在存在更明显、更合理的解释的情况下，患者仍会自动对情境作出负性的解释。他裁剪事实来符合自己预定的负性结论，而且还夸大任何实际遭遇的损失、挫败或反对。

1. 挫败或打击

在目标导向的行为过程中，面对遇到的任何障碍，抑郁症患者都会显得十分敏感。一点阻碍就被认作无法逾越的障碍，解决问题时遇到困难就被解释为完完全全的失败。他们对于问题或困难的反应通常是这样一些想法："我被打败了""我永远完不成""我做什么都无济于事"。

例如，有个女性抑郁症患者在找她放在钱包里的铅笔时遇到了困难，就有"我再也找不到了"的想法。虽然几秒钟后她就找到了笔，但她还是体验到了强烈的挫折感。任何问题都看似无法解决，任何在达到目标的过程中所遇到的耽搁都看似永无休止。类似地，有一个男性抑郁症患者发现自己的车胎漏气。虽然自己是一个熟练的机修工，他却满脑子想着"我对这个轮胎无能为力"。由于这种挫败感，他最后选择了弃车。

当处在一个成就取向（achievement-oriented）的环境中时，抑郁症患者尤其倾向于带着失败感去做出反应。正如某些受控的实验中所示（见第 10 章），他们倾向于低估自己的表现。此外，当他们的实际表现低于他们给自己设立的高标准时，他们常常把自己的努力定性为完全的失败。例如，有个轻度抑郁的学生，只差一点点而没能成为学校的荣誉学生，他却因此而认为自己失败透了，并萌生了辍学的念头。

2. 被剥夺感

抑郁症患者倾向于把琐碎小事视作很大的损失。在会见精神病医师的路上，一位抑郁症患者会认为路上遇到的各种小事都使得自己蒙受了损失。首先，当他在电梯前等了 30 秒后，便会想"我损失了宝贵的时间"。当他独自上了电梯后，他对无人与他同坐电梯感到可惜，然后会想"我损失了与人相伴的机会"。之后，当他发现还有其他更早预约的病患时，他又会感慨自己不是今天第一个被医师接待的对象。当他不得不因此在候诊室等候片刻时，他会觉得医师并不关心他。当他拿起一本杂志读到一半，不得不因为预约到点而放弃阅读时，他又会产生"我损失了一个读完这本杂志的机会"的想法。

被剥夺感常常与金钱有关。许多抑郁症患者总会把开销看成是一种经济上的损失。例如，一位富人因为坐地铁而支出 15 美分时，会体验到被剥夺感。但有时也会发现存在相反的情况。当一个人想要花钱却被阻止的时候，他也体验到被剥夺感。当店铺打烊或店里没有这个人想买的东西时，这种情况就会发生，购买的行为击退了被剥夺感。当购买行为受阻时，他体验到悲伤和空虚。

与他人进行比较尤其可能唤起个体的被剥夺感。很多抑郁症患者报告说自己在某个朋友得到什么新东西的时候产生了"我一无所有"的想法。一个生意不错的商人经常在听说有人比他赚了更多钱的时候认为自己很穷。一位富裕的女士只要自己的哪个朋友购置了新的东西，就感觉自己被剥夺了什么。无论购置的是一套娱乐系统、第三辆汽车，抑或一栋房屋。

3. 被贬低感

抑郁症患者倾向于从别人的言论中解读出侮辱、嘲笑和轻蔑。他们经常将别人的中性评价看成是对自己某种方式的直接反对。他们甚至会扭曲别人善意的评价。例如，当某个抑郁症患者面对雇主的赞赏时，她会不断闪现"他其实在批评我"的想法。

患者经常认为别人对他们持有贬损性的想法（消极归因）。患者可能只在某些特定情境中才会对别人存在这种消极归因，也有一些严重的抑郁症患者可能会将这种消极归因泛化到所有的人际交往中去。例如，一位女患者几乎把精神病医师的每句话、每个面部表情或行为举止都当作对自己的批评。甚至连医师的提问都被看作对自己的指责。而轮到她说话，医师聆听时，她同样会产生"他觉得我很烦人"或者"他肯定觉得我很幼稚"的这样的消极想法。

有些患者倾向于在竞争情境中做出这种消极归因。有一名患者，虽然他是班上最拔尖的学生，但每次当老师向其他同学提问时，他便会想"老师其实觉得我不够聪明，否则就让我来回答了"。另有一名患者，当教授赞美其他学生时，她就会觉得教授看不起自己。有个患者特别容易在开车时产生这种消极归因。如果有别人超了他的车，他就会想"他认为我是那种可以任人摆布的家伙"。当售货员或餐厅服务生要他稍等时，他也会产生同样的想法。

类似的消极归因也常出现在群体环境中。某个参加了团体辅导的患者会想"我话不多，别人肯定觉得我很笨"。当别人讲了个笑话时，他会想"我没讲笑话，别人肯定觉得我很无趣"。而当他开口讲话时，他又会想"别人肯定嫌我啰唆"。当团体中的某个成员同意另一个患者的意见时，他会想"没人赞同我，所以他们肯定觉得我讲的是废话"。

对自我的负性看法

抑郁症患者不仅把人际经验解析为他人对自己的贬低，他们还同时自己贬低自己。如果没能在考试或生意投资中取得自己所期待的成绩，患者会认为自己是不受社会欢迎的人。如果自己的孩子吵闹，患者就认为自己是个失败的家长。

为了更好地区分对经验的消极评价与对自身的消极评价，我们可以比较一下抑郁症与偏执症。偏执症患者和抑郁症患者一样，会认为别人总在阻挠或排斥自己。但与抑郁症患者不同的是，偏执症患者会维持一个正性的自我概念（postitve self-concept）。偏执症患者倾向于为幻想中的阻挠、贬低或剥夺责怪他人，而抑郁症患者则倾向于责怪自己。

抑郁症的一个显著特点是患者总喜欢把某些具体行为泛化成性格特征。表现离高标准差了一点点就被认为是代表了一种重大缺陷。如果患者在经济、社交或学术上不如别人，他们就觉得自己处处低人一等。例如，有个男同学只是在一次约会中受挫，他就想"我肯定很招女生讨厌"。有个成功的女商人经历了一桩亏本生意，之后便满脑子都是"自己很愚蠢"的想法。有个母亲，她的孩子有一次身上不整洁，她就想"我真是一个糟糕的母亲"。

想象中的缺陷被极度放大，以至于占据了个人的整个自我概念。患者似乎在自己身上除了这个缺陷之外什么也看不到。有个女人觉得自己的容颜正在消逝，她只能用"没有吸引力"描述自己，自动排除了自己身上的任何其他特质或性格，她倾向于用她的外貌去等同自己的一切。

消极的自我概念是和自我排斥相联系的。患者不但认为自己低人一等，还会因此厌恶自己。患者会因为自己低人一等而自我责备、自我排斥，甚至自我惩罚。当意识到自己患上抑郁症后，他们又因为自己生病而责备自己。他们认为"导致自己生病"，这本身就是一个不可原谅的弱点。

负性期待

抑郁症患者大多都对未来有着较大的成见。这种成见通常是消极的，并且可能以换一种形象的幻想形式或强迫性穷思竭虑的形式存在。他们对未来的预期通常是对现状看法的一种延伸。如果他们认为自己当前是被剥夺的、固定的或者被排斥的，他们就会设想这种情况将会延续到未来。他们似乎无法认为现状是有时间限制的，无法考虑到任何改善的可能性。

不仅患者对长远未来的期待是消极的，他们对短期未来的预期也同样消极。当患者一早醒来，他们预计今天遇到的任何事情都将困难重重。当他们盘算要完成某项工作，他们预感事情会被自己弄得一团糟。当有人建议他们去参加一项他们患病前通常乐于从事的某个活动时，他们自动就会觉得过程肯定不会愉快。有个患者会在从事任何活动前产生很详细的幻想。当患者想到驱车去精神病医师办公室赴约时，她会想象自己在路上转错了弯并且迷路了。当她考虑给朋友打个电话时，她会做无人应答或电话占线的白日梦。当她决定去购物时，她就想象自己会丢钱包或买错东西。当听到门铃声，她会幻想这是报告坏消息的电报或快递信件。

抑郁症患者对未来的消极期待与焦虑症患者的恐惧应当要予以鉴别。具体鉴别可以用如下的例子来阐明：一位备考的学生持续性地体验到自己可能考砸的想法。每当有此想法时，他便产生焦虑。当被问及如果挂科他觉得会发生什么事时，他的回答说"别人会认为我是笨蛋"。这种忧虑在考试结束前会一直存在。到目前为止，他的想法是跟焦虑神经症相类似的。他是在对一种他认为的危害源做反应。这种威胁情境和他自身是区别开的——威胁情境的危害还没有产生，他的自我概念还是完好无损的。

当考试结束后，该学生觉得自己在考试中表现不佳而得出要考砸的结论。他感到的不再是焦虑，而是抑郁。这种情感体验的变化可以解释为与其他概念上的变化保持一致。在考试之前，对他自尊的损害只是潜在的，而现在，这种损害已经成为现实了。当伤害成为现实时，他感受到伤害带来的心理伤痛。在考前，他能认识到自己的诸多特点，有好有坏；而现在，他只觉得自己是个失败者。当他展望未来时，他能预见到一连串的失败，但他并不感到忧虑，因为他并不觉得未来会比现在更糟。对他来说，这种消极的预见仅仅代表着未来不可能变得更好，努力都只是徒劳。

焦虑症患者的恐惧和抑郁症患者的黑暗前景，其区别大致可以概括如下：焦虑个体关注的是受到（生理上或情感上）伤害的可能性，他们视这种伤害为未来事件。抑郁个体则认为自己已经受到了伤害（被打败、剥夺或抛弃）。他们视未来为当前痛苦的一种延续。令人害怕的事件已经发生，因此也不存在什么预警刺激了。患者预期将来的失败就是今天已经体验到失败的重复。

情感反应

个体的情感状态可以被视作其看待自身或环境的方式导致的结果。我们之前在第 10 章中提到过，在事件与后续情感反馈之间存在一种可预见的关系。遭遇拒绝的抑郁症患者会体验到消极情感。如果仅仅是"觉得"自己遭到拒绝，她们也会体验到类似的消极情感。我们的结论是：个体建构经验的方式决定了他们的情感状态。抑郁症患者不断以消极的方式构建概念，因此他们会持续地体验到消极情感。

我们还提到过，在自由联想（free association）的过程中，患者的想法和情感也存在一种类似的一致性。如果患者觉得自己被社会所遗弃，他会感到孤单。如果患者觉得自己永远不会康复，他会感到悲伤和绝望。

抑郁症中认知障碍导致情绪障碍（mood disorder），这个概念并不新鲜。17世纪的 Robert Burton，在他的写作中就曾引用了那些与他同时代，甚至古代学者的观点。这些学者提出"头脑的苦痛"会引起情感障碍。Felix Platter 于 1602年将忧郁（melancholy）描述为"一种心灵的错乱，其中想象和判断被极度扭曲，以致患者会无缘由地感到非常悲伤和恐惧"。[9] 他还强调这一切"基于人们持有的错误观念"。[10]

认知的首要性

在 20 世纪 50 年代至 60 年代早期，认知过程在心理疾病中的作用日益得到重视。[11, 12, 13, 14] 艾利斯在 1963 年和 1993 年，根据自己提出的关于心理疗法的理论框架，分别两次强调不合理信念在抑郁症、焦虑症以及其他神经症中的首要性。[13, 15]

在患者持续存在抑郁感的中度和重度抑郁症中，关于认知和情感的先后问题可能存在争议。一方面，将抑郁症中的认知因素看成抑郁事件（或临床综合征）的一部分而不是抑郁症的起因，也许再合适不过了。另一方面，对认知与情感的并发关系研究显示出有趣的相关（e.g., Rholes et al.[16]）。

在一项关于非临床水平抑郁症状的因果研究（时序居先）中，分层多次回归分析表明，对未来的消极看法（绝望）和出现在 4 周后的抑郁症状相关，而与焦虑无关。[17] 然而，值得注意的是，有 36 名被试（共 156 名）从时间点 1 到时间点 2 体验到症状加剧，而他们在贝克抑郁量表（Beck Depression Inventory）上的得分仅达到"焦虑"(dysphoric)，而没有达到《精神障碍诊断与统计手册》(DSM)中的诊断为临床抑郁的水平（Kendall et al.[18]）。

贝克额外回顾了一些支持认知首要性（cognitive primacy）的研究。[19] 这些研究都认为：①认知变化先于情感变化；[20] ②减少消极观念会大幅度地削弱消极情绪；[21] ③前瞻性研究确认了"绝望"这个认知变量在自杀预测中的决定性地位。[22, 24, 24]

Rush 等人[25] 研究了在认知疗法中患者的各种改善出现的时间顺序。根据

Rush 等人[26] 的数据，患者最先改善的是绝望感，紧接着的是自我概念、动机、情绪以及植物性症状的改善，但在药物疗法中没有观察到类似的情况。

Roseman 和 Evdokas[27] 根据实验证明，评价能引起情绪。他们的实验具备以下几个优点：使用了多种评价水平，测量了多种情绪，使用了实时的情绪，测量的是实际面对情境时的情绪反应。

贝克在临床研究中发现，抑郁感强度的变化紧跟在患者认知的变化之后。这种规律在一个人为控制的实验操作中得到了证实。我们发现，通过分别让患者相信他们在一项任务中取得了成功或遭遇了失败，可以减弱或增强他们的负性情绪。[28]

以下例子用来阐明认知与情感之间的互相作用。某个学生被同学告知自己未能通过某课程的期末测验。他意识到他会因此而整门课程不及格，并感到灰心与绝望。之后，他在相关年级的布告栏中发现其实他通过了测验。他确定了同学的话不实之后，心情由悲转喜。这个例子很清楚地阐明了个体对经验的概括与之后产生的情感之间的关系。

抑郁症患者的认知与情感之间也存在着类似的关系。当患者觉知自己遭遇了失败，或者认为自己失去了什么有价值的东西时，他们会变得悲伤和冷漠。临床上的抑郁症患者与上述例子中的学生的区别在于（这种区别是区分正常反应和非正常反应的关键）错误的来源是内部还是外界。抑郁症患者的反应是基于对现有数据的错误解释，而不是错误的数据。有时导致抑郁的事件也许本身的确是恶性的，但是一旦抑郁的机制开始运行，中性的甚至是良性的事件都会被错误地认知而产生负性的结果。当试图提供新的信息来纠正这个错误的结论时，新的信息也同样被扭曲的加工过程所处理，因此通常无法改变患者的认知。患者的错误变得更难被外界信息改变，他的消极情绪也变得更难矫正。

被诊断为抑郁症的患者报告了很多种不愉快的情感。通过仔细审查患者对情绪状态的详细描述，发现不同患者的不愉快情感并不相同。有人感到悲伤（通常被比作忧伤），有人感到耻辱或羞愧，有人感到厌倦无聊。我们认为，在情感体验与主要的认知模式之间建立起一种合理的联系是可能的。例如，认为自己失去了朋友的患者感到孤独；觉得未来冷酷、绝望的患者感到气馁；觉得自己一直被挫败的患者感到泄气；认为自己表现愚蠢或笨拙的患者感到羞愧；认为自己的生活缺乏任何满意的可能性的患者感到冷漠或无聊。

动机的变化

一般认为，抑郁症患者的动机可能在以下四组情况下发生变化：精神麻痹／意志瘫痪、逃避现实和回避希望、自杀意图以及加剧的依赖意图。在两种情况下可以观察到认知与动机之间的时序关系：第一，通过了解某一个体的认知我们可以预测他的动机或动机缺乏情况；第二，人们可以通过改变认知来改变动机。

经典的文献资料中提到，无意识动机的缺失或意志力的瘫痪被认为是抑郁症最为典型的症状。动机的缺失被视为患者绝望与悲观思想的结果：一旦他对任何行动的结果预期都是负面的消极的，那么他做任何事情的内部动机就被剥夺了；相反，当患者相信某种特定的努力会带来一个积极的后果时，他则可能体验到一种追求这种积极后果的内部动机。

有个例子可以阐明这种观点。我曾设法引导一名患有精神性运动障碍以及抑郁症的女性接受职业疗法。当我第一次向她推荐这项活动时，她并没有接受。然后，我建议她可以为她的孙女做一些好看的东西，这样她的孙女会很开心。这时，她变得更有活力，并表达了想要开始这个项目的意愿。带着这样一些活力，她从椅子上起身，突然，她又跌坐回椅子上，表情绝望。当问她为何有此反应时，她告诉我她脑中先后想到了以下这些：一开始，当她想到可以取悦她的孙女时，她体验到一种想要从事这项活动的意愿。接着，她想象着自己可能会把这件事搞得一团糟，然后她勾画出自己感觉羞辱的情景并对自己的失败感到失望。有趣的是，当她有了以上这番想象时，她实际上也真的感受到了羞辱的感觉。一旦她想象出这样一种不利的结果时，她就失去了开始这项活动的欲望并且又回到了椅子上，回到原先那种一动不动的状态。经过进一步询问了解到，她还深深地感受到自己的无用。她觉得自己所做的事情没有一件可能是正确的，没有一件可能给她带来任何满足感。

逃避现实、回避愿望同样与对负面结果的预期相关。一个中等程度抑郁的学生有着强烈的回避学习的欲望。他觉得他将发现学习材料是枯燥又无趣的。我向他指出，其实每当沉浸其中，他都十分享受学习某些特定材料的过程。当他能够预见到某些令人满足的可能性时，他体验到了一种想要学习的渴望。随着他对事情结果预期的改变，他的动机也随之改变。

另一名患者想要辞职待在家里。他给出的理由是工作中需要肩负的责任太大了，已经到了他没办法应付的程度。当他一想到他必须要做的事情时，他预想到的都是自己在每项任务上的失败。我建议与他一起来审视他某天必须面对的那些具体职责以及一些可能会出现的问题。当我们重新评估这些职责时，患者承认，过去他曾多次处理过这些职责。接着，我们讨论了一些可能出现的困难，并且引导患者把他将用于解决这些困难的步骤用言语表达出来。伴随着这种讨论，患者对结果的预期也发生了改变，从开始认为将会被这些难题压倒到认为自己可能能够恰当地处理好这些难题，这时他想要逃离工作的愿望已经被想要从事工作的意愿取代了。

自杀意图可能被视为对逃避现实的渴望的一种极端表达。有自杀倾向的患者认为未来是充满痛苦的。他们想象不出任何可以改善的方法，而且不相信事情可能会变得更好。在这种境况之下，自杀对于这样的患者来说似乎是一种合理的解决之道。这也许预示着他们自身痛苦的终结以及给他们家庭带来的所谓的负担解脱。一旦自杀看起来像是相对于生存的另一种合理选择，那么患者就很容易被它所吸引。生活看起来越是绝望和痛苦，逃离生活的欲望也就越加强烈。

由于痛苦和绝望并通过自杀表现出的想要逃避现实生活的意愿可以通过引用以下一个患者的故事来加以说明，这个病患被她的男朋友抛弃了，她说："生活没有意义了，我什么都没有了，我需要爱但我不再拥有它了，没有了爱就没有快乐，只有痛苦。每天都将是同样的痛苦，再这样继续下去也毫无意义了。"

这种想要从自身明显的毫无价值感的存在中逃离的欲望在另一位患者身上也有表现："生活不过只是从一天到另一天，这样毫无意义。生活中没有任何事情能给我带来满足感，我不知道未来在哪里。我只是不想要再继续生活下去了，我想要离开这里，继续活下去是很愚蠢的事情。"

潜藏于自杀意图之下的另一种错误前提是患者的一种信念：如果他们死去的话，其他人将会生活得更好。因为他们认为自己毫无价值，将自己视为负担，并且认为"如果他们死了会给自己的家庭带来伤害"这种说法是站不住脚的，他们怎么会因为失去一个负担而感到痛苦呢？一个患者把杀死自己想象为帮了她父母一个大忙。她这么做不仅结束了自己的痛苦，同时也缓解了父母所承受的心理以及经济上的负担。她说："我只是在浪费父母的钱，这些钱他们可以用在更值得的地方。他们本可以不用管我，我的爸爸本可以不用如此辛苦地工作，他们可以出去旅行。用他们的钱，我并不快乐，而他们则可能通过花这些钱获得快乐。"

在很多案例中，通过检验这种潜在的前提并且思考可选择的解决方法可以减轻人们的自杀意图。一个患者因为失去工作而变得抑郁，他说，"我想杀死我自己，没有人认为我有能力做任何事，我也认为自己没有能力，我也绝不可能找到其他工作了。我没有任何朋友，也没有约会，只是孤零零的一个人。每天我都只是完全置身于困境之中，如果我杀了我自己，就能解决我的所有难题。"

在这个案例中，我与患者详细讨论了所有他可能获得的工作机会。他所具备的专业训练（在市场上）有着很高的需求，而且在讨论的过程中，他也发现了很多获得其他职位的方法，例如通过安置办或是职业介绍机构。他的态度也发生了改变，从认为自己不可能获得其他的就业机会变为觉得自己可能有机会重新找到一份工作。同时，他自杀的意图也不复存在了。

在许多抑郁症患者中都存在很典型的增强依赖性也许可以归因于很多因素。患者以一种负面的眼光看待自己——认为自己是笨拙的、无能的、不受欢迎的。而且，他们倾向于高估正常生活细节的复杂程度以及困难程度。此外，在他们的预期中，每件事情最终都会变得很糟糕。在这样的情况下，许多抑郁症患者就渴望有个强大的他人来照顾他们并帮他们解决问题。他们往往倾向于夸大他们所依赖的那个人的能力。一位女士在未患抑郁症时通常是瞧不起自己丈夫的，而当她患上抑郁症后则将丈夫视为超人一样的人物。

与其他动机一样，我发现如果患者能够更为客观地看待自己以及他们所遇到的问题时，依赖意愿则可能会减弱。而当他们的自尊感提高并且能够发现解决他们问题的方法时，他们想要寻求他人帮助的驱动力也会随之减弱。

认知与动机之间的这种关系同样也在一项控制严格的实验情境中得到了验证。我们发现：那些认为自己在一项任务中表现很差的患者（其实成绩差异是实验者对一项指定任务的难度系数人为操纵的结果）与那些认为自己的表现优秀的患者相比，前者在自愿参与一项新的实验任务上的积极性会更低。

躯体症状

要在心理模型的框架下阐明抑郁症的躯体症状及其植物性（神经）症状具有一定的困难。生理学变量的引入需要将不同的概念层次混合在一起，并且必须要承担混淆的风险，因而可能无法清晰地阐明问题。此外，虽然患者的言语材料对于在心理学变量间建立有意义的联系来说是一种丰富的信息来源，它为确定心理 – 生理关系所提供的数据却是少得可怜。

出于这样的考虑，贝克试图将认知模式和抑郁与焦虑的某些物理因素如（反应）迟缓、易累及焦虑联系起来。通常贝克所观察到的反应迟缓的患者都表现出对于他们所谓的（臆想出的）悲惨命运被动的屈从态度。这种态度通过类似于这样的陈述表达出来："我做什么都无法拯救我自己。"在最严重的案例中，例如当患者是良性昏迷，他们则可能认为自己已经死掉了。无论如何，强烈的行为抑制似乎总是与患者对自身的消极看法、无价值感以及无意识动机的缺失相一致。当贝克能够激起患者去做某事的欲望时（如"动机"章节中所描述的那样），他发现：迟缓程度减轻或暂时消失了。此外，当患者能够接受"从他们所做的事情中获得一些满足感"这一想法时，他们的主观疲劳感就会有所减轻。

心理因素对抑郁症中的惰性、迟缓以及易累性的影响已被多项系统研究所证实。我们发现：当给予抑郁症患者一项具体任务（例如数字 – 符号替换测验）时，他们调动起了足够多的积极性来取得与患有类似严重程度的其他疾病的患者一样好的表现（见第 10 章）。由于这项测验本质上是一项速度测验，因此它应该对于精神运动性迟缓尤为敏感。同样，弗里德曼（Friedman）[29] 发现：抑郁症患者在进行各种心理学测验时并未显示出损伤或只出现了极小程度的损伤。

焦虑型抑郁的思想内容是与外显行为相一致的。与迟缓型的患者相比，躁狂型患者不会被动地接受他们的命运，也不认为试图拯救自己的行为是无用的。他们会拼命寻找方法来缓解痛苦或逃避难题。由于没有明显的方法能够达到这种目的，因此他们疯狂地寻找并驱使他们进行了许多盲目的机体活动，例如来回踱步、抓挠自己的皮肤或撕扯自己的衣服。这些行为反映了一些想法，例如："我不能忍受这个""我必须做点什么"或者"我不能再这样继续下去了"。他们这样的态度还体现在疯狂寻求帮助上。

躁狂及其他精神障碍中的认知

除了抑郁症之外的其他精神障碍，在思维内容上，也会表现出一种症状特异的怪异性。各种神经症以及精神病均是如此。[30] 躁狂—抑郁型反应的躁狂阶段所特有的认知模式内容与在抑郁阶段的截然相反。事实上，我们是有可能描绘出与抑郁三要素相一致的躁狂三要素的。躁狂三要素是由对世界、对自身以及对未来不切实际的积极看法组成的。躁狂阶段的情绪特征以及动机特征可以被视为这些认知模式运作的结果。

以下这段个案史也许可以阐明抑郁阶段和躁狂阶段之间的关系。一名40岁的男子由于严重的自杀企图而住进了医院。入院时，他认为他的朋友和亲人都看不起他，医院的每个人都不喜欢他。他认为别人对他的低评价是因为他的个人缺陷和无用。他认为自己缺乏个性和能力。他自己的现状没有什么会改善，而他所做的任何事都将惨遭失败。他感到伤心、气馁而且疲惫不堪，没有什么自发的欲望去做任何事。持续的观察显示，他的言语和活动都出现了普遍的迟缓。

在入院治疗后的第10天，他的行为有了戏剧性的改变。他开始表现出典型的躁狂症状，如过分健谈、过度活跃而且异常喜悦。他的思想内容显示出以下主题：他认为自己在患者中是受欢迎的，病房工作人员都因他的乐于助人、能力以及智慧而赞赏他。他认为自己对其他患者的问题有着非同寻常的见解，这使他有能力治愈他们。他表达过这样的观点：他是一个非常虔诚的人，可以以自己为榜样鼓舞他人。他打算毕生致力于帮助精神病患者，并且预见到了一种以服务他人为乐的未来。

这个患者的各种情绪反应和动机反应也许可以归因于他认知模式的改变。他的欣快来源于对自己的积极评价和对未来的成就和幸福的预期。他显著增强的内驱力、精力以及活动同样可以归因于他对自己的积极看法以及对成功的预期。

当我们把抑郁症特定的认知内容与其他障碍的认知内容相比较时发现，尽管有一些相似之处，但是也有很多重要的差异之处。例如，典型的偏执性精神病患者可能认为别人不喜欢他们（对世界抱有消极看法）。但是，他们往往倾向于因此而责怪他人，对自己则保持了一种良性的看法。他们认为别人是不公平的、不正当的，因为在他们自己的臆想中，别人"苛待"了他们。他们的愤怒情绪，是与这种观念相一致的。

在焦虑反应中，存在一种类似于抑郁症中所观察到的对未来不愉快事件的预期（对未来的消极预期）。然而，正如前文所提到的，一方面，抑郁症患者认为自己已经受到了损害，他们对未来的看法从本质上来说只是对现状看法的一种复制；另一方面，焦虑症患者虽然也预期到某些潜在的伤害性体验，但仍能够保持一种积极的自我认识。而且，与抑郁症患者不同，他们能够预期到未来的某些体验会是令人愉悦的，至少某些努力会可以获得一个良好结局的。

一些患者也许会表现出抑郁三要素中的两种成分，而没有第三种。因此他们会体验到抑郁症的一些典型症状，但依然不足以诊断为临床抑郁症。一位平时精力充沛并且乐观的女士抱怨自己数月以来都沉浸在一种强烈的厌倦感与疲劳感之中。她感到精疲力竭以至于一天中的大多数时间都躺在床上，并进行最小限度的躯体活动。在面谈过程中，我们获得了以下资料。她认为自己是个负担，有着无法解决的难题：一个以自我为中心总是对她提出很多要求但却毫不在乎她的需求的丈夫，各种各样的家庭难题（对世界的消极看法），她看不到任何可以帮她脱离困境的方法（对未来的消极看法）。但是，她仍然能够保持一种对自己的积极看法，事实上，她将自己遇到的难题都归咎于她丈夫的缺点。在短暂的心理治疗过程中，一些家庭难题得到了解决，她也能与丈夫建立起更为有效的相处方式。此时，她对自己家庭以及婚姻的消极看法消失了，她极端的疲劳感也随之消失了。她又重新变得外向、快乐并且充满活力了。

其他患者可能也会表现出一种消极的自我概念，也倾向于消极地解释他们现在的经历，但对于未来，他们仍然保持了一种积极的看法。他们感到很难受，但同时仍然期望自己以后的命运能够得以改善，因而能够积极地保持不断努力。换句话说，他们虽然表现出了抑郁症的某些情绪症状，但并未体验到与抑郁症相联系的动机症状和躯体症状。因此，他们不能被诊断为抑郁症。

以上所描述的精神疾病显示出扭曲的概念形成。这些扭曲构成了思维障碍的一方面。作为常用的术语，思维障碍通常还包含了除认知扭曲之外的广义损伤，这种损伤被 Bleule 用"联想松弛"来描述。对患者言语行为的因素分析研究发现存在两个独立的因素。[31] 其中一个因素与正常思维过程的破坏有关，包括一些特征，例如不相关的反应、不连贯的想法、模糊不清或奇特的词语或语法的使用。这个因素可以称为"概念性混乱"，是精神分裂症的特征。另一个因素似乎是与思维内容的扭曲相关，而与思维混乱无关。第二个因素似乎既是神经症的特征也是精神病的特征，是和本章所描述的认知三元素相关的。

精神障碍的认知分类

思维障碍绝非仅限于抑郁症，而是精神病理学的一种普遍特征。对思维障碍的具体内容作出清晰的描述有助于我们对各种不同的精神障碍做出鉴别诊断。此外，仔细评估认知障碍的程度有助于我们将神经症与精神病区分开来。

神经症

大多数情况下，神经症可以根据思维内容区分出来。而在某些情况下，额外的特征是很重要的。例如，产生某种症状是否必须在某种特定情境下，比如恐惧反应；异常行为是不是一项基本的标准，比如强迫症（见表 12-1）。

表 12-1　根据认知内容对神经症及其一类障碍进行区分

反　　应	特异的思想内容
抑郁	对自身、世界以及未来的消极观念
轻度躁狂	对自身、世界以及未来夸大的积极观念
焦虑	对个体危险的观念
恐惧	与具体的、可避免的情境相联系的危险
转换（癔症）	行动或知觉异常的观念
妄想	虐待、迫害、不公的观念
强迫	重复思维（通常是警告或怀疑）
强制	做出某一特定动作以减轻强迫性怀疑的自我控制

1. 抑郁症

其思维内容涉及个人缺陷、不可能的环境要求和障碍以及虚无主义预期的相关想法。因此，患者体验到了悲伤、动机缺失、自杀意图以及焦虑不安或迟缓。

2. 轻度躁狂

其思维内容与抑郁症截然相反。主要的认知模式是夸大地看待个人能力、轻视外部干扰并且过分乐观的预期。这种模式引发欣快感、驱动力增强以及过度活跃。

3. 焦虑

此概念的内容受个体危险的主题所控制。相比只在具体的、可回避的情境下体验到危险的恐惧症患者，焦虑症患者持续不断地感到危险并因此不断地产生焦虑感。

危险可能被视为来自内部：一名结肠过敏的患者感到持续的焦虑，因为他认为自己可能得癌症了。而刺激也可能来自外部，一个患者将每一个响亮的声音都解释为一种灾难的信号：一声警报响意味着她的房子着火了，一辆汽车发动的回火声表明有人要射杀她，一架飞机的噪声则让她想到了核袭击。另一名患者总是害怕被家人、朋友甚至是陌生人拒绝，结果她产生了持续的焦虑感。

4. 恐惧症

恐惧症患者预期在某些特定的情境下的一些身体上或心理上的伤害。如果他们避开这些情境，危险就会被避免而他们的心情也会平静下来。当暴露在刺激情境下时，他们则会反映出焦虑神经症的所有典型症状。

对于恐惧情境的认知反应可能通过纯粹的言语形式或意象形式表达出来。一个对桥恐惧的患者可能会有这样的想法："桥马上就会倒塌。"另一名患者可能会产生大桥坍塌、自己被埋在废墟之中的视觉影像。

对常见的恐惧情境所产生的典型认知有：电梯——"我开始感到窒息了"；高处——"我可能会跳下来""我可能会掉下来，"或者"可能会塌下去"；隧道——"墙可能会塌下来"或者"没有足够的空气可以呼吸"；船——"它开始下沉，我将被淹没"。

5. 躯体化

在转换（歇斯底里，癔症）反应中，患者会误以为自己患上了特殊的躯体障碍。由于这种想法，他们体验到了与错误的器质性病理学概念相一致的知觉异常或行动异常。他们的症状是这种特定想法的表现，而且通常与实际伤害所引发的症状不一样。

Charcot[32]曾引用了一名患者的案例。这名患者卷入了一起街头事故，并且（错误地）以为车从他的两条腿上压过。随后他的双腿发展成了癔症性瘫痪。有时，症状是基于患者对自己实际损伤的一种错误诊断而形成的。一名战士腿上受了枪伤，随后发展成了"袜子"感觉丧失症：他认为子弹已经割断了自己腿上的神经。而当别人向他证实他腿上的神经依然完好无缺时，他的感觉丧失症就消失了。患有癔症性运动麻痹的患者认为自己身体的一部分是瘫痪的，因此并不试图移动它：事实上，这种患者总是抗拒检查人员移动他们"瘫痪的"部位的尝试。

我们有可能证明，不只是癔症型知觉和行动瘫痪，还有痛觉过敏以及过动反应都是基于对生理病理学的错误观念而形成的。当我们通过建议、催眠或是再教育的方式改变这些错误观念时，症状就会消失。

6. 妄想

妄想反应的基本特征是按苛待、虐待或迫害的想法来曲解经验：一名患者听到别人在窃窃私语，他就认为别人是嫉妒他，正在说一些有损他名誉的话。一名学生在考试中得到了一个很低的分数，他便立即认为是老师对他有偏见。

焦虑型的妄想症患者认为自己没有能力应对别人的阴险行为，他们认为那些威胁过于强大，自己无法抵挡，想要逃避。敌对型的妄想症患者体验到的是愤怒而不是焦虑，这是因为他们面对明显的歧视或不公时并不会感到无助，他们想要对迫害者进行反击并且维护自己的权利。

7. 强迫与强制

强迫观念也许可以定义为具有相同或相似内容的周期性循环思维。其内容通常涉及某种形式的怀疑或警告所传达出的风险或威胁："我关掉煤气了吗""我能够讲话吗""我可能会因为灰尘而染上某种疾病""我的眼镜歪了""我的眼睛上可能长了一个斑点"。

强迫行为以强迫观念为基础并通过行为表现出想要减轻强迫性怀疑或担忧的企图。一名患有强迫洗手的患者在每次例行洗手之后都会产生这样的想法，"我没有把所有脏东西洗掉"。另一名强迫症患者对于其他人来说看起来很奇怪：每当有任何人接近他时，他都会强迫性地把头转到一边去。还有个患者每次觉得自己家将要遭遇不幸时都会从一数到九，她认为数字代表了一种有魔力的东西，可以避免灾难。

Salkovskis 等人[33]检验了这种解释侵入性认知方式的效应。他们在患有强迫症、其他焦虑性障碍患者及非临床控制人群中进行了责任信念的评估。他们发现：患有强迫症的人对于引起或防止可能出现的伤害有着夸大的个人责任感。[33]

精神病

精神病的思维内容与神经症相似。精神病性抑郁反应与神经症性抑郁症中的认知扭曲的主题是相类似的；躁狂反应与轻度躁狂症是相似的；偏执狂与偏执型精神分裂症的偏执反应和神经症的偏执状态上是相似的。尽管神经症和精神病的基本主题也许是相似的，但在精神病中的具体内容通常更为极端而且更不可能发生。神经症性的抑郁症患者可能将自己视为罪人或者是社会上不受欢迎的人；而神经病性的抑郁症患者则可能认为自己是魔鬼，或身上散发出令人厌恶的气味。

把神经症和精神病区分为不同大类的差异在于后者会出现更为显著的认知障碍，其错误的想法更加强烈，强制性更强也更为封闭，其概念性错误（任意推测、选择性抽象以及过度泛化）的发生也更为频繁且更加极端。另一方面，其扭曲也更为顽固；而且患者客观看待自己的能力也受到了损伤。简而言之，患者产生了妄想。

精神分裂症与其他精神病也许可以通过正常思维过程的损伤来加以区分。正如前文所提到的，Overall 和 Gorham 给以不相干的、模糊不清的、不连贯的或是奇特形式的言语反应为特征的这些因素贴上了"概念混乱"这一标签。在认知扭曲内容的基础上，一名患者被诊断出精神病性的抑郁反应、躁狂或偏执；如果出现了概念混乱，那么可以诊断为情感性精神分裂症或偏执型精神分裂症。如果出现了概念混乱但没有一致性的扭曲，那么可以诊断为简单型精神分裂症。

本章小结

我们试图阐明抑郁症中形形色色的现象之间的关系，如认知、情绪、动机以及躯体上的。一个主要的因素似乎是特殊认知模式的激活，将思想转到了脱离现实的特殊频道上。因此，患者坚持作出消极的判断以及对某些事坚持错误的理解。这些曲解可以归类为三要素：对体验的消极解释；对自身的消极评价；以及对未来的消极预期。

认知扭曲引发了抑郁症特色性的情绪症状和动机症状。对经验以剥夺的方式进行的曲解导致了悲伤感，就好像真的被剥夺那样。不切实际的消极预期导致了绝望感，就好像这种预期是基于现实的一样。同样，对世界、自身以及未来的消极看法剥夺了患者的任何积极欲求，激起了患者避开这种明显的不愉快感的欲望，加剧了患者的依赖意图，唤起了患者寻求逃避的想法。

抑郁症患者的一些躯体症状也许可以归因于他们建构自己经验的方式。一方面，迟缓反应也许可以视为消极顺从、无价值感以及无意识动机缺失的结果。另一方面，焦虑不安似乎与患者寻找方法逃离自己所认为的绝望情境的疯狂愿望相关。

通过使用认知内容及认知障碍的程度作为诊断标准，我们也许可以更准确地对精神病障碍作出鉴别诊断。根据自我贬低、自我提高、危险、运动异常和知觉异常以及迫害等主题，我们也许可以分别对抑郁、躁狂、焦虑反应、转换反应以及妄想反应作出诊断。基于更为严重的认知障碍，可以将精神病与神经症区分出来；而根据概念混乱，可以将精神分裂反应与其他精神病反应区分出来。

尽管理论上的进展是显而易见的，但很多问题仍然有待未来进一步的研究。其中贝克[19]确定了以下一些有待进一步研究的问题：①抑郁症可以预防吗？②什么因素引起并维持了消极思想偏见？③就某一特定个体而言，压力与个性间的相互作用是否能够预测抑郁症的易感性？④各种不同类型的有效治疗方法（例如认知疗法、药物治疗、ECT）是否存在一种"最终的共同路径"能够解释病情的好转是如何发生的？⑤某种治疗方法是否比别的能产生更为持久的疗效？（Beck，p.371[19]）对以上部分问题将在第四部分中给予初步的回答。

贝克抑郁理论的发展

抑郁倾向

永久概念的形成

在人生早期，个体发展了各种各样关于自身及世界的概念和态度。这些概念中的一些植根于现实，并组成了健康的个人适应基础。另一些观念则背离现实，并导致了对可能发生的、心理障碍的易感性。

人的观念，无论是现实的还是非现实的，都来源于经验，来源于他人传达的态度和意见，来源于认同。人们对自我、环境和未来的态度是处于抑郁症发病源中心的概念。这三类概念的形成过程相似，因此自我概念的形成可作为另外两类概念形成的范式。

人们的自我概念是人们关于自我的态度集合，这些态度有些是认同的有些是不认同的。这些态度的集合组成了人们基于与环境的互动而形成的概括。人们的自我概念来源于个人体验，别人的评价，以及对诸如父母、兄弟姐妹、朋友等关键人物的认同。

一旦一种特定的态度或概念形成，它就会影响后续的判断，从而变得更为牢固。例如，一个孩子无论是因为一次的失败还是因为被别人嘲笑笨拙而有了自己笨拙的概念后，他可能就会根据这个概念解释后续的经验。之后每当在任务中遇到困难时，他可能就会倾向于认为自己笨拙。而每一次的负性判断又会加强这个关于自我形象的负性概念。这样，一个循环就建立了：每次的负性判断会加固负性的自我形象，而负性的自我形象会促进对后续经验的负性解释，负性的解释又会进一步巩固负性的自我概念。除非负性的形象被消除，否则它将被结构化，即成为认知构造中的永久成分。一旦概念被结构化，即使它可能处于休眠状态，它也将会在个体中一直存在。它会成为一个认知结构，或者说图式。

"我是有能力的""我很迷人""我可以得到我想要的""我可以理解问题并解决它"，这些态度都是积极的（或者说自我提高的）自我概念。而例如"我很脆弱""我不优秀""我不值得被爱""我做的任何事都不对"，这些都是负性的（或者说自我贬低的）自我概念。这些负性的自我概念产生时会伴随着强大的抑郁力量。

积极和负性自我概念的核心决定了个人自尊的方向。当积极的自我概念被激活时，个体更亲切地看待自身，也就是说他们体验到一种自尊的提升。负性的自我概念被激活则会降低自尊。在雅各布森[1] 和 Bibring[2] 看来，个体自尊在抑郁中的角色是至关重要的。

价值判断与情感

自我概念所附带的价值判断或暗示与抑郁倾向相关。当人们对他们自己做出负性概括，例如很愚笨、不受欢迎或迟钝时，他们会倾向于认为这些特质是不好的、无价值的或不合需要的。他们可能会将他们对这些特质的厌恶扩展至对他们自己的厌恶，并将对这些特质的具体排斥转变为对自己的整体排斥。

像"好"或"坏"这样的概念属于"上级概念"。一个具体的特质一开始可能不会被认为是好或坏的，但可能会通过社会学习而被组织到这样的上级概念之下。之后，当人们认为他们自己笨拙时，"坏"的暗示会自动伴随这个判断出现。

像"坏的"或"不受欢迎的"这样的概念可以与情感反应紧密联系。当人们认为自己不好或不受欢迎时，他们很可能会体验到一种不愉快的情感，例如悲伤。而当他们认为自己受欢迎或令人钦佩时，则会体验到愉快的情感。例如"我很愚笨"这样的特定概念与负性情感之间的通路一旦建立，之后个体每次对自己做出负性判断时都会体验到不愉快的情感。同样，诸如"事情从不如我所愿"或"我从来就得不到我想要的"这类认知观念会与诸如沮丧、绝望这样的情感相互建立起联系。通过这种方式，认知学习就发生了。

特定易感性

抑郁倾向个体的易感性可归咎于其对自我、世界和未来的众多持久的负性态度。虽然这些态度（或概念）可能并不显眼，甚至在某些特定时间内察觉不出，它们一直以一种潜伏的状态存在，就像一个炸药包，只要条件合适就会引爆。一旦这些概念被激活，它们会主导个体的思维并导致典型的抑郁症状。

特定的抑郁易感性集合由一个相互联系的负性态度网络构成。一组态度包括人们对自己的负性概括，例如"我很笨""人们都不喜欢我""我身体虚弱""我没有个性"。这些概括与对这些特质的负性态度相联系，比如"愚蠢很糟糕""虚弱令人厌恶"。因此，这种自我概念与负性价值判断的联系导致了诸如"因为我很虚弱，所以我不好"或"因为我不迷人所以我一无是处"这样的负性态度。

负性概念只有与负性的价值判断联系起来才会变成病原性的。不是所有认为自己有生理、心理或社交缺陷的人都会认为这些特质不好或者排斥这些特质。我曾经见过一些智力和身体有缺陷的人，他们不会对自己的残疾附加负性的价值判断，也从不会表现出任何的抑郁倾向。某些具有令大多数人不快特质的个体甚至还为此得意。例如某个青少年罪犯就很得意自己是个坏蛋。

自我责备的概念是抑郁易感性集合的另一个成分。个体根据一种粗糙的因果概念认为他们要为自己的缺点和假设的不足负责。这种态度被表达为："都是我的错，我一直在犯错，我要为我的错误负责。"

抑郁易感性集合的另一组态度围绕负性期待的主题。对未来的悲观看法表达为这样一些态度："对我来说情况永远不会变好""我会永远都虚弱，任人摆布""我基本上是不幸运的，并且终将如此"。当这些态度开始活跃，他们就会产生抑郁中特征性的绝望感。许多人面对逆境泰然处之，并不会对未来感到悲观。许多患有长期慢性疾病或致命疾病的人也都乐观看待未来。与之相反，躁郁症患者明明预后良好却一致性地觉得自己好不了。

当抑郁易感性集合的所有成分都被激活时，下面的一系列事情就会发生。个体会将经验解释成个人的挫折，并将此挫折归咎于自身的某个缺陷；接着，会因为自己有此缺陷而认定自己毫无价值；责备自己不该有此特质并因此讨厌自己；他们认为此特质是自身的本质成分，因此看不到任何改变的可能性，并认为未来必然毫无乐趣甚至充满痛苦。

抑郁的沉积

具有上述认知态度集合的个体完全可能在青少年期或成年期发展成临床抑郁。该个体是否会确实发展成临床抑郁取决于是否在给定的时间里出现了必要的情境来激活那些抑郁易感性集合。

特定压力

在本书的第 1 版[5]中有如下的理论性陈述：

在儿童时期和青少年时期，具有抑郁倾向的个体对特定的生活情境敏感。创伤性情境最初导致了组成抑郁易感性集合消极态度的植入或增强。这些创伤性情境即日后能激活抑郁易感性集合的特定压力的原型。当个体遭遇使她回想起初创伤经历的情境时，她可能就会变得抑郁。这个过程类似于特定反应联结特定刺激的条件作用；一旦联结建立，与原始刺激相似的刺激就能引发条件反应（p.278）。

以上陈述已经被证明为可验证的理论，并且已经经过合理设计的实证研究得到大量的证实。Scheretal 等人[6]于 2005 年引用了上述陈述（p.505），对到当时为止由此理论引发的所有研究进行了全面的综述。他们发现有 18 个研究使用的是启动设计，即对图式激活状态下的易感人群进行研究。这些启动设计研究包括 Teasdale 和 Dent[7]、Miranda 和 Persons[8]、Miranda 等人 [9]、Ingram 等人 [10]、Hedlund 和 Rude[11]、Roberts 和 Kassel[12]、Dykman 等人 [13]、Gilboa 和 Gotlib[14]、Miranda 等人 [15]、Solomon 等人 [16]、Brosse 等人 [17]、Segal 等人 [18]、Taylor 和 Ingram 等人 [19]、Ingram 和 Ritter[20]、McCabe 等人 [21]、Gemar 等人 [22]、Murray 等人 [23] 及 Timbremont 和 Braet[24] 等人的研究。

除了 18 个启动设计研究之外，还有 11 个研究采用了纵向设计。这些纵向设计研究在较长时间内对被试进行跟踪，以检验其认知易感性与生活事件的交互是否可预测抑郁。Scher 等人评估以下一些检验贝克理论的纵向设计研究：Barnett 和 Gotlib[25]、Barnett 和 Gotlib[26]、Kwon 和 Oei[27]、Brown 等 人 [28]、Dykman 和 Johll[29]、Shirk 等人 [30]、Joiner 等人 [31]、Lewinsohn 等人 [32]、Abela 和 D'Alessandro[33]、Beevers 和 Carver[34] 及 Hankin 等人 [35]。Scher 等人 [6] 的结论是认知启动研究和纵向设计研究，目前都支持了成人的认知易感性理论，对于儿童的证据正在出现。

为了通过实例进行详细说明，刺激情境和反应之间的联系可以举例如下：一位成功的女企业家说她总觉得自己比不上她的同学，因为她的同学都来自富裕家庭，而她出身贫寒。她总感觉到明显的差异和不被接受。长大后，当她和比她富有的人在一起时，她会有"我不属于这""我不像其他人那样优秀""我是一个社会弃儿"等之类的想法。这些想法还伴随有短暂的悲伤感。在她事业的某个阶段，她曾被选入一家公司的董事会。她认为其他董事都是来自"轨道的正确方"，而自己则来自"轨道的错误方"。她感觉自己不如其他的董事，因而陷入了好几天的抑郁。

那些可能会降低个体自尊的情境是常见的抑郁促成剂。一些已经在临床实践中观察到的此类情境包括考试失利、被爱人抛弃、被联谊会排斥以及被解雇等。

另一种可能会促成抑郁的情境是在通往重要目标的路上遇到阻碍，或陷入无法解决的困境。一位女士应征入伍而被迫放弃进入医学院学习的计划，她因此而变得抑郁。一个男性士兵被派遣到加拿大的偏远地区，因为面对可能遥遥无期且毫无乐趣的未来而陷入了抑郁。一位男士夹在未婚妻与父母的矛盾中间。他的未婚妻坚持要么结婚，要么分手，而他的父母坚决反对这门婚事。他因此感到绝望，甚至想要自杀。

　　有时促成抑郁的事件是一种生理疾病，或一种会引发身体机能退化和死亡念头的身体异常。一位女士看到自己的尿液带红色，就觉得自己得了癌症。虽然医生给她做了一系列详尽的检查并确认其身体无恙，她却更坚信自己已经患癌，并变得更加抑郁。她预想自己的身体状况会持续恶化，感到自己毫无价值，对每个人来说都是负担。

　　一位男士得了轻度关节炎。他把它视为可导致残疾的疾病，想象自己会完全卧床不起。他预想到自己将要过一种自己无法动弹、毫无乐趣的生活，而变得越来越绝望和焦虑。

　　这些情境在多数人身上可能会带来痛苦或沮丧，但不会导致抑郁。必须是对这种情境特别敏感并且具有抑郁易感性集合的个体才会有临床抑郁的反应。不抑郁的人在经受例如经济状况逆转直下或得知患有慢性病之类的创伤时仍然可以保持对生活中各个方面的兴趣。相反地，有抑郁倾向的人则会体验到认知域的缩小，并且会受到负性的自我评价和对未来的负性想法的持续轰炸。

　　抑郁似乎经常发生在一系列作用于特定易感性的压力情境而不是单个情境之后。虽然患者可能可以承受单个创伤，但敏感区域一定数量的连续打击可能就足以超过患者的忍耐极限。

　　在评估外部因素对促成抑郁的作用大小时遇到的一个问题是，这些因素经常是隐藏的。患者可能意识不到这些因素的运作，并可能经历了好几次抑郁发作而一直没有把自己的抑郁和相应的重复发生的创伤情境联系起来。一位女士连续三个夏天都经历了抑郁。每次抑郁从七八月份开始的，直到9月底才逐渐减弱。直到第三次抑郁发作，贝克才确定这位女士的每次抑郁都是在她儿子从大学回家过暑假后大约第5周开始。之后确定是她儿子对她抱有蔑视态度，并且这种蔑视在她没有意识到的情况下破坏了她的自尊。她儿子的这种连续的却又微妙的折磨使她陷入了抑郁直至她儿子返校。

压力 – 抑郁链中的基因影响

　　除了与认知易感性集合相关的特定压力存在之外，研究者还研究了基因影响来解释为什么只有某些人会对压力情境有抑郁反应。基因组成与生活中的压力事件相互作用的观点就是抑郁的体质理论的一个例子 [36, 37, 38]。我们来看一个

测试是否存在基因 - 环境交互作用的流行病学研究。在这个研究中个体对压力事件的反应是由个体的基因组成所决定的。[39]

该研究是一项前瞻性的纵向设计研究，样本涉及 1 037 个儿童（52% 为男性），分别在 3 岁、5 岁、7 岁、9 岁、11 岁、13 岁、15 岁、18 岁以及 21 岁时进行评估。到 26 岁时样本保持了 96% 的完整度。所有样本基于 5-HTTLPR 基因型分为三组。对参与者的压力生活事件例如工作压力、经济压力、健康压力以及人际关系压力进行评估并记录成一个生活历史日程表。三个基因型被试组在压力生活事件数量上无差异，因此没有证据显示基因型会影响压力生活事件的数量。26 岁时使用诊断访谈量表来确定过去一年中出现过的抑郁。[39]

压力生活事件对抑郁的预测作用受 5- 羟色胺转运体（5-HTT）基因的启动子区中的功能动态性的影响。拥有一两个短型多态性等位基因的个体与拥有两个长型等位基因的个体不同。确切地说，相比拥有两个长型等位基因的个体，拥有一个或两个短型基因的个体在面对压力时会表现出更多的抑郁和自杀行为或想法。然而作者们也意识到他们的研究并没有提供关于基因 - 压力交互作用的明确证据，因为可能频繁暴露于压力事件中这件事本身就可以被基因变异所调解。

按照相同的推测方向，Penza 等人[38]提出发展性的神经生物学机制可能可以帮助解释伴随儿童时期的虐待（比如身体方面、性方面或心理方面的虐待）或成人时期的压力（例如配偶的死亡）而观察到的递增抑郁易感性。在生命早期的神经可塑期，生活压力可能造成压力神经反应系统相对持久的高敏感度。这种高敏感度导致了暴露在后续附加压力时的高度敏感反应。[38]

Nemeroff 和 Vale[37] 指出，多数精神疾病，包括情感障碍和焦虑症，在本质上是多成因的，而不是由孟德尔遗传学的传统常染色体决定论所确定。包含促肾上腺皮质激素释放因子（CRF）的神经回路已经被认定为一种重要的压力 - 反应媒介物。早期生活中遭遇的不幸，例如孩童时期的身体虐待或性虐待，会导致以促肾上腺皮质激素为媒介的压力 - 反应机制中产生持久的变化，并大大提高具有相应遗传素质的人群发生抑郁的风险。

Heim 等人[36] 评估了关于"成长过程中的情感创伤如何塑造调控压力和情绪的大脑回路，并留下可能会增加成人罹患精神疾病可能性的生理性伤疤"的初期动物与人类研究（见第 9 章）。

非特异性压力

当个体暴露于任何一种压倒性的巨大压力时，即使这种压力并非作用于特定的敏感性，他也可能会产生某种形式的心理障碍。一位女士的丈夫和所有孩子都在一次车祸中丧生，她因此而变得抑郁。一位男士被错误指控犯罪并因此失去了工作，他逐渐变得抑郁。

有时抑郁不是被某一压倒性事件引发，而是随着一系列创伤事件逐渐产生的。一位法学教授可以在失去她认为自己应得的升迁机会之后又输掉最重要的诉讼案后仍然保持心理平衡，可当她发现自己的丈夫有了外遇时，她再也无法避开绝望的心情从而陷入了抑郁。

这些非特异性压力并非一定导致抑郁。根据个体的特定染病倾向，可能会产生其他类型的病理反应。遭受相同创伤情景的其他个体可能产生完全不同的心理障碍，例如偏执、焦虑或身心失调，也可能完全不产生任何心理障碍。

其他影响因素

染病倾向和诱发因素可能并没有包含发展成抑郁所需的全部条件。可能还存在其他尚未识别的影响因素。

其中一个这样的因素被称为心理性紧张。我观察到有许多长期过度负担或遭受过度刺激的患者对特殊的压力特别敏感。然而同样的患者对于同样的压力，在他们处于不紧张的状态时却变得可以忍受。

慢性压力影响的发展性研究

一项由 Hayden 和 Klein[40] 进行的研究支持了心理性紧张这一假设。为了尝试预测抑郁的过程和后果，他们对 86 名门诊病人进行了长达 5 年的跟踪研究。所有病人全都诊断有早发型（21 岁以前）心境障碍。基线评估的变量包括家族的精神病史、早期家庭不幸、轴 I 型和轴 II 型疾病、社会支持以及慢性压力。在跟踪研究中发现，与包括家族的精神病史、早期家庭不幸、轴 I 型和轴 II 型疾病等其他变量一样，慢性压力与高等级别的抑郁相关。

Dougherty 等人 [41] 将相同数据的分析扩展到 7.5 年的跟踪研究，以此检验了慢性压力、敌对亲子关系以及家族史的影响。每次评估前 6 个月内的较高慢性压力水平预测了抑郁的严重性。这个相关性受敌对亲子关系和家族史的影响。在跟踪调查中，亲子关系较差的个体，其慢性压力与递增的抑郁严重性相关。家族中更多成员患有情绪障碍的患者，不能由其慢性压力伴随时间推移而预测更高的抑郁症状水平。

遗传风险、前期抑郁发作与慢性压力

正如实际的临床抑郁案例那样，抑郁的复杂性不止于此。Kendler 等人[42] 所进行的一项有趣的研究评估了另外两个在预测压力与抑郁开始之间关系时必须考虑的变量：遗传风险和前期抑郁发作次数。许多研究结果表明，随着前期抑郁发作次数的增加，压力生活事件的报告与抑郁的再次发作之间的联系递减。换句话说，随着个人所体验的抑郁发作次数上升，根据生活压力因素预测其新一轮抑郁发作的能力下降。

Kendler 等人[42] 检验了遗传风险、前期抑郁发作频次及报告的压力事件之间的交互作用。具有高度抑郁遗传风险的人群，在没有前期抑郁发作及报告环境压力因素的情况下，频繁体验到抑郁。而对于抑郁遗传风险低的人群，随着前期抑郁发作次数的增加，压力与抑郁再次发作之间的相关会递减。由此，在没有压力事件的情况下的抑郁发作可以通过以下两种途径来解释：遗传风险和前期抑郁发作。

抑郁的人格结构

在前面的讨论中，抑郁的特征主要是使患者通过内省所辨别并报告给调查者的现象来描述的。例如自我概念和特定敏感性之类的结构很贴近数据，也就是说，这些结构可以很容易地从临床材料中推断出来，并不代表高级的抽象。

仍然有一堆问题需要回答。这些奇怪的抑郁性思维是如何成为主导的？为什么抑郁症患者即使在面对相反的证据时还是固执地坚持其痛苦的想法？想法与情绪之间的关系是怎样的？

为了回答这些问题，必须要提供更抽象、更具推测性的构想。本节内容的理论使用的并非患者实际体验到的实体（假设性概念）。这些实体是为了解释患者行为的规律和可预测性而公设出来的假设性概念，包括认知结构和能量。这里的构想并不打算提出对抑郁的全面解释，而是将被限制在一些大概的领域。在这些领域中具有相关的临床材料，足以保障一个正式的理论性阐述。

关于认知构造的文献

关于认知系统的研究在 20 世纪 50 年代开始受到越来越多的关注。相关的精神分析文献，特别是自我心理学领域的文献，已经由 Rapaport[43] 做了系统的评论和整合。从 Allport[44]，Bruner 等 [45]，Fes-tinger[46]，Osgood[47]，Sarbin 等 [48]，Harvey 等 [49]，和艾利斯等 [50] 作者所采用的各不相同的研究方法就可以看出，早期关于认知的心理学文献比较多样化。

正常思维的研究中产生的结构性概念在与各种精神病症相关的思维障碍中的应用有着明显的滞后。很少有人尝试从这些病症中构想出特别的认知构造。不过也有很多临床心理学家，提出了一些虽然没有明确定义，但已经具有认知结构特征的构造。这其中有弗洛伊德初级过程和次级过程的概念化[51]、霍妮（Horney）的自我意象概念[52]、罗杰斯（Rogers）的自我概念的构想[53]、凯利（Kelly）的个人概念理论[3] 以及艾利斯（Ellis）的自我暗示概念[50]。Harveu 等人[49]对包括抑郁在内的特定形式的精神疾病提出了最完整的概念化系统模型。

图式的定义

在对任一由千变万化的刺激组成的生活情境进行概念化时，个体会有很多选择来决定提取情境的哪些方面，以及如何将它们结合在一个统一的模式中。不同的人对特定的复杂情境有不同的反应，并可能得出截然不同的结论。

此外，一个特定个体对相似类型事件的反应倾向于表现出一致性。很多情况下这些习惯性反应可能是该个体所属文化的一般特性；其他情况下他们可能表现出因个体特有经验而产生的个性化反应。在任一事件中，概念化的刻板或重复性模式可以看作认知构造或结构的表现。

与短暂的认知过程相反，认知结构是认知构造中相对持久的成分。许多早期学者为解释观察到的认知行为规律而公设了认知结构的概念。皮亚杰的"图式"[54]，拉帕波特（Rapaport）的"概念化工具"[43]、Postman 的"类别"[55]、凯利的"个人结构"[3]、布鲁纳（Bruner）的"编码系统"[45]、Sarbin 的"模块"[48]、以及 Harvey 的"概念"[49]都是这种公设结构的例子。

在本节中，我们使用"图式"来命名认知结构，因为它的应用相对比较广泛且比其他术语更为人所熟知。英语与英国人[56]中把认知图式定义为"据推测由经验铭刻在有机体结构上的复杂模式。这些模式与呈现的刺激物或思想的属性结合在一起，决定了该刺激物或思想将如何被感知及概念化"。这个术语很宽泛，既被应用于如辨认一只鞋时进行的相对独立而具体的概念化所牵涉的小模式，也被应用于如种族偏见（会导致个体以不适宜的方式看待另一社会群体成员的行为）这样大的总体性模式。在本讨论中我们重点关注例如自我概念及本章前面部分所描述的易感性集合这样的较大、较复杂的图式。

图式是一种对作用于有机体的刺激进行拍摄、编码及评估的结构。环境通过这个模式被分解并组织为众多的心理对应面。基于图式的矩阵，个体得以适应于时空并以有意义的方式分类及解析自己的经验。[49]不论思维过程是否被即时环境情景所引发，图式无分别地引导这些思维过程。当一组特定刺激作用于个体，对应的图式就被激活。图式对原始数据进行浓缩及塑造，由此形成认知。在我们的用法中，认知指的是任何有言语内容的心理活动。因此，它不仅包括思想与判断，还包括自我指导、自我批评和言语表达的愿望。在认知的形成中，图式提供了概念化的框架，而特定细节则由外部刺激所填充。

认知活动可以脱离直接的外部事件而独立进行。图式既引导对外部刺激的认知反应，也作用于联想或反刍的意识流。因此，无论是对环境事件的即时反应，还是自由联想、白日梦、反刍和梦，图式的概念都被用于解释其中的重复性主题。

当言语反应只是标记某一独立的形体，例如一只鞋时，所用到的特定图式可能只是一个简单的语言分类。更为抽象的概念化，例如个体判断他人对自己的态度，则牵涉更复杂的图式。图式不仅包含可对刺激进行分类的复杂分类系统，还包括由前提、假设乃至完整的三段论所组成的结构化逻辑元素。例如，一个认为每个人都恨他的人会倾向于以此为前提来理解他人的反应。这样的图式参与到与各种精神疾病相关的错误、误解及扭曲当中。

图式包含与之前描述的易感性集合对应的内容。但图式是结构，所以它们也包含其他品质特性，例如灵活性与非灵活性，开放性与封闭性，可渗透性与不可渗透性，以及具体性与抽象性。它们可能在某些时候暂不活动，不影响思维过程，但当被激励后就会变得活跃，并在仍有一定能量时一直保持。随着外界输入类型的改变，特定的图式可被迅速激励或去激励。

图式的识别

图式最显著的特性是它的内容。其内容形式通常为与个人态度、目标、价值观和构想相对应的一般性概括。精神疾病中发现的特质性图式，其内容体现在典型的长期错误构想、扭曲态度、无效前提和不切实际的目标与期望中。

图式的内容可以通过分析个体结构化特定种类经验的特征性方式来推断；通过自由联想、反刍和遐想中的重复主题来推断；通过梦的特征性主题内容来推断；通过关于态度、偏见、迷信和期望的直接提问来推断；还可以通过个体在专门设计以考察有关自我及世界的刻板观念的心理测试中的回答来推断。

下例阐述了临床心理学家是如何了解图式内容的。一个高智商的患者报告说，每当有人让她解决一个难题时，她立即想到的是“我不够聪明来解决它”。在心理治疗访谈中，她频繁地表现出相同类型的反应。例如，当她被问到对一个梦联想到什么时，她就有这种反应。她的自由联想呈现出相同的主题，即她不够聪明。而对她的经历进行详细审查会发现，她的自我贬低是她生活中反复出现的模式。与之相反的事实是，她其实在解决问题的方面异常地成功。当被直接问及对自己智商的看法时，她回答说即使所有证据都表明她很聪明，她还是深信自己很愚蠢。在她的梦境中，她经常显得愚蠢、笨拙、失败。

分析这个心理案例大概可以得出这样一个结论：这位患者组织自身经验所用的特征性模式之一是以“我很愚蠢”这个观念为依据。这个想法对应一个特定的图式，该图式在她回应与她的智力相关的情境时反复被不恰当地诱发。

抑郁中的图式

抑郁人群的思维过程带有特定的典型抑郁性主题。他们对过去经验的解析、对正在发生事情的解释及对未来前景的展望，都分别显示出个人缺陷、自我责备、负性期待的主题。这些特质性主题不仅遍及他们对直接环境情境的解析，也弥漫在他们的自由联想、反刍和反射中。

随着抑郁的加深，他们的思维内容也越来越充满了抑郁性的想法。几乎任何外部刺激都能诱发抑郁性的思维。实际情境及其解析之间可能不存在逻辑联系。患者根据少得可怜的数据得出关于自身的负性结论，并根据他们特质性的偏见塑造自己的判断和解释。自我客观性随着对现实的扭曲与误解的增加而降低。

这种认知损害大概可以用"抑郁中特定的特质性图式在塑造思维过程中承担了主要角色"这样一个命题来进行分析。这些在非抑郁期间相对不活跃的图式会随着抑郁的发展变得越来越强大。它们的影响体现在患者思维的特征性失调中。

模式与心理病理学

像抑郁这样的心理障碍显示出影响多个心理领域的显著系统性认知偏差。[57, 58, 59] 多位理论学者总结说需要一个全局的或者更广泛的观点来解释心境障碍中的认知偏差。[60, 61, 62, 63, 64] 本节中我们提出并阐明"模式"（mode）的概念及其在理解精神疾病时的作用。

正如前面所讨论的，认知理论中临床综合征的结构性方面由图式组成。图式为现象性经验及相关的认知、情感和行为提供"结构"。在认知理论的概述中，各种各样的图式构成了组织心理活动和现象性经验所需的解释性术语。上述内容的一个元理论性暗示是：图式更应该理解为一种作用而不是一种客体。这些认知结构影响各种心理障碍的情绪、行为和生理等方面。图式在协调各种心理系统时互相关联的方式被称为"模式"。

模式与图式在作用的时间范围及由相应术语描述的复杂度或分析的水平多样性方面均有不同。从时间上看，图式是针对例如失败这样的事件的结构性决定因素。它们是个体对环境进行解析或反应时所采用的相对持久的或习惯性的方式。相反地，模式是根据个人背景和对事件的知觉而不同的图式集群的激活。

如本章前部分所写，与短暂的认知过程相反，认知结构（图式）是一个相对

持久的认知构造成分。类比于这种构想，在《精神障碍诊断与统计手册》第4版
中综合征与其发作期之间是有区别的。主要的区别在于发作期指的是各种症状的
同时表现，而综合征指的是各种症状的持久性质。在复杂性方面，模式包含处于
激活状态的各种系统（行为、情感、生理）。在抑郁的认知模型中，模式的概念
包含了为响应环境需求而激活的各种成分。它指的是各种心理系统的综合作业。对
各种模式及其特性的更详细讨论（例如释放、建设、未成年）参见贝克的研究。[58]

扭曲与误解

抑郁症患者表现出某些不合逻辑的思维模式。导致对现实歪曲的系统性错
误包括任意推断、选择性抽象、过度概括、夸大和错误标签（见第10章）。这种
不正常的思维可用特质性图式的极度活跃来理解。

当试图预测对某一刺激情境的反应时，很明显存在很多可用来解释情境的
方式。最终的解释取决于选择哪种图式来为概念化提供框架。对刺激进行抽象、
综合和解释的特定步骤取决于被激活的特定图式。正常情况下会发生一个匹配
过程以保证特定的外部环境诱发与之适合的图式。在这种情况下，虽然经图式
与刺激交互而得出的认知结果会存在一定的个体间差异，但总会是对现实的相
当准确（真实）的表示。然而，在抑郁和其他类型的心理疾病中，原本井然有序
的刺激－图式匹配过程被极度活跃的特质性图式的侵入所扰乱。这些图式因其
更为强大的力量而替换掉原本更为恰当的图式。其解释结果对现实的偏离程度
就取决这些图式对刺激情境的不适合程度了。

随着这些图式变得越来越活跃，它们能够被与它们不太一致的刺激所诱发
（刺激泛化）。刺激情境的所有细节中只有那些与图式兼容的部分被提取出来，并
被以适合图式的方式重组。换句话说，不是以适应外部细节的方式选择图式，
而是以适应图式的方式选择性地提取及塑造细节。

固着（反刍）

中度或重度抑郁症患者倾向于苦思冥想诸如"我是个失败者"或者"我的
肠子打结了"之类的特质性想法。这些反复出现的想法与上一节中描述的那些

对外部情境的反应大致是相同的。这些特质性的图式持续地产生抑郁性认知，非抑郁性的认知因此被排挤到没有容身之处。[5]

随着抑郁的发展，患者失去了对自身思维过程的控制，也就是说，即使在他们试图关注其他事物时，抑郁性认知仍会侵入并占据中心位置。此外，患者无法抑制或暂时性地摆脱这些想法。这些抑郁性的图式是如此强大，患者无法激励起其他的图式来撼动这些图式的主导。

关于固着（反刍）作为抑郁中一个重要因素的理论已经引起了越来越多的关注来对其进行检验。[65, 66]Nolen-Hoeksema 等人 [67] 猜测这种逐渐增加的反刍是女性比男性更易抑郁的部分原因。他们研究了近 1 100 名以社区为基础的成人，发现反刍（伴随更消极的环境和低掌控力）在女性中更常见，并可调解不同性别在抑郁症状上的差异。此外，①长期的紧张和反刍有交互作用，②低掌控力是导致反刍的部分原因，③抑郁症状是导致反刍和掌控力随时间推移而减弱的部分原因。[65] 对抑郁症状的反刍据发现可以预测新的抑郁发作，并可能是同时兼有焦虑和抑郁症状患者的独有特性。

客观性的丧失

在轻度抑郁阶段，患者能够客观看待自己的消极想法。并且即使患者可能不能完全摒弃这些想法，他们至少还可以对这些想法作出修改。例如，他们可以把"我是个彻底的失败者"的想法改成"我也许的确在很多事情上遭遇了失败，但我还是在许多事情上获得了成功"。

到了更严重的阶段，患者连考虑他们的想法或理解是否可能存在错误都变得很困难。他们发现考虑对立的证据或其他解释是一件很困难甚至不可能的事。那些特质性的图式变得如此强大，它们阻碍患者回想起任何与之不符的事件。

一位非常成功的科研学家一直有一种"我是个彻底的失败者"的想法。她的自由联想大部分是关于她是多么差劲、多么无能、多么失败的想法。当被问到过去表现时，她无法回忆起任何一个否定她是失败者的经历。

这个案例中，带有例如"我是个失败者"之类内容的图式加工了她的经验的原始数据，并歪曲了数据使之与图式的内容相符。无论是回忆过去、评估现状或预测将来，她的想法都带着这种图式的烙印。

客观性和现实检验能力的丧失也许可以用抑郁性图式的极度活跃来理解。这些图式上附着的能量远大于认知构造中其他结构所具有的能量。因此，这些特质性图式常会干扰那些涉及推理及现实检验的认知结构的运作。

由这些极度活跃的特质性图式产生的认知异常的引人注目、生动、貌似合理。非抑郁性的认知与抑郁性的认知相比常常显得无力。在浏览情境的各种可能性解释时，打动个体的是强度最大的想法，而不是最现实的想法。

在重度抑郁的情况下，认知过程可被比作梦境。当个体正在做梦时，梦的意象完全占据了现象域而被当作现实。如果他们试图在熟睡时评估梦的真实性，他们通常被迫接受那是现实。

情感与认知

第 12 章总结了抑郁症患者的特征性想法和情感，并指出想法和情感之间存在确定时间上的连续关系。我们进一步注意到，它们之间存在逻辑一致性，也就是说特定的情感与特定的思想内容保持一致。

根据这一临床观察派生的假设是，情感反应是由个体构造自身经验的方式所决定的。因此，如果某个个体对情境的概念化有不愉快的内容，那么他就会体验到相应的不愉快情感反应。

一个情境的认知构造或概念化取决于其引发的图式。所以特定图式与对应情境的情感反应有直接关系。由此，我们假设图式决定情感反应的特定类型。如果图式是自我贬低的，与之相联系的就是悲伤的感受；如果图式与对个人的预期伤害有关，则会产生焦虑。例如生气和高兴等其他情感与图式内容的关系也与此类似。Roseman 和 Evdokas[69] 已经为评价与所体验到的情感之间的关系提供了实验证据。

在例如抑郁这样的临床综合征中，认知过程与情感反应之间的这种关系是容易识别的。当情感反应与特定刺激情境看起来不相称时，这种不一致可以归因于被诱发的特定图式。因此，抑郁症中自相矛盾的忧郁来自起作用的特质性图式。这可以通过以下的案例来说明。某位抑郁症患者每当被表扬时就痛哭流涕。她的支配性态度（图式）为她是一个骗子。任何表扬或其他良性评价都会激发这种想法。受到表扬在她看来是她一直欺骗别人的确凿证据。

特定类型的抑郁性情感与特定的思维模式类型相关。因此，具有与被遗弃、挫败、不受欢迎或玩忽职守相关的内容的图式就会分别产生孤独感、挫败感、卑微感或负罪感。较严重的抑郁症患者中愤怒情绪的相对缺乏，尤其是在处于会一致性在其他人群中引发愤怒的情境中时的愤怒情感的相对缺乏，可以归因于患者用假想的自我不足来概念化情境的倾向。一种当前流行的对抑郁中明显愤怒的相对缺乏的解释是，这种情感其实在抑郁中存在并且被放大，但是又被压制或反转了。这种解释似乎贴近数据。支配性图式的主题是抑郁症患者是能力不足的或是应受谴责的。从这个假设出发，患者被迫接受这样的结论：因为他自己假想的缺点或错误，被侮辱、被虐待和被剥夺是理所当然的。懊悔而不是愤怒就源自这样的概念化。

在以具有异常强度的特定情感为特征的其他临床综合征中，都有与情感相对应的其他支配性认知模式。焦虑症患者演示了对与个人危险相关的图式的支配性及不当使用。支配充满敌意的偏执狂图式则是与他们因为感觉受到虐待而责备他人相关的。躁狂症者受积极自我评价的图式影响。

可以推断，一旦这些特质性图式开始运作并产生了某种情感反应，图式又会反过来被情感所影响。有可能存在一个图式刺激情感、情感增强图式活动的循环机制。[5] 例如，有些证据显示对负性信念的认可受心情状态的影响。[8, 9]

反馈模型

到目前为止的讨论将认知结构与情感之间的关系看作一种单向通道，即方向是从认知到情感的。但是可以设想认知与情感之间存在交互作用，情绪也可以影响思想内容。关于相互增强系统[70]的构想能够为抑郁中观察到的现象提供一个更完整的解释。这个系统的运作可介绍如下：假设一个不愉快的生活情境触发了与失去、自责及负性期待相关的图式。当图式被激活，这些图式就引发了对与之相连的情感结构的刺激。情感结构的激活引起抑郁的主观感受。这些情感结构反过来进一步刺激与其相连的图式,因此加强了这些图式的活动。因此交互作用由图式与情感结构双向组成。这个模型可以解释抑郁中的恶性循环:患者的想法越消极,他们的感觉越糟糕。他们的感觉越糟糕,他们的想法就更消极。

通过将能量的概念合并到这个模型中可以在推测的领域走得更远。讨论结构和过程时很难避免要引入能量的概念。这样的概念常常是模糊且难懂的,它们在人格理论中的用处和有效性受到强烈的质疑。在 1962 年一个由美国心理分析协会主办的研讨会中,对心理分析理论中固着能量概念的适当性存在很大的分歧。然而,这个概念仍在许多各不相干的心理学理论流派中使用。例如,Floyd Allport[44] 在其关于知觉与认知过程的构想中大量使用了能量的概念。假设最初图式的激励是某种心理创伤导致的结果。此认知结构的激活导致了对情感结构的刺激。情感结构的激活导致了能量的迸发,这种能量的迸发被个体体验为一种痛苦的情感。接着能量回流到认知结构并增加了附着于此认知结构的能量数量。这又进一步促进了情感结构的神经活动。

当然,要使讨论摆脱猜测的领域及确定此构想是否具有实际用途需要更进一步的数据。

在发展期,具有抑郁倾向的个体获得了某些关于自身、外部世界和未来的负性态度。由于这些态度,他们变得对某些特定的压力例如被剥夺、被打败、被拒绝尤其敏感。当暴露于这些压力时,他们的反应带有与之不成比例的个人不足、自责和悲观的想法。

这些特质性的态度代表了被称为图式的持续认知模式。图式影响个体适应环境、辨别和标记特征以及概念化经验的方式。

抑郁中的特质性图式由关于个人价值、个人特征和表现或健康的负性观念构成,还包括虚无主义的期望。当这些图式被诱发时,它们塑造思维的内容并导致悲伤、内疚、孤独、悲观等典型的抑郁性情感。这些图式在无症状时期大部分是不活跃的,但当抑郁发作时就会激活。随着抑郁加深,这些图式渐渐控制了认知过程。它们不仅替换了更合适的图式,还破坏了与获取自我客观性和现实检验相关的认知过程。

我们认为情感反应可以促进这些特质性图式的活动,并由此加深抑郁中的恶性循环。抑郁中愤怒情绪的相对缺乏可能是由于责怪他人的图式被替换成了自我责备的图式。

第四部分

抑郁症的治疗

第 14 章 CHAPTER 14

躯体治疗

　　本章将阐述情感障碍的躯体治疗的发展与现状。我们将描述不同结论和关键问题，而非关于治疗的概括性指导。这样的概述将对那些向实习精神科医生提供更加直接的临床指导材料进行补充。[1, 2, 3]

　　本章包括的主题有：①药物治疗的历史和发展，②方法论的难题和科学争议，③难治性抑郁症的转换和增强策略，④电休克疗法（ECT）的早期发展和现状。我们注意到，有些药物一直沿用至今，如三环类药物和 MAO 抑制剂。更为近期的药物，包括 5- 羟色胺再摄取抑制剂（SSRIs），存在药理问题和争议。

　　我们描述了评估抗抑郁药物时的方法论难题，如安慰剂控制的争议，对副作用也进行了回顾。在强调新的药物种类（如 SSRIs）具有更高安全性的同时，也探讨了这些药物对重度抑郁症的相对疗效。最后，我们考虑了最有前景的创新和发展方向，如经颅磁刺激（TCMs）和药物基因组学。

药物治疗

　　抑郁症的药物治疗至少和 Homer 一样古老。《奥德赛》中记载，潘尼洛普[⊖]通过服药以减轻丈夫离世带来的悲伤。从历史上看，有两种药物已经在精神分裂

───────────────
　　⊖　Penelope，战神尤利西斯的妻子。——译者注

症患者身上得到了验证，然而，电休克疗法治疗冷漠和抑郁的效果优于对其他临床症状的疗效。[4, 5] 第一个大类中的异丙烟肼，已被证明能够阻止接受利舍平的小鼠进入镇静状态；1955 年，这种药物也被用于治疗肺结核，效果良好。对丙咪嗪及其衍生品的兴趣是因为它们的结构与吩噻嗪类似，后者已经成功应用于精神分裂症的治疗。异丙烟肼作为抗抑郁药物，在第一个测试中似乎是有效的；令研究者惊讶的是，丙咪嗪似乎对以抑郁为主的患者的疗效远远优于对以精神分裂症为主的患者的疗效。

三环类抗抑郁药物和单胺氧化酶抑制剂（MAO 抑制剂）于 1957 年被引入。表 14-1 中列举了这些药物，以及其他众多在抑郁症治疗中被证实有效的化合物。

表 14-1　抑郁症治疗中使用的药物

通用名称	商　标　名	通用名称	商　标　名
		烟肼酰胺	尼阿密
三环化合物		硫酸反苯环丙胺	反苯环丙胺
丙咪嗪	盐酸丙咪嗪	异烟酰异丙肼[①]	异丙烟肼
去郁敏	地昔帕明		
	波特芬	**精神兴奋剂**	
阿米替林	盐酸阿密林	安非他命	
去甲替林	去甲替林	安非他命	苯丙胺
		右旋安非他命	右苯丙胺
单胺氧化酶抑制剂		甲基安非他命	甲基苯丙胺等
苯乙肼	苯乙肼	哌甲酯	派甲酯
异卡波肼	马普兰		

①不再使用。

三环类药物

早期研究

早期研究的方法论问题一直持续到今天，下面将进行详细讲解。这里列举的早期研究显示了药理方法治疗情绪障碍的发展历史。存在的主要问题是，是否存在这样的药物，它们对抑郁症的症状、过程和临床复发的效果优于安慰剂效应。当我们发现后期的研究结果与先前的结论相悖或相符合并详细阐述了早期研究之后，上述问题的答案也就显而易见了。

丙咪嗪是首个研究透彻的抗抑郁药物。Brady[6]、Cole[7]、Klerman 和 Cole[8] 以及弗里德曼等人[9] 首先对比了在双盲研究中丙咪嗪与安慰剂的有效性。结合

Brady 对住院和门诊患者以及弗里德曼等人对住院患者的研究，得到了呈现均匀分布的积极和消极结果[6, 9]。相反地，Cole 和 Klerman 得到了一个支持积极结果的明确加权。[7, 8]

Klerman，Cole 与 Brady 的研究中存在的部分差异可以用两个因素加以解释。第一，Klerman 和 Cole 没有进行 Brady 的三个负性研究，同时，Klerman 和 Cole 的研究中包含了 1964 年发表的 7 项研究，此时 Brady 的研究已经完成了。第二，在 Klerman 和 Cole 的许多研究中，丙咪嗪的优越性是微弱的，缺乏统计学意义；而在 Brady 的研究中，积极结果在 5% 的水平上是显著的。[6, 8]

［注意：Klerman 和 Cole 的研究发表 35 年之后，Quitkin 等人[10]得到了广泛的融合结果支持这样的结论：抗抑郁药物的有效性高于安慰剂效应："这些概述与 Klerman 和 Cole[8]于 30 年前得到的结论类似，即丙咪嗪的整体效果优于安慰剂"（p.328）。]

Cole 对住院患者进行了 15 项研究。弗里德曼等人对精神病性抑郁症住院患者进行了 21 项研究。两个人的研究存在一个重要差异，弗里德曼等人的 4 项研究的结果更加负性。这说明，除了他们的研究结果，丙咪嗪对抑郁症住院患者的效果并没有比安慰剂更好。[7, 9]

学者都试图从方法论的角度评价先前的研究。Cole 和 Brady 批判了消极的研究，以及弗里德曼和 Wechaler 等人质疑丙咪嗪积极效果的负性研究。[6, 7, 9, 11]Cole 和 Brady 表示，负性研究的样本量太小，而弗里德曼用同样的理由批评了正性研究。韦克斯勒等人回顾了控制和非控制的研究后发现，研究结果与样本大小无显著相关。[11]此外，Davis 指出，负性研究使用的剂量往往太小；Klerman 和 Cole 表示，用量的影响是未知的，并且韦克斯勒及其同事称研究结果与剂量大小不存在相关。Davis 认为负性研究的患者过于经久难治，而 Brady 说他们过于异质。[12, 8, 11, 6]

通过检验控制和非控制的研究，韦克斯勒及其同事发现，丙咪嗪对初期抑郁症的效果明显更好。Klerman 和 Cole 只检查了控制研究和双盲研究，确实发现初期抑郁症与慢性抑郁症之间存在差异。弗里德曼等人推测，在许多研究中观察到的进展也许只是前两三个星期内加速的自发缓解。

单胺氧化酶抑制剂

早期的评论对比了 MAO 抑制剂与安慰剂的效果。相较于丙咪嗪，对 MAO

抑制剂疗效的事实和观点存在更多争论。学者们至少发现一种 MAO 抑制剂是有效的，但究竟是哪一种则莫衷一是。Hordern 认为，撤出美国市场的异丙烟肼是最好的 MAO 抑制剂，而苯乙肼是能够得到的最好的抑制剂。Davis 也认为苯乙肼是最好的，Cole 则认为苯环丙胺是最好的。韦克斯勒在他的评论中阐述了除尼亚酰胺外其他 MAO 抑制剂的平均进展，进展幅度不大。[5, 12, 7, 11]

对于三环类抗抑郁药，Fiedorowicz 和 Swartz 于 2004 年指出，精神科医生对 MAOIs 的使用在过去几十年中不断减少。[13] 导致这种现象的因素包括①开发出的新药物，如 SSRIs（见下文），②副作用，③食品和药物相互作用，④医生使用 MAOIs 的经验不足。尽管如此，Fiedorowicz 和 Swartz 认为三环类抗抑郁药物仍有用途，因为研究已经扩展了 MAOI 的饮食，并且用于预测有效果的具体症状也更加明确了。[13]

选择性 5- 羟色胺再摄取抑制剂

对 1991 年抑郁症的药物治疗进行回顾时，Potter 等人 [14] 表示，最初的三环类抗抑郁药物（TCAs）仍然是最适合重度抑郁障碍病人的药物。来自英格兰卫生署的数据显示，至少到 1996 年止，TCAs 的使用量并没有因选择性 5- 羟色胺再摄取抑制剂（SSRIs）的引入而下降，而抗抑郁药物的处方量总体有所增加。[15]（注意：后面提到，Stafford 等人 [16] 发现在美国范围内，SSRIs 的处方率更高，而使用 TCAs 的频率较低，这是基于 2001 年全国代表性调查办公室对精神科医生的调研。）

结合当时的两种观点，Potter 等人认为新的 SSRI 抗抑郁剂，如氟西汀（百忧解），对于治疗严重的抑郁症患者效果欠佳。他们进一步认为，基于当时可用的数据，SSRIs 只能针对某些特殊情况下的初始治疗。有学者认为有些患者对三环类药物不耐受，或担心其副作用可能会对诊断出的生理疾病产生严重影响。同时，他们提出，当 SSRIs 对另一种精神障碍（如强迫症）产生并发的治疗反应时，可以使用新的抗抑郁药物。

Masand 和 Gupta [17] 回顾了 1990 ~ 1998 年发表的 5 种 SSRIs 的安慰剂对照组双盲研究，即氟西汀、舍曲林、帕罗西汀、西酞普兰和氟伏沙明。包括的研究旨在评估这些药物的疗效和副作用。

与 Potter 等人的观点相反，Masand 和 Gupta 认为，SSRIs 是治疗抑郁症和相关疾病的首选。由于它们的化学性质与三环类、杂环和其他第一代抗抑郁药不同，他们指出了 SSRIs 相较于第一代抗抑郁药的优点，包括①关于副作用的资料更全面，②过量使用的安全性，③耐受性，④患者的依从性。[17]

Masand 在研究中引用了一些研究，表明 SSRIs 比三环类抗抑郁药物（TCAs）更具成本效益。这一发现归因于患者更可能继续治疗并接受足够的剂量。他们指出，SSRIs 针对难治性抑郁症的功效可以与 TCAs、锂、兴奋剂和其他药物相比较。

抗抑郁药处方模式

Srafford 等人、Pirraglia 等人和 Ma 等人在美国范围内进行了研究，他们发现了因抑郁求医的患者数量趋势以及各种类型抗抑郁药物的处方模式。[16, 18, 19]

Stafford 等人分析了全国疾病和治疗索引中调研 1987～2001 年美国门诊医生得来的数据。他们发现，抑郁症患者的年度就诊量从 1987 年的 1 440 万增加到 2001 年的 2 450 万。1987 年，70% 的抑郁症患者使用了抗抑郁药物，这一比例在 2001 年上升至 89%。[16]

1987 年，三环类抗抑郁药用于治疗 47% 的接受药物的患者。最常见的是阿米替林（14%）、曲拉唑酮（12%）、多塞平（8%）和去郁敏（6%）。一年之后，百忧解（氟西汀）面世，用于治疗 21% 的患者。1992 年，SSRIs 的总使用量增长为 38%，1996 年增长为 60%，2000 年增长为 69%。使用量领先的抗抑郁药物为舍曲林（18%）、帕罗西汀（16%）、氟西汀（14%）、西酞普兰（13%）和安非他酮（9%）。在接受调研的门诊医生中，三环类药物在 2001 年只在 2% 的案例中得到使用，而苯二氮卓类只在 8% 的病例得到使用。[16]

Pirraglia 等人 [18] 研究成人初级保健时，SSRIs 的处方率和其他非 SSRIs 新药物的处方率。他们的数据库为美国成人初级护理访问纪录，保存在 1989～2000 年的"全国非卧床病人医疗护理调查"中。SSRIs 包括西酞普兰、氟西汀、氟伏沙明帕罗西汀、舍曲林。非 SSRIs 抗抑郁剂包括安非他酮、米氮平、奈法唑酮、文拉法辛。数据包含了 89 424 次成人初级保健访问。他们发现，在这种情境下，抗抑郁药物在 1989 年用于 2.6% 的案例，这一比率在 2000 年增加到 7.1%。抗抑郁药物的使用量增加归因于新药物的出现。1989 年，新药物的处方率为

13.5%，2000 年增加为 82.3%。

治疗儿童和青少年抑郁症也有类似的趋势。Ma 等人 [19] 在 1995 ～ 2002 年研究了 7 ～ 17 岁年龄段抑郁症患者的药物治疗情况。抑郁症门诊病人的数量翻了一番，从 1995 ～ 1996 年的 144 万增加到 2001 ～ 2002 年的 322 万。SSRIs 在 1995 ～ 1996 年占抗抑郁处方药的 76%，2001 ～ 2002 年增加到 81%。他们得出结论，这样的趋势引发了外界对未被充分测试安全性和有效性的抗抑郁药物的关注。

副作用

副作用包括潜在致命的 SSRIs 和 MAOIs 药物间的相互作用。SSRIs 的副作用概要如表 14-2 所示。最常见的意外影响包括胃肠道障碍、恶心、嗜睡，但这些通常会在 2 ～ 4 周内缓解。Masand 和 Gupta 实施了一系列的临床干预措施用于缓解大部分的副作用，包括影响了 60% 的患者的性功能障碍。[15]

表 14-2 SSRIs 副作用的相互比较

SSRIs	起立性低血压	抗胆碱作用	镇静作用	胃肠道反应①	性功能影响
西酞普兰	0	0	+	++	+++
氟西汀	0	0	0	++	+++
氟伏沙明	0	0	+	++	+++
帕罗西汀	0	+	+	++	+++
舍曲林	0	0	0	++	+++

注：0= 最小或没有；+= 低；++= 中；+++= 高。
①因抗胆碱能作用排除便秘。
资料来源：改编自 Masand & Gupta（1999）。

兴奋剂

Satel 和 Nelson 回顾了用于治疗主要抑郁症的 10 种兴奋剂药物的安慰剂对照组研究。尽管许多研究被认为方法论上有缺陷，但它们与当时证实了丙咪嗪无效的研究同样有意义。[20]

有学者认为，兴奋剂药物不如抗抑郁药。然而，这些研究以嗜睡或老年抑郁症患者为对象时，结果更加积极，一些症状得到部分改善。他们没有找到证据来支持使用兴奋剂可能带来的危害。兴奋剂的副作用被认为是最小的，而且这些药物对病人或老年人的危险较三环类药物小。此外，兴奋剂对于心脏病患者似乎也是"合理安全"的（p.248）。虽然习惯化地遭到质疑，但没有安慰剂对照组研究可以证实这样的猜测。[20]

无数的单独研究支持了其他药物或已知的药物组合治疗抑郁症的有效性。Cole 认为，支持地阿诺乙酰氨基苯甲酸盐有效性的证据是微弱的，而甲丙氨酯的功效是模棱两可的。

锂

Johnson[21] 回顾了 19 项关于锂治疗效果的控制组研究。他涉及了 1968 ~ 1984 年用于评价锂治疗急性抑郁发作和难治性抑郁以及预防复发性抑郁症的研究。仅用锂治疗急性抑郁的效果被形容为"既平淡无奇也非如同预期的好"（p.356）。锂的疗效不如环类抗抑郁剂。

不过，Johnson 认为，对于三环类药物或单胺氧化酶抑制剂或"难治性抑郁症"治疗效果不佳的抑郁症患者来说，添加锂会有更好的疗效。（表 14-3 显示了 6 项研究结果中锂对于难治性抑郁症的疗效。）此外，研究报告显示，锂对于单相和双相心境障碍是一种有效的预防性药物，是预防双相情感障碍的首选药物。[21]

表 14-3 "难治性抑郁症"的锂治疗

研　究	诊　断	患者人数	药　物	结　果	评　价
Worral 等人（1979）	MDP	29	锂 + 色氨酸（15），色氨酸（14）	锂 + 色氨酸 > 色氨酸	模棱两可的组合效应
De Montigny 等人（1981）	UP	8	锂 +TCA	48 小时内 100% 的患者得到改善	复发：锂治疗中断后 1/6 的患者复发
De Montigny 等人（1983）	UP	34	锂 +TCA	48 小时内 74% 的患者有反应（Hamilton 量表得分下降 50%）	5/9 的患者复发
Heninger 等人（1983）	重度抑郁症	15	锂 +TCA 安慰剂 +TCA	锂 > 安慰剂	两三周内逐步改善

（续）

研 究	诊 断	患者人数	药 物	结 果	评 价
De Montigny 等人（1985）	UP	7	锂＋伊普吲哚	48小时内68%的患者得到改善	提出选择性5HT的效应
Price 等 人（1985）	UP（10）BP（2）	12	锂＋反苯环丙胺	8名患者有反应	对锂耐药，增加TCAs

注：UP＝单相抑郁症；BP＝双相情感障碍；MDP＝躁狂－抑郁性精神病；TCA＝三环类药物。

资料来源：改编自 Johnson（1987）。

Johnson[21] 观察到，添加锂提高了难治性抑郁症的治疗效果，这一发现与 Shama 等人[22] 的结论一致。他们发现了一种双相情感的特质。重新评估61名难治性单相抑郁症患者时，采用 DSM-IV 结构化临床面试的方法从家庭成员获得补充信息。他们发现，80%的患者患有双相情感障碍。最常见的诊断是Ⅱ型双相情感障碍，其次是双相谱系障碍。除了询问轻躁狂的症状以及家庭的常规面试，这一发现运用了扩展和系统化的跟进。通过改变心境稳定剂的药物，初始咨询时就能观察到功能的显著改善。然而，该研究也存在局限性，包括这是一个自然性研究，研究人员意识到他们正在收集数据。[22]

Kessing 等人[23] 将开了至少一次处方锂的 13 186 名患者与丹麦总人口中的 120 万名普通人做对比。他们发现，购买了锂的人相较于没有购买锂的人自杀率更高，而购买了至少两次锂的人的自杀率比只购买一次锂的人减少了44%。此外，自杀率随着处方锂的增加而降低。Kessing 等人讨论了（最终驳回）用选择偏差解释这种差异的可能性。换句话说，也许倾向于锂治疗的人群自杀率较低是因为积极的特质独立于锂的效用，比如个性优势既导致了治疗依从性又降低了自杀风险。[23]

Baldessarini 等人[24] 进行了一次全面的回顾后报告，至少有5个安慰剂对照组研究显示出使用锂的短期恢复率是使用安慰剂和不做特别处理时（短期恢复率为25%～35%）的两倍。对于双相情感障碍，他们回顾了28个研究，共包含 2 985 名参与者，发现锂治疗期间的复发风险降低了3.2倍。所有的临床因素都支持了锂的效用，包括①混合型躁狂－抑郁，②反复发作的障碍，③长期未经治疗的障碍，④快速循环。表14-4总结了基于 Baldessarini 等人的研究，锂在哪些情况下可能有效。[24]

表 14-4 锂可能有效的情况

有效

- 预防双相 I 型躁狂[①]和抑郁的复发
- 降低复发性重度情感性精神障碍的自杀风险

很可能有效

- 治疗患有躁狂或双相情感障碍的儿童和老人
- （单独锂治疗或与丙戊酸钠配合治疗）快速循环躁郁症的长期治疗
- 延迟治疗或多个双相集之后的长期治疗
- 治疗终止后的长期再治疗
- 预防 II 型双相情感障碍抑郁症（和轻度躁狂）的复发
- 预防单相或假单相抑郁症的复发
- 补充重度抑郁症的抗抑郁药

可能有效或研究不足

- 治疗急性抑郁症（特别是双相 I 型或 II 型或假单相抑郁症）
- 分裂情感性精神病的长期治疗
- 涉及循环性精神病或情绪不稳定的人格障碍治疗
- 成人或儿童发作性冲动攻击行为的治疗（包括发育迟缓或脑损伤）
- 刺激引起的兴奋的治疗

---

①是指美国食品和药物管理局批准并且生产商推荐使用锂的情境。其他条件下的实证临床用途也是常见的，特别是当其余方法不可取时。

资料来源：改编自 Baldessarinia 等人（2002）。

目前使用的三环类抗抑郁药和单胺氧化酶抑制剂

对于临床抑郁症的亚型，SSRIs 与三环类抗抑郁药的疗效对比仍未得到解决。美国精神病学协会（2000）实践指南建议，SSRIs 可能对有着忧郁特征的重度抑郁症相对无效。正因为如此，Parker 认为需要"重新审视之前的抗抑郁药"在治疗抑郁症亚型时与 SSRIs 的功效对比。他同时指出，一般而言，从成本效益的角度分析，新药明显具有更大的依从性和更全面的副作用资料。

将单胺氧化酯抑制剂（MAOIs）的副作用剖面与三环类药物尤其是 SSRIs 加以比较，导致这类药物在临床抑郁症的治疗中逐渐失宠。处方率下降的一大部分原因无疑是出现严重反应的风险，比如违反饮食规律而引发的高血压。不过，考虑到相对良好的抗抑郁作用，对这些药物的研究一直在持续。尤其是在更为安全的药物不起作用的情况下。例如，Fava 发现，从三环类药物转换为 MAOIs 时，反应率为 67%；从 MAOIs 转换为三环类药物时，反应率提高了 41%。[26]

治疗耐药性

1. 加大剂量和转换抗抑郁药

Rush 等人[27]建议，扩充和转换策略是至关重要的，因为"只有 30% ~ 40% 接受药物治疗和心理疗法的抑郁症患者能够恢复"（p.47）同样地，Marangell[28]指出，相当一部分患有抑郁症的病人对单一疗法没有反应。Thase 等人[29]综述了 10 项研究，发现转换疗法后的整体反应率约为 50%。这篇综述包括了迄今为止最大的转换抗抑郁药物的双盲研究。与其他 9 篇研究综述相一致，Thase 等人发现，超过 50% 的长期对抗抑郁药物没有反应的患者在转换疗法之后，情况得到改善。

如果患者无法忍受副作用或者适当剂量和持续时间的抗抑郁药物没有效果，那么就可以考虑其他不同的治疗。转换药物有这些优点：①成本降低，②更少的交互作用，③良好的治疗依从性。[28]

然而，在耐药案例中，评论者对于增加（结合）与转换药物后的反应率存在分歧。Marangell[28]在综述中提出，50% 的反应率是由转换药物实现而不是结合药物。然而，Lam 等人[30]认为，抗抑郁药的结合在治疗难治性抑郁症时存在优势。结合药物可能运用了多种治疗机制。

Lam 等人[30]的综述包括了一些 MEDLINE 搜索到的 15 年间的研究（到 2001 年 6 月止）。他们筛选出结合任何两种抗抑郁药的研究。共 27 个研究（总样本量为 667），包括 5 个随机对照实验和 22 个开放实验。其中 24 项研究（总样本量 601）报告了反应率，总体反应率为 62.2%，优于转换药物后 50% 的反应率。[28]然而，他们列出了方法论上的局限性，包括难治性治疗定义的可变性、对治疗的反应和药物剂量的不一致性。他们建议进行大样本的随机对照实验，以说明抗抑郁药物结合策略的价值。

2. 药物组合的安慰剂对照研究

Coryell[31]指出，上述的开放研究容易得到假阳性结果，这是因为抑郁症有自行缓解的趋势，而对抗抑郁药物没有反应的患者可能因增加或替换另一种药物而出现安慰剂反应。在一篇包含了 7 项安慰剂对照研究的综述中，发现将锂添加到三环类抗抑郁药或 5- 羟色胺再摄取抑制剂时有显著效果。[31]4 项研究将锂添加到三环类抗抑郁剂中，两项研究将锂添加到 SSRIs 中，均得到了正性结果。在支持添加锂的实验中，每日加入至少 750 毫克锂，并在传统抗躁狂药的用量范围内调整剂量。增加碘塞罗宁、心得乐和脱氢表雄酮（DHEA）也有效果。

3. 药物治疗、心理治疗和规定性指标

Hollon 等人[32] 对 1980 年 1 月至 2004 年 10 月 MEDLINE 和 PsychINFO 中将患者随机分配到综合治疗或单一治疗的研究进行了综述。他们得出结论，药物治疗通常会产生一个快速而巨大的影响，而对于预防复发，添加一种心理治疗方法可能是有用的（见第 16 章的详细描述以及对比药理治疗和心理治疗的随机对照实验的综述）。

Hollon 等人[32] 建议，将药物治疗与人际关系治疗或认知行为疗法相结合可能是有效果的，尤其对于慢性抑郁症来说。他们几乎没有发现可以预测哪些特定治疗最有效的规定信息，但对药物研究，作者引用的研究表明，某些药物比其他药物对一些类型的抑郁症效果更好。例如，典型的抑郁症患者对 MAOIs 的反应相比于 TCAs 或 SSRIs 更好。对于慢性抑郁症患者，女性在绝经期前对 SSRIs 的反应会更好些，而男人对 TCAs 的反应更好（p.457）。每个个案对药物的反应都千差万别，增加和转换策略（上文述描述的）通常推荐在接受 6 ~ 8 周足量药物后仍没有反应的情况下使用。[32]

4. 临床考虑

Mendlewicz[33] 提供了治疗临床抑郁症时药物选择的一些实用建议。除了功效、安全性和耐受性，他认为"现实世界的功效"和经济价值也应该被考虑。

治疗欠缺是一个主要的问题。患者的态度、抗抑郁药处方和有限的健康保险范围都会造成治疗欠缺。只有约 1/3 的抑郁症患者寻求治疗。门诊的主要案例中，药物在 75% 的情况下是治疗的首选。然而，当患者开到处方抗抑郁药，即便是耐受性更好的 SSRIs，也只有约 25% 的患者在临床实践中得到了恰当的处理。

为了更好地实现临床实验疗效率所承诺的有效治疗，Mendlewicz 建议临床医生考虑在现实世界里影响如何使用抗抑郁药物的特定变量，包括"滴定需要、易用性、给药频率、规范、药物可用性、保险、治疗时间、使用特定药物或药物类的经验以及副作用"（p.S2）。[33]

60 岁后的治疗

Freudenstein 等人[34]认为，需要更多地关注老年人抑郁。他们回顾了对于超过 60 岁的抑郁症患者的治疗。他们搜索了 1980 年至 1999 年 6 月发表在 MEDLINE、Embase、Cinahl、Cochrane Library、Psyclit、BIDS-Social Science 和 BIDS-Science Citation Indices 中英语、法语或德语的文章。

这些文章包括对药物治疗、人际关系心理治疗、认知行为心理治疗、心理咨询和社会干预的研究。将分析限定在初级护理和人口样本（有效性研究），他们发现，只有两名 60 多岁的患者符合所有内容和质量的入选标准。这两个研究发现，初级护理时加入社区精神科小组的人（40% ~ 50% 的患者得到改善）比接受常规治疗的人（25% ~ 30% 的患者得到改善）的效果好。作者发现，在仅限于患者年龄超过 60 岁的研究中，药物治疗的研究必须是短期的，并且要排除患者的其他疾病，这就产生了有效性研究是否可以得出有效性的结论，或药物治疗如何在日常卫生服务条件下进行。[34]

在初级护理的情境下，需要进行老年患者的非药物干预措施的研究（如心理疗法）。同时，比较 SSRIs 和之前抗抑郁药物的研究都是有效性研究。进行老年患者最小排斥反应的药理研究的需求是显而易见的。[34]

对于老年患者的另一个重要问题是如何处理对治疗的无反应。Baldwin[35]提出，对在精神科就诊的混合年龄和老年患者进行的研究显示，1/3 的患者对药物治疗的反应欠佳。了解了临床医生应对无反应的策略之后，Baldwin 提出以下用于评估老年抑郁症患者治疗方法的特殊视角：①对同一种抗抑郁药物至少 12 周无反应，②转换为另一种药物类 6 个星期后，仍没有反应，③添加锂治疗 6 周后没有完全康复。[35]

最后，Satel 和 Nelson[36]认为用于抑郁症治疗的兴奋剂的安慰剂研究是有必要的。他们的综述表明，控制组研究对老年患者可能更为积极，兴奋剂不太可能危及经常遭受并发疾病的老年人。

研究问题和争议

在这一节中，我们对情绪障碍治疗研究结果中存在的问题和争议进行选择性概述。本节并不打算提供所有的方法和问题的全面综述，而是想要传达出在研究和临床情境下确定某种治疗的相对效果的复杂性。在第 16 章中，研究的筛选依据了某些标准，如令人信服的抑郁症依据诊断、与临床药物治疗的比较、治疗患者的来源、治疗的长度、完成率、患者康复的百分比、治疗结束后没有复发。

1. 评定者偏差

在任何药物用于控制实验之前，其临床价值必须经过一系列非控制实验的评估。这些评估得到的药物有效性通常比最终的控制研究好。因此，进行控制研究之前，抗抑郁药临床上公认的疗效已经存在。这种有偏向的态度可能会影响之后的控制研究，例如，如果研究人员使用一种惰性安慰剂可以区分出受试者的副作用，那么评定可能会朝向一个积极的结果。或者，如果研究者得到一个负面的结果，他们可能会怀疑它的正确性，因此，看起来很可能是研究设计存在缺陷。如果他们发现了这些缺陷，那么就可能无法发布数据。

为了控制副作用，与丙咪嗪有着类似自主神经作用的阿托品已经作为活跃安慰剂用于早期的研究中。然而，当使用低或中等剂量的阿托品时，几乎不存在与丙咪嗪安慰剂的差异。这说明，评定者可能无法区分患者接受的是丙咪嗪还是阿托品，因此，在评定时没有偏差。这样的假设说明，丙咪嗪不比阿托品更有效。或者说，阿托品的副作用可能使患者有非常快的安慰剂反应速度。

2. 安慰剂效应

安慰剂反应率在不同的研究中完全不同，范围是 0 ~ 77%。[11, 9]Klerman 和 Cole[6] 最早进行了丙咪嗪的研究，门诊患者的安慰剂反应率为 21%，新住院患者的反应率为 46%，慢性住院患者的反应率只有 16%。最初的研究表明，丙咪嗪是有效的，安慰剂反应率为 27%。显示其无效的研究中，反应率为 41%。在积极和消极的研究中，丙咪嗪的反应率分别是 70% 和 58%。这两种研究的差异并不完全取决于安慰剂反应率。

安慰剂反应率的问题与另一个因素相关。由于不同的治疗和评估的时间间隔，不同实验可能不具有直接可比性。以跨度为两周到两个半月的研究为例。在长期高自发性缓解的条件下，药物的安慰剂差异可能被掩盖。

在评估安慰剂反应时，其他因素也要考虑：①安慰剂组的改善可能反映了疾病的自然过程，即自发缓解；②非药物因素，如医院环境和心理疗法可能会使安慰剂组得到改善；③安慰剂效应本身可能是治疗性的。仅仅接受药物治疗可能有助于缓解抑郁症患者的绝望。也有可能患者报告主观改善是为了取悦评级者，但根本障碍并没有改善。因此，应该进行没有采用安慰剂对照组的研究。

3. 非随机分布的变量

安慰剂反应率可能与另一个问题相关，该问题不仅影响每个独立研究，也会影响它们之间的比较。每个研究必须决定如何限定其患者样本。抑郁症研究的样本组可以很广泛也可以非常狭窄。因为不知道哪些患者的变量与抗抑郁药的疗效有关，患者特征被非随机分布到实验组和控制组的情况很可能发生。[37] 一些变量不常被认为是至关重要的，如社会经济地位可能是重要的。[38, 39] 同样，如可能会被控制的年龄变量，可能是重要的。例如，Grosser 和 Freeman[40] 的研究数据表明，40 岁以下患者的安慰剂反应率很高。在不同的情境中，Freeman 等人[9] 发现，平均年龄 60 岁的精神抑郁症住院病人的安慰剂反应率非常高。

4. 方法的多样性

可以用不同的方法来评估治疗结果，这些结果似乎在一定程度上取决于使用的方法。Klerman 和 Cole[8] 对用于丙咪嗪的研究方法提出了以下观点。12 个研究中的 11 个采用了整体评定法，显示出丙咪嗪安慰剂的差异，但只有一半采用总发病率的研究证实了这样的差异。7 个研究表明，精神病理学某些方面的因子得分存在差异，精神病理学某些独立方法之间也存在差异。另外两个研究没有得出这两种差异。我们早就知道，当研究中采用两种不同的方法时，结果可能看起来是矛盾的。[37]

5. 其他问题

许多学者称，高剂量或低剂量的用药都会导致某个特定的积极或消极结果。[5, 12] 其他人对此予以否认，并且最大安全剂量和处方剂量个体化的问题仍未得到解决。[8, 11] 对药理研究产生影响的很多其他因素早就得到了认可。这些因素包括研究员和研究小组出了偏差、主被试关系、物理环境和社会环境外的其他方面。[41]

风险与效益的问题

即使某种药剂被证明相对"安全有效"，并且在现实生活中对患有障碍的不同患者有疗效，在为每位患者开处方时，风险与效益仍然是一个突出的因素。以旧药和新药为例，尽管开发了新的抗抑郁药物，如 SSRIs，但它们并不是对每个案例都有效。之前的抗抑郁药尽管有着更大的风险，但它们的相对效用目前仍在讨论之中。

Bolwig 引用的研究表明，新的抗抑郁药物不如三环类药物有效。他指出，抑郁症最大的风险是自杀，忧郁的抑郁症患者最容易自杀。他相信，TCAs 对于忧郁的抑郁症患者的疗效优于 SSRIs。他总结道，"如果治疗早期不使用 TCAs，就剥夺了忧郁的抑郁症患者治疗成功的可能性"（p.1236）。

Summerfield[43] 在《柳叶刀》（*The Lancet*）杂志发表的一篇评论对一些普遍的信念提出了质疑，即患者通过服用处方抗抑郁药才能治愈。他反而指出，存在一种"不愉快的医疗观点"；初级护理的结果并没有得到本质上的改善；临床上对抗抑郁药停止反应的情况应得到更多重视。

安慰剂效应的争论

不仅是风险评估问题（初步研究的过程中无法检测出可能存在的长期副作用使问题更加复杂），经济效益的评估也不简单。对抑郁症结果的研究的复杂性在于，至少在短期内，这种障碍似乎尤其容易受"非特异性"或安慰剂因素的影响。此外，这种效应的大小存在变数。早期对比丙咪嗪与安慰剂效应的双盲研究反映出安慰剂效应的差异。这些争论还没有定论。[44, 45, 46, 10]

Greenberg 等人[44] 对 22 个抗抑郁药物效果的研究进行了元分析。他们只筛选出那些采用新抗抑郁药物（阿莫沙平、马普替林或曲唑酮）与之前的抗抑郁药物或传统抗抑郁药（丙咪嗪或阿米替林）和安慰剂对照组进行的研究。临床医生对抗抑郁效果评定比患者对抗抑郁效果的评定低。他们得出结论，抗抑郁药物的效果是"相当温和的"，患者自评的抗抑郁效果不大于安慰剂效应。

10 年之后，Moncrieff 等人[45] 回顾了比较抗抑郁药与"活性"安慰剂的实验，其目的是模拟实际药物的副作用。在药物临床实验中使用惰性安慰剂一直被认为对抗抑郁药物有利，因为真正药物的副作用会引发更强的安慰剂效应。Moncrieff 等人[10] 发现，在 9 个使用活性安慰剂的实验中，只有两个实验中的抗抑郁药物效果有改善。这种元分析被认为是测试抗抑郁药疗效更为严格的检验。综上所述，这类研究都质疑标准抗抑郁药物是否（或在某种程度上）比安慰剂更有效，并且建议活性安慰剂相比于惰性安慰剂是一种更好的控制方法。

与上述研究（Greeberg et al.; Moncfieff et al.）相反，Quitkin 等人[10] 于 2000 年支持了抗抑郁研究的设计合理性，并认为抗抑郁药物肯定优于安慰剂。他们回顾了几个元分析研究，发现在控制良好的研究中，抗抑郁药物的疗效均高于安慰剂。他们认为，标准的抗抑郁药物缓解临床抑郁症的效果至少是安慰剂的两倍。

抗抑郁药物的副作用

三环类化合物和 MAO 抑制剂的副作用有着较为广泛的共识。[47, 7, 5, 8]

Klerman 和 Cole[8] 指出了一个评估副作用时的普遍问题：必须设置一个对照组，并认真报告治疗开始前的机体困扰。否则，许多被作为副作用的症状可能是本身存在或与药物使用无关的困扰。

1. SSRIs

Hu 等人[48] 研究了 SSRIs 引发副作用的频率和持续时间。他们的研究基于现实生活环境下患者和医生的报告，而非对照临床实验。

参与者是在 1999 年 12 月 15 日至 2000 年 5 月 31 日因新发或复发抑郁症而接受 SSRIs 治疗的患者（ICD-9 为 296.2 或 311）。在接受 SSRIs 治疗 75 ～ 105 天，对参与者进行了一次使用封闭式问题的电话采访中，研究员直接询问患者是否有 SSRIs 通常特有的 17 种副作用。提问也集中在副作用的持续时间和困扰程度。

患者的反应随即与处方医生的书面调查相比较，医生在书面调查中预测了 SSRIs 副作用的频率和严重程度。结果显示，在完成采访的 401 名患者中，344 名（86%）至少经历了一种副作用，219 名（55%）体验了一种或多种令人不安的副作用。最麻烦的是嗜睡和性机能障碍。医生调查（样本量为 137）相比于患者报告，低估了 17 种副作用的发生频率和程度。副作用通常始于治疗的前两周，并在前三个月持续，尤其是视力模糊（85%）和性功能障碍（83%）。

Culpepper 等人[49] 讨论了美国食品和药物管理局（FDA）公布的健康建议，即抗抑郁药可能会增加自杀想法和行为。尽然药物和自杀之间的因果联系还没有确定，但建议中包含了对 10 种受欢迎的抗抑郁药的警告。

2. 三环类药物

丙咪嗪可以引发的更严重的并发症之一是黄疸。三环类抗抑郁药导致的肝炎类型是阻塞型，并不涉及主要的实质组织。当停止药物时，它通常能很快被清除。

丙咪嗪还可以引起粒细胞缺乏症，虽然这种类型的超敏反应很少出现。可以观察到白细胞增多、白细胞减少以及偶尔出现轻度嗜酸性粒细胞。阿米替林已被证明比丙咪嗪安全，较少地出现肝炎和粒细胞缺乏症。

丙咪嗪和阿米替林还会产生各种自主效应和心血管并发症。最频繁的自主效应是口干、出汗增多、视觉调节困难、便秘（Klerman & Cole[8]）。Cole 认为，这些都是"困扰但不严重的"。

心血管问题存在更大的危险。体位性低血压和心动过速相对频繁。Klerman 和 Cole[8] 还列举了冠状动脉血栓、充血性心力衰竭和肺栓子。其他三环类药物，如去郁敏、普罗替林和去甲替林——被认为自主效应和心血管副作用更少（Hordern），但它们可能产生其他副作用。最后，三环化合物都是有毒的。

3. MAO- 抑制剂

Ayd[47] 已经深入探讨了 MAO- 抑制剂可能的不良副作用。这些效应与三环类药物的副作用类似，但更为严重。异丙烟肼的副作用过于严重，在美国已被禁用了。

第一个主要问题是头痛。所有的抗抑郁药物都会引起头痛，但在有些情况下，MAO- 抑制剂会导致严重的头痛和高血压。伴随的症状还可能包括恐惧、不安、肌颤搐、头晕、脸色苍白、出汗、恶心、心动过速或心动过缓、心前区的疼痛、高血压和畏光。体温可能会改变。这些症状只会在几个小时内急性发作，但是几天后就可以完全恢复。这种情况下最严重的后果是颅内出血，有时会造成死亡。

没办法判断哪些患者会遭受高血压。与 MAO- 抑制剂其他的副作用一样，对药物的敏感性存在广泛的个体差异。有迹象表明，女性和老年人可能更容易体验副作用。这些危机可以发生在服用 MAO- 抑制剂的任何时期，尽管它们往往看起来与服用其他药物有关。特别是，当交感神经同时消耗某些类型的陈年乳酪（包含高浓度的加压胺）时可能引起高血压和严重的头痛或脑血管意外。

肼衍生品（异卡波肼、尼亚拉胺、苯乙肼）也可能导致肝炎。其他的两种危险也是公认的。一个人不能同时增加三环类药物和 MAO- 抑制剂或在一个星期内从一种转换为另一种。在没有采取这种措施的病例中，患者"严重头晕、震颤、烦躁不安，幻觉，大量出汗，血管塌陷和极端的高热"（Klerman & Cole[8]）。相比于从 MAO- 抑制剂转换为三环类药物，从三环类药物转换为 MAO- 抑制剂时这样的后果不太可能发生。

最后一个风险是，严重的抑郁症患者可能会用他正在服用的任何药物实施自杀。大量服药丙咪嗪的患者，多种严重症状在两三天后会完全康复。

尽管开发了新抗抑郁药，如 SSRIs，但它们并非总是有效的。Rush 等人[27]建议，增加和转换策略是至关重要的，因为"只有30%～40%接受药物治疗和心理疗法的抑郁症患者得到了缓解"(p.47)。

临床抑郁症的治疗仍有几点争议。其他类型抗抑郁药的相对效用目前仍在讨论之中。Bolwig 认为新抗抑郁药不如三环类抗抑郁药，并指出抑郁症最严重的风险是自杀，而忧郁的抑郁症尤其与自杀相关。他写道，TCAs 对忧郁的抑郁症的疗效优于 SSRIs，并得出了"如果治疗初期不使用 TCAs，就剥夺了忧郁的抑郁症患者治疗成功的可能性"的结论 (p.1236)。

三环类抗抑郁药和 MAO- 抑制剂都仍在研究中。一些研究已经表明，转换这些旧药物是有效的策略。例如，Fava[26] 发现，从三环类抗抑郁药转换为 MAOIs 的反应率为67%，而从 MAOIs 转换为三环类药物的反应率为41%。

最后，对于如何使用药物疗法来帮助情绪障碍患者仍存在反对意见。Summerfield 在《柳叶刀》杂志上质疑了患者只有服用处方抗抑郁药才能治愈的观点。他反而指出，存在一种"不愉快的医疗观点"；初级护理的结果并没有得到本质上的改善；临床上对抗抑郁药停止反应的情况应得到更多重视。不过，只有很少情绪障碍方面的专家这样认为。

电休克疗法

1785 年，由大剂量的樟脑引发抽搐的方法开始用于治疗精神疾病。1933 年，Meduna 再次使用了这种疗法，他用樟脑治疗精神分裂症患者。樟脑逐渐被更为有效的药物如强心剂所取代。1938 年，Cerletti 和 Bini 改善了引发抽搐的技术，即通过在额头上放置两个电极，使电流通过。由此，相对安全的、方便的、无痛的惊厥疗法得以运用于心理障碍的治疗。电休克疗法（ECT）由 Kalinowski 于 1939 年引入美国。

1. 生理效应

1963 年，Holmberg[50] 首次总结了 ETC 的生理效应。当电休克疗法没有配合肌肉放松药物时，会引起癫痫大发作。最初，大脑皮层刺激直接产生一个张力或反射。随后是潜伏期，接着是强直性阵挛性抽搐。脑电图在强直性抽搐阶段的特征为广泛而密集的峰电活动。在阵挛性阶段，脑电图显示棘波活动，与阵挛性的动作不同步。紧随痉挛之后，脑电图呈现短暂的电静息，直至惊厥前的模式恢复，脑电图活动才逐渐出现。

Holmberg[50] 列举了惊厥期间各种生理变化。由于呼吸肌肉和声门痉挛，呼吸会暂停。血液中二氧化碳张力增高而氧张力大量减少。尽管脑循环在痉挛期间显著增加，但增加血液供给并不能满足急剧增加的大脑新陈代谢的需求。可用脑循环和增加的大脑新陈代谢之间的差异是自发终止痉挛的主要原因。

接受 ECT 之前，缺氧现象很容易被氧气吹入消除。心率频繁地出现快速和不规则波动，可能会有血压剧烈的波动。不规则的心率可由术前用药法加以调整。肌肉松弛剂可以降低动脉压的增加。

ECT 对脑电图的直接影响是短暂和可逆的。然而，一系列的治疗之后，影响往往是累积的。一般而言，治疗结束后的一个月内，影响将消退。一些调查人员公布了记忆缺陷的严重程度与脑电图变化之间的关联。然而，在其他的研究中没有发现这样的相关性。一般来说，脑电图变化与记忆缺陷有着更高的相关，而与抗抑郁效果的相关较低。

由于自主监管中心的激发，ECT 产生了各种自主变化。其中最突出的影响是精神运动性不安。许多胆碱能作用可能会发生，如瞬态心律失常，但这些反应很容易被抗胆碱能药物控制。唾液增加和支气管分泌物可能被初步阿托品化抵消。

2. 生化效应

已有大量的生化和激素变化被报告与 ECT 相关。持续一小时至数小时的高血糖很常见。血液中氮的化合物、钾、钙、磷和类固醇也会增加。调查人员已经证明，血液中的儿茶酚胺和 5- 羟色胺有所增加，但没有证据表明，这种效果是否与 ECT 治疗有关。[50]

3. 心理影响

某些记忆损伤几乎总是与 ECT 有关。这种损伤可能是忘记姓名等轻微损伤，也可能是严重的损伤。这种损伤可能是顺行的也可能是逆行的。它常常使患者不安，可能在治疗结束后持续几周。记忆损伤通常在一个月内消失（Cronholm & Molander[51]）。在多达 250 种治疗之后，还没有发现持久的记忆损伤。大多数学者认为，针对抑郁症的 ECT 治疗与记忆缺陷没有关系。

4. 并发症

如果患者在治疗前有病理学基础，那么心血管意外最容易发生。瞬态心律失常可能发生，但可以在术前用乙酰胆碱阻塞药物减少发病率。在早期的研究中，某个特定患者的死亡率大约是 3‰，但随着 ETC 的不断改进，致死率已经下降了很多。Holmberg 认为，过去 10 年间的数千种结合了电休克疗法与戊巴比妥 – 琥珀酰胆碱松弛的治疗并未导致过并发症。

5. 作用机制

Kalinowsky 和 Hock[52] 阐述了 ECT 作用方式的各种理论。然而，作用机制仍未建立。学者们一直试图排除一些之前被认为影响治疗的重要因素。可以被排除的因素是缺氧、高碳酸血症、肌肉用力、肾上腺反应、外围儿茶酚胺的分泌和血液中的其他生化改变（Holmberg[50]）。

ECT 的有效性依赖于大脑的癫痫发作。对间脑的亚惊厥性治疗和非惊厥性电刺激已经被证明没有治疗价值。此外，据报道，术前使用抗惊厥药物减少惊厥活动降低了 ECT 的治疗效果。肌肉松弛剂及氧化剂的使用强化了惊厥活动，从而增强了治疗效果（Holmberg[50]）。

与早期观点相符，Holden 近期的综述指出，ECT 的影响是广泛的，但活性成分尚不明晰。ECT 不仅会引起癫痫发作，还会增加 5- 羟色胺的水平，减轻应激激素的影响，刺激海马神经再生。

6. 疗效

尽管仍受到一些批评（Sterling），现代 ECT 与其他抗抑郁药物相比，能够快速并持续地治疗抑郁症（Fink）。[54, 55] 英国的 ECT 研究团队对 ECT 在抑郁症治疗中的疗效和安全性进行了全面而系统的回顾，并实施了元分析。[56] 在回顾的过程中，他们获得了 624 份报告，筛选出 73 个 1962 年以来发表的完全随机实验和观察研究。报告来自柯克伦抑郁焦虑协作网、神经症和精神分裂症组对照试验记录、MEDLINE、PsychINFO、SINGLE、参考列表和专业教材等。

主要的结果测量为抑郁症状、认知功能和死亡率。将 ECT 与模拟 ECT、ECT 与药物治疗、针对抑郁症的不同形式 ECT 之间的元认知数据的短期疗效相比较。结果发现，真正的 ECT 比模拟 ECT 更有效（6 个实验，256 名患者），ECT 明显比药物疗法更有效（18 个实验，1 144 名被试），双极 ECT 比单极 ECT 更有效（22 个实验，1 208 名被试）。

英国 ECT 研究团队指出，20 世纪 70 年代，人们更关注 ECT 的疗效；而现在关注的则是剂量和实施刺激的场所。他们得出结论，ECT 仍然是治疗严重抑郁症的重要方法。它比药物治疗"可能更有效"，双极 ECT 比单极 ECT "更有效一些"，高剂量 ECT 比低剂量 ECT 更有效。[56]

Kho 等人 [57] 根据 1978 年以来发表的 15 个对照实验，实施了 ECT 治疗抑郁症疗效的元分析。他们计算了 20 个 ECT 的效应值，发现没有发表偏倚。在低质量的实验中不存在效应值的放大。Carney 等人 [56] 也有一致的发现，ECT 被证明优于药物和模拟 ECT。此外，他们发现的一些证据表明，精神病的患者对 ECT 有较好的反应。

这一发现与 Potter，Rudorfer 和 Manji 的建议一致，他们认为，ECT 对妄想抑郁的治疗很高效。Potter 等人 [14] 也推荐将 ECT 作为那些对三环类药物无反应的严重抑郁症患者的治疗方法。他们指出，抑郁症越严重，ECT 越应被及早考虑。

未来的发展方向

1. 经颅磁刺激

若干项研究已经证实，经颅磁刺激是一种创新的治疗方法（Pridmore[58]，Pridmore et al.，[59]Grunhaus ec al.[60, 61]）。

Pridmor[58] 对 22 例患者使用随机单盲、对照研究，发现在 ECT 的疗程中有可能用 TMS 替代 ECT，并且不降低抗抑郁疗效。Pridmore 等人[59] 以 32 例重度抑郁症患者为被试，比较了 TMS 和 ECT 的疗效。参与者在研究中未能对至少一个疗程的药物治疗反应。他们发现，ECT 组的患者在抑郁症治疗措施上的改善更加全面，而 TMS 组的患者在不同措施上的结果类似。他们得出结论，需要进一步的研究。Grunhaus 等人[60] 将 40 名重度抑郁症患者随机分配到 ECT 组或 TMS 组。从整体上看，患者对 ECT 的反应最好，而那些没有接受精神病治疗的重度抑郁症患者对两种治疗的反应相类似。最后，Grunhaus 等人[61] 报告了一个用于比较 ECT 和 TMS 在非精神病性难治性的重度抑郁症中疗效的随机对照实验，结果反应率为 58%（40 名患者中的 23 名对治疗有反应）。在 ECT 组中，12 名患者有反应而 8 名患者没有反应。在 TMS 组中，11 名患者有反应而 9 名患者没有回应。他们的结论是，在这项研究中，患者要么对 ECT 反应，要么对 TMS 反应。

2. 药物基因组学

已有若干项研究测试了遗传标记是否能够预测药物反应差，从而有可能产生针对抑郁症的个性化药理治疗。Smeraldi 等人[62] 提出以下思路：①伴随精神功能的抑郁症已被证明能够对 SSRIs 反应，② 5 - HTT 基因是 SSRIs 的首要目标，并且③ 5 - HTT 基因的多态性导致了转录效率，因此④ 5 - HTT 启动子的等位变异可能与抗抑郁药的反应有关。他们的研究包括了 102 名患有精神病性的重度抑郁症住院患者。患者被随机分配到氟伏沙明治疗组和安慰剂或心得乐组，为期 6 周。5 - HTT 基因启动子的长变异纯合子（l/l）和杂合子（l/s）对氟伏沙明的反应优于短变异纯合子（s/s）的反应。他们得出结论，氟伏沙明对妄想抑郁的功效与 5 - HTT 基因的启动子变异有关。

Pollock 等人[63] 研究了与 5- 羟色胺转运体基因多态性（5-HTTILPR）相关的帕罗西汀反应性。尽管帕罗西汀浓度等效，但相较于拥有 s 等位基因的患者来说，减少 HRSD 对于 ll 基因型的患者更为快速。对去甲替林的反应并不受影响，表明 5-HTTLPR 等位基因的变异可能导致了接受 SSRIs 治疗的患者的最初反应。

Rausch 等人[64] 首先进行了抗抑郁药剂量反应与 5 - JHTT 动力学和遗传学关系的研究。51 名患有重度抑郁症的患者被划分为 5 - HTT 基因启动子区多态性组和血小板 5 - HTT 基因组。他们发现，相较于短等位基因组，长等位基因组对安慰剂和药物剂量均有更多的反应。学者指出，先前有研究表明长等位基因与降低神经质或焦虑有关，但目前尚不清楚为什么长等位基因发展得更快。未来该研究将继续识别遗传标记，希望更好地预测个体药物反应，以及这些现象的原因。

第 15 章 CHAPTER 15

心理治疗

在本章中，我们将介绍针对情感障碍的主要心理治疗方法，包括支持性的精神分析心理治疗、人际关系疗法、行为疗法和认知疗法。我们将涉及双相情感障碍的心理治疗、预防复发、预防自杀，以及心理治疗变化过程。重点将更多地放在已经在抑郁症中运用过的疗法和那些可信的实证支持的疗法。[1,2] 在最后一章，也就是第 16 章，我们将对药物治疗和心理治疗进行详细比较，并回顾这两者在预防复发方面的效果对比。

早期的方法

在使用治疗手册（如贝克等人[3]）指导临床实践之前，对抑郁症的心理治疗描述往往相对模糊和失焦。但是也有例外，在更结构化的方法中，坎贝尔的《躁郁症》(*Manic-Depressive Disease*)（1953）[4] 提出了治疗轻躁狂的许多步骤，包括适当的诊断、向患者解释躯体症状、消除诱发或加重病情的环境因素、与疾病抗争的态度、心理治疗、告知家人和朋友患者的需要、休息和放松、职业治疗、阅读疗法。

抑郁症动力学心理治疗的其他初期作品包括 Wilson[5]、Kraines[6]、Ayd[7]、

Arieti[8]、Gibson[9]、Regan[10] 和 Bonime[11] 的著作。

Wilson[5] 指出，当必要的人格平衡状态被破坏时，一种"需要满足序列"就建立了。Krains 在《精神抑郁症及其治疗》(*Mental Depressions and Their Treatment*)[6] 中强调了躁郁症的生理基础，这点和坎贝尔认为的一样。但是，Krains 还认为心理治疗对缩短病程、减轻患者的痛苦和预防并发症来说是至关重要的。Ayd 在《识别抑郁症患者》(*Recognizing the Depressde Patient*)[7] 中同样强调 (e.g., & Kraines)，医生首先要告诉患者病情存在生理基础，而他会改善。他觉得鼓励很重要，医生应该劝阻患者尝试很难的行为，因为失败只会强化不适感和内疚。

Arieti[8] 表示，"抑郁症是……对失去正常成分心理生活的反应"。患者必须重组他的思维，以达到"不同的想法和事物不会带来悲伤"。抑郁改变了思维过程，明显减少了想法的数量，"以减少痛苦"。在抑郁症中等强度的情况下，Arieti 建议治疗师改变环境，特别是占主导地位的环境，缓解患者的内疚感、责任、成就感缺失，并且不允许抑郁思想扩展到一般的抑郁心境中。

Gibson[9] 在一篇关于躁郁症心理治疗的文章中指出，患者与治疗师在建立关系时存在困难，而在建立关系的过程中有效沟通才能得以发生。患者常常重构治疗师的言论和解释，用他们惯常的方式来维持关系。这将有助于治疗师挑战患者的观点，并提供新的看法。

在一篇题为"抑郁症的简介"的范文中，Regan[10] 将"计策"解释为"以特定策略目的为目标的一系列外在程序"。他提出了抑郁症心理治疗的若干策略方法：①保护患者，②探索的准备，③打破沉思循环，④使用物理治疗，⑤促使态度改变。

Bonime[11] 指出，抑郁症是与他人病态的互动方式。特别是，抑郁症患者对他人有着不合理的要求。压抑的生活方式有一种基本的一致性，它覆盖了抑郁症的各种变形，从神经质的愤怒到精神病的躁狂。一致性的成分包括强烈的控制欲、对影响的厌恶、不满足、敌意和焦虑。Bonime 指出，治疗师必须既使患者明白他们自身在带来痛苦中的作用，也必须使患者认识到他们拥有个人资源去改变现状。

支持性心理治疗

保证

Kraines[6] 给予患者很长的解释，既包括与抑郁症有关的因素，也包括与疾病有关的因素，还有结论，"你要记住，这种精疲力竭的状态能够并且终将被克服。你需要练习，也需要配合。这不是一件容易的事；这将耗费时间，但你总会康复的"（p.409）。

关于战胜疾病的积极言语将鼓励患者，使其变得更加有活力，也将抵消一部分消极悲观的想法。对于中轻度的抑郁症患者来说，这样的积极预测能够有显著效果，但重度抑郁症患者会将这些积极言论视为挖苦，从而无法被影响。

另一个技术对于缓解患者的低自尊感和无望感常常有效，就是谈论他们的积极成就。如果让患者随意陈述的话，他们很容易聚焦于过去的失败和创伤经历。治疗师可以对过去的经历赋予一个更为现实的评价，并且可以有技巧地引导他们详细描述成功经历来提升他们的自我评价。

修通和宣泄

一些抑郁症患者在将他们的感受和想法向治疗师倾诉了之后，感到了极大的放松。这种由哭泣带来的情感宣泄有时会促使并发症的显著缓解。然而，修通对极少数的患者会起到反作用。在讨论他们的问题之后，他们不仅会觉得更加压抑和无助，而且会因自我暴露而感到羞辱。

指导和环境的改变

改变患者活动的需要往往是显而易见的，治疗师需要聚焦于咨患关系以使患者修正他们的常规行为。譬如，治疗师可以作为催化剂，使患者从自我沉溺中走出来进而关注外在世界，也可以向他们建议一些娱乐、体力、智力或鉴赏活动。

向抑郁症患者推荐活动时，治疗师需同时将患者对压力的承受力和成功的可能性考虑在内。推荐的任务不应该太困难或太费时。我们发现，成功完成某项任务将会极大地提高抑郁症患者的积极性、灵感以及在随后任务中的表现。[12]

精神分析和精神分析治疗

上述提到的许多策略都已被融合到情感障碍的现代疗法中，下面将介绍实证有效的心理疗法。这些疗法，包括精神分析和精神分析心理治疗，都是广为人知的治疗方法。但它们都以广义的人格重建为目标，并且聚焦于童年期神经症的解决方法。[13]

理论上，精神分析疗法取得进展的时间模型是每周四五个阶段，平均持续3 ~ 6年。对如此长的治疗方法进行临床研究存在着显而易见的困难。在大多数情况下，情感障碍患者的症状会全面缓解，并且功能恢复到发病前的水平。精神分析疗法取得进展的时间模型（3 ~ 6年）应与抑郁症的典型过程相比较（90% ~ 95%的个体症状在最初两年内都至少得到了部分缓解）。[14]由于不可能将改善的自然进程从治疗结果中分离出来，所以治疗长度就决定了治疗的效果或效率。当然，也就有了防止复发的研究。

这样的研究从未实现过。Ursano和Silberman[13]回顾了精神分析、精神分析治疗和支持性心理治疗后发现，设计良好的动力学心理治疗辅以药物治疗对抑郁症的治疗效果比其他方法都要好。同样地，他们建议，在运用精神分析疗法进行控制更严密的研究之前，用于界定支持性心理治疗的特定技术需要被更好地定义。

Dewald[15]提出了由精神分析心理治疗演化出的短期治疗的要点，"我认为，精神分析心理治疗是基于心理功能的精神分析理论"（p.542），从理论上说，这样的改变与弗洛伊德取得的进展旗鼓相当。短期治疗的发展尚需时日。[16]

用现代的视角回顾心理治疗[17]、精神分析或心理动力学治疗并不在12种当代的精神分析系统中。精神分析被包括在内，但作者总结道"没有足够的研究用以评估精神分析疗法的效果"（p.40）。

针对抑郁症的心理治疗

Thase 等人[19]回顾了可能对抑郁症治疗起反作用的心理社会因素，以及那些有助于短期和长期治疗的心理治疗原则。他们将重点放在实践过的抑郁症疗法，即人际、认知和行为治疗。[2]

药物对许多心理社会因素的干预效果欠佳，包括认知和人格因素，如神经质或抑郁质。但这些因素通过心理治疗都会在一定程度上得以恢复。其他因素也会通过心理治疗得到改善，但程度小得多，包括低社会支持、生活压力和慢性疾病等。

治疗观察对成功治疗慢性情感障碍是有必要的。Thase 等人[19]建议，无法坚持治疗导致 1/3 抑郁症患者的治疗失败。因此，增强对药物的依从性（如行为的改变以认知疗法为中介）对心理治疗非常有帮助。

有些患者接受了认知疗法（CT），他们的服药依从性更好。[20]当然，这还需要进一步的研究，以排除消极认知过程的修改和以行为改变为中介的改善所带来的贡献。

Thase 等人[19]提出了心理干预的若干指导原则，这些原则基于针对抑郁症治疗的回顾。这些心理治疗包括认知、人际和行为治疗。他们提出的原则包括：①采用一种合作性的治疗关系用以发展新的处理技巧；②融入治疗慢性抑郁症的其他医学模型；③对先前的失败进行反馈并对将来可能的进步保持信心；④建立分步的短期目标，并安排分级作业；⑤如有需要，安排足够的短期会谈；⑥利用家庭作业和扮演来提升技能；⑦与重要他人会面，以便增进联结和提供心理辅导；⑧当达成短期治疗目标时，建立中期和长期的目标；⑨在治疗反馈后，与患者继续保持 4 ～ 6 个月的治疗。

他们得出了这样的结论：一，抑郁症取向的心理治疗比其他控制条件更加有效；二，疗效可与随机临床中抗抑郁药物的效果相比较；三，认知疗法的效果可能更为持久；四，心理与药物结合的治疗方式对于阻抗治疗的抑郁症患者最有效。[19]

人际治疗

我们已将针对抑郁症治疗的两种"独立"心理疗法与药物疗法进行了比较，

即人际心理治疗（IPT）和认知疗法。

在第 13 章中讨论了抑郁症的发展，我们提出了在思维和情感之间的"环形反馈模型"。[21] 在这个模型中，不愉快的人生境遇引发了与丧失和负性体验相对应的图式。反过来，这样的预期成为激活的即时情感结构，进而引发了抑郁症的主观体验。

与这样的构想类似，人际心理治疗基于负性生活事件将导致不安心境的观点，反之亦然。人际关系的理论已被认可（使用人际关系条目），治疗师用两种方式解释抑郁症：①将近期的某个生活事件与急性的抑郁症症状相联系；②将心境与人际能力的消极影响相联系，因而产生了问题和生活中的压力事件。[22, 23, 24]

程序化的治疗由 12 ~ 16 个星期的疗程组成，这些疗程集中解决人际关系中的危机，如丧失、角色冲突、角色转换或关系技巧的缺陷。这些疗程探讨了患者抑郁心境和相关生活事件之间的关系。治疗师对患者在人际关系中的成功事件表示社会赞许。如果一段关系进展糟糕，那么治疗师和患者一起探讨在未来遇到类似情景时可以采取的其他方法。[22]

慢性抑郁症的 IPT

Markowitz[23] 认为，IPT 可以运用于慢性单相抑郁症。这样的话，对近期人际生活事件的识别就被替代成了对长期社会技能缺陷的识别和解决。IPT 的重点在于建立人际功能。

然而，根据迄今为止的少许研究，运用人际理论的优势并不明显。[23] 其他专家也这样认为。如原先耶鲁 – 波士顿联合实验的核心参与者 Eugene S. Paykel 报告称，虽然持续的抗抑郁药物能够预防复发，但 IPT 的先驱却做不到这一点。[25]

Frank 等人 [26] 运用 IPT 技术进行了预防未来抑郁发作的研究。他们在持续 3 年的随机实验中，研究了 128 例抑郁症复发患者。研究地点是一个在治疗复发性情感障碍方面具有十多年经验的专业诊所。

所有患者都接受过丙咪嗪和 IPT 的联合治疗。在 3 年时间内，平均 200 毫克的活性丙咪嗪能将复发率降低到仅为 22%；持续 IPT 治疗的条件下，复发率为 61%；而将两者结合使用的情况下，复发率为 24%。对于没有积极接受药物治疗的患者来说，每月一次持续的 IPT 治疗"生存时间"或无复发的时段延长到了一年多。Frank 等人认为，积极的丙咪嗪治疗对抑郁症有显著的预防作用，而每月一次的人际心理治疗有中等程度的预防作用。[26]

老年人群的 IPT

Hinrichsen[27] 描述了精神疾病是如何使家庭关系紧张的，并发现人际因素能缓解病情并降低复发率。他认为 IPT 是针对老年期抑郁症的有效治疗。

Hinrichsen[27] 通过试验适合年老者的 IPT 疗法，发现外显情绪（EE）（如批判的表情）与精神结果有强相关。尤其他发现，社会学者聚焦于与晚年生活相关的"角色缺失"或"规则丧失"。这就与 IPT 关注角色转换相对应了。在他的老年精神病诊所中，IPT 被用于关注角色转换和人际交往难题。Hinrichsen 报告，若干名抑郁症患者在接受了针对年老者的 IPT 后，其抑郁症症状减轻了。

认知疗法

公式化和概念化

如第 10 章中所叙述的，在贝克[21] 之前，关于抑郁症的主流理论是精神分析学说的"回溯敌意"[28]，也就是"被驱动的痛苦"。认知症状被解释为潜意识中存在但不能表达的禁忌。扭曲的思维本身并没有被公认为构想的核心。

精神分析的意义由训练有素的分析师发掘，合理的解释与转向自身的愤怒相对应。患者对自我、经验和未来的偏差被忽略了。

在第 10 章描述的特别发现的指导下，贝克的新构想提出了一种更简单的解决方案。不存在普遍意义上的象征意义。相反，抑郁症患者消极看待自己的方式这一认知本身是最基本的过程。[29] 这一认知过程对于每个个体都是独特的。对于负性认知偏差表达的方式和场合，"自动化思维"是因人而异的。

弗洛伊德的构想旨在消除特殊思想和替换普遍象征性解释，忽略了个人意义。而个人意义在每个障碍中都是特别的。弗洛伊德和贝克对抑郁症不同的治疗方法，提示人们存在一种新的临床方法。

结构和策略

认知心理治疗基于第 12 章和第 13 章中阐述的理论。简言之，该理论假定，患有抑郁症或有抑郁倾向的个体有一定的特殊认知模式，这种模式在存在针对弱点的特定压力或压倒性的非特定压力时，可能被激活。当认知模式被激活，它们往往主宰个体的思考，产生与抑郁症有关的情感和动机。认知心理治疗可针对抑郁症的症状，帮助病人客观地了解他的自主反应并作出调整。患者不抑郁时，该疗法旨在修改特质的认知模式，以降低抑郁症复发的可能性。

认知疗法的目的是治疗师传递认知观点，而患者内化认知观点。这个过程是苏格拉底式的对话，而不是辩驳。在治疗师的指导下，患者以批判的态度对证据（或缺乏证据）敏锐地作出反应，证实或否定心理障碍和信念。认知疗法的一个核心特征是以支持－指导的方式共同研究思想和信念。因此，治疗师使用一个积极的教育立场与患者沟通，用非专业术语来向患者明确说明认知心理障碍。

临床上，抑郁症的认知过程是相对一致的。贝克等人[3]发现，抑郁症患者对现实的认知组织模式是"原始的"。对生活事件的判断是广泛和整体的，意义是极端的、消极的、无条件的、绝对的和评判的，从而导致情绪反应的消极和极端。

相比之下，更成熟的思维将不同的生活情境视为多种维度或品质，而不是单一的类别。成熟的处理通常是定量的而非定性的，标准是相对的而不是绝对的。适应环境的思维更加复杂和多变，而原始思维的多样性较少，只是将人类经验进行了一些粗略的分类（p.15）。[3]

在临床上患有抑郁症的患者更容易将思想视为"事实"。当患者按照负性思维行为时，他们的负面表现就更加严重。在修正负面的认知过程时，患者学习注意和记录的相关技能，进而识别认知和痛苦情绪间的特定联系。

1. 基本元素

认知疗法将认知理论运用于个案。一般而言，认知疗法师修正患者当前的思维以减少症状，纠正信念以防止复发。

认知疗法中有许多相关的概念，包括将问题分解为可解决的分析单元。苏格拉底问答法和问题定义便于实现治疗目标，包括①识别消极态度，②确定已发现的最紧急问题，③形成作业策略，④监测（录音）两次会谈间的作业策略，⑤回顾之前会谈中出现的问题和成就（pp.409–411）。[3]

2. 会话结构

在获得与障碍有关的认知和标准评估基线信息后，移情与"治疗和支持性的关系"得以形成，从而与患者合作解决问题。[3]认知疗法会话结构由以下元素构成。

①情绪检查可以为患者当前的情绪状态提供信息。②根据个案的情况制订计划，包括了解与目前功能障碍相关的既往事件。③与患者协作，共同确定问题和治疗目标。④需关注双重目标，即通过分级任务建立现实的信心以及首先处理最紧迫的问题。⑤每次会谈中，患者对认知理论和治疗的社会化都是重点。教育患者是治疗中至关重要的环节。⑥识别和检验自动化的消极思想和信念。⑦借助交际障碍想法的每日报告（DRDT）来回顾上周的作业，并布置新任务。实验用于检测由 DRDT 识别记录的特定自动化负性思维。⑧会谈有利于整合突出观点。这些观点来自作业回顾和"认知实验"的评估结果。⑨反馈是患者关于治疗会谈和治疗方法的整体反应。患者在何种程度上学会独立运用认知疗法的技能也将得到评估。在认知疗法期间及治疗结束后，使用标准化的测试，如贝克抑郁量表和其他各种心理测量对疗效进行评估。

3. 行为方面

从一开始，认知疗法就结合了操作性条件作用和经典条件作用（如贝克[30]）。这可能是为了将环境因素考虑在内，对临床技术最明显的应用，如活动安排和分级任务分配。

临床抑郁症的一个核心过程是对自我的消极观点，抑郁的人往往会迅速接受责备或对不良事件的责任，他们将负性事件归咎于想象中的努力不够、天赋或能力的不足。重新归因是指让抑郁症患者注意到对失败经历的其他解释，通过家庭作业（"行为"测试）测试消极思维的成分，并进行前后的逻辑分析。

活动安排。有许多技术可用来增加行为频率并修改消极的自我概念。在治疗早期，消极的认知内容可以通过鼓励患者参与建设性的活动得到修正。患者对抑郁想法的关注消退，对个人能力的消极概念减退，活动安排抵消了消退带来的空缺。

安排就诊时间的具体技术可以促进他们保持活力并防止重新陷入消极。活动计划侧重于有特定目标导向的任务，能够为患者和治疗师提供具体的数据来切实评估患者的功能。[3]

安排活动之前，患者应该清楚几个原则。这些原则包括：①没有人能够完成所有的计划；②目标应该是关于要采取什么样的行动，而不是应该完成多少；③接受外部不可控因素（计算机中断/机械故障）和主观因素（疲劳、动机）可以干扰进程的事实；④需要为第二天的计划留出时间。这些理念是为了抵消关于完成任务的消极想法。在安排活动时，"治疗师须明确，首要目的是观察，而不是评估患者每天完成得多好或完成了多少"（pp.123-124）。[3]

分级任务分配。活动被分为"掌握"（成就）或"快乐"（愉快的感受）。这些维度按照5级进行评分，其中0表示没有掌握（快乐），而5表示最大掌握（快乐）。分级任务分配通过诱导患者识别部分成功、小程度的快感，抵消极端思维，达到修正图式内容的目的（p.128）。

谈及活动安排，分级任务分配有几项原则：①定义问题；②编制任务；③由简单到复杂逐步分配活动；④及时直接地观察成功经验；⑤以言语形式表达患者的疑虑、消极反应以及成就的最小化；⑥鼓励客观评价表现；⑦强调目标的达成是由于患者自己的努力；⑧共同发展出新的、更复杂的目标（p.132）。[3] 在治疗师的帮助下，通过对经验的矫正，这些削弱患者认为自身不足的信念过程，都可以成为患者做出更加现实解释的基础。

人际方面的改变

治疗师和患者之间的治疗性互动（认知、行为、情感交流）就是"治疗关系"。抑郁症患者的片面认知是特殊的、相对独立的，这使得建立治疗关系存在困难。贝克等人解释道，抑郁症患者和"清醒的"人一样，看懂了笑话但不被逗乐；他们在描述重要他人的积极方面时没有任何满足感；看到或听到喜欢的食物和音乐时，没有任何乐趣（p.34）。

为了更好地剖析偏差，贝克等人（p.61）[3]建议，治疗师在治疗中需要坚持某些原则。其中之一是，无论抑郁症患者的世界观（消极的想法和信仰）对治疗师来说是多么难以置信，它对患者来说都是明智的。

治疗师和患者对个人意义建构的根本差异会给他们之间的互动造成相当大的压力，从而很难建立一个协作、信任和移情的治疗环境。因此，在进行有效的心理干预之前，尽管治疗师的立场不同于患者，但治疗师必须和患者建立健康的治疗关系。

1. 维持治疗关系

Safran 和 Segal 在治疗关系中使用了术语"破裂"，指在治疗过程中与患者的合作关系出现的问题。这种工作联盟会因许多原因而出现问题。[33]

当治疗师和患者没有为共同的治疗目标努力时，治疗关系时常破裂。这种失败可能由于若干因素：①缺乏有效的沟通，②对于提出问题的本质和可能纠正问题的措施，治疗师和患者有着不同的理解或价值观，③经常伴随抑郁情绪出现的功能失调的人格策略（或疾病）。

一种导致咨询关系破裂的原因是患者不理解治疗的理论基础或认为治疗师并不理解他的视角。在这种情况下，治疗师必须对患者的视角表示理解。治疗师使用患者的语言有时可以在这方面起到帮助。为了修复关系，治疗师必须回顾和审查任何被误解的方面。

另一个潜在的问题来源于与抑郁状态相关的情绪波动。如果患者被情绪影响，只能关注他的感觉有多么糟糕，那么治疗师将难以教育患者并提供有效的认知疗法。如果医生认为患者的情绪猛烈到可能破坏治疗关系或者使关系出现问题，那么就必须直接与患者讨论这个事件，以便正确理解破裂的原因。

有些患者不完成用以获得其负面认知的作业。有的患者对批评非常敏感，容易将治疗师的重点理解为指责他们的问题。有的患者自我封闭，不投入治疗，而把它当作一个智力活动。有的患者还可能有不可言说的目的（比如，患者来治疗是为了取悦别人，也许是配偶或雇主），他们并不觉得治疗是必要的。在所有情况下，治疗师必须使用有效的倾听和移情来修复人际关系中的问题。

2. 合作的氛围

患者和医生都必须为发展治疗关系尽责。[31]为了促进这种关系，各自的职责必须明确。患者的期望必须根据需要而不断明确和修正。

至关重要的一点是，患者需对治疗坦诚反应（正面的或负面的）。治疗师的责任是：①尽可能提供最好的治疗方法，帮助病人运用治疗原则；②真正从患者的角度去理解他们；③制定患者认为合适的家庭作业（即病人同意执行）；④主动引导和指导干预措施。

与治疗师的责任相对应，患者必须同意①付出真诚的努力以掌握临床治疗策略；②坦诚症状、思想和寻求认知疗法的缘由；③完成作业练习，这对于理解特殊问题是必要的，也是成功实施治疗必不可少的；④通过合作和协助发展家庭作业的经验，在治疗师的引导下解决问题。此外，病人必须接受，改正长期存在的问题需要付出努力和承担个人风险。

3. 教会独立解决问题

三种治疗抑郁症的实证疗法都是方向性的、专注的和结构化的方法。[19] 治疗师的指导在很大程度上包含了教授患者抑郁症的本质及其疗法。这样，治疗师和患者的部分人际关系将包括治疗师的教育者角色，教授治疗的应用方法。

在抑郁症的治疗中，治疗关系是高度结构化的，治疗师和患者需承担相应的责任。[31] 治疗师的一个主要责任就是，准确理解患者和治疗关系的独特方面。治疗师必须了解患者对治疗师、治疗本身以及改变的观点。治疗师必须捕捉在协作治疗过程中患者想法的任何错误。以一个普遍性的误解为例，家庭作业不应被视为"专家指出的方向"，而是检验个人思想和信念的结构性机会。

家庭作业为患者赋能，因为只有患者可以确定（和报告）在治疗外运用各种治疗技术的效果。通过协作形成作业和讨论结果，患者可以学习举一反三的技能，以应对未来不可避免的问题情境。这使得患者可以应用在家庭作业中反复练习的技能独立解决问题。

心理治疗中的依赖性可分为治疗性或非治疗性。治疗性依赖是指患者在人际关系上接近治疗师，以努力学习治疗师诠释的认知理论和技术。非治疗性依赖是指患者抗拒协作的方法，而完全依赖治疗师（而不是他的自身经验）作为信息来源的仲裁者。[31]

4. 人际功能的修正

Thase 等人 [19] 回顾了可能对抑郁症治疗造成负面影响的心理因素。他们指出，许多预测药理干预效果不佳的心理社会因素，都被纳入心理治疗方案中。这些因素包括认知和人格因素，如神经质或抑郁质。其他方面也可以通过心理治疗得到改善，如低社会支持、生活压力和长期逆境。[19]

伴随瞬间不良情绪的人际行为可能引发恶性循环。贝克（p.269）[34]引用了班杜拉的交互决定论阐释这一现象。

一个人的行为可以影响别人对他的行为。消极行为与抑郁发作可能导致消极的人际互动，然后加剧抑郁情绪。

导致抑郁症的第一环可以是别人的消极反应，如拒绝，或对抑郁症患者行为的负性反应，如从与重要他人的社会互动中抽离。

以后者为例，抑郁症患者与朋友和亲戚的疏离难免会遭到批评或被其他重要他人拒绝。这可能会加剧患者的自我批评和对他人的负面概念，从而导致人际功能的进一步损坏和进一步的负面认知加工。这种恶性人际认知循环可以深化人的抑郁，以至于重要他人的干预也变得徒劳，因此需要专业治疗。

当然，这样的恶性循环可能只是临床抑郁症的些许案例，因为人际功能对个体具有特异性。同时，对于许多个体来说，参与社会事件在抑郁症形成和持续上的作用似乎微乎其微。[34]

当个体的情况突显出行为 / 人际障碍时，认知疗法师与患者①提高患者对这一现象的认知，②将对这个概念的检验融入家庭作业中，③为抑郁症患者提供对其所经历的人际障碍赋予更多具有功能的概念的指导。家庭作业可以包括相对简单的"行为"实验，比如接近他人和进行简短的对话。

在认知疗法的标准实践中，这样的练习由分级任务完成，因为成功的可能性是最大的。如果治疗师小心地解释和传达概念，像上文阐述的那样，那么抑郁症患者就能更好地理解，从而坚持纠正致使抑郁加重的"恶性人际循环"。因此，在社会因素导致了障碍的情况下，认知疗法治疗师可以利用行为和人际交往技巧。

5. 行为激活

雅各布森等人[35]发现，只使用"行为激活"这一种认知疗法技术，在改变消极想法以及修改功能失调的归因风格方面与运用其他所有认知技术的效果相当。Dimidjian 等人[36]进行的后续研究证实了这个研究。

这似乎是一个重要的发现，一个值得理论述评的发现。对此有两种简论。第一，由于"认知革命"的时代背景，行为过程被认为以认知为中介。数千种基础应用研究证明了这一点。因此，现在提出与之前结论相悖的观点，有些令人费解。

第二，概念模式（第12章和第13章进行过详细叙述）与皮亚杰和其他认知理论家提出的概念一致。在这些系统中，模式的改变需要修改行为来实现，所以"行为激活"的研究与这些认知理论构想相符。除了这两点澄清，此处的讨论只涉及治疗干预相关的内容。

与应对、成功和掌握密切相关的过程是恢复个体对之前生活的内在目标（或者是培养之前没有过的目标）。临床抑郁症的一个核心点是对目标相关行动的负面影响。它减弱了追寻有价值目标和野心的动机。

为了恢复患者坚持朝向目标的兴趣，治疗师和患者列出并讨论之前受到强化（或有价值的）但现在却由于抑郁状态被搁置的行为。不再突出的目标被重新优先安排。治疗师和患者之间的互动有助于重新聚焦于积极的目标，也就是那些患者之前（错误地）认为不可能再有的行为。假设检验负面预期的具体方法在两次会话间得到实践，有助于患者从抑郁状态中恢复过来并获得希望和智慧。

有时，基于治疗关系的影响，对某些患者可能可以提出具体的可完成的活动计划，尽管他们并不确信这样的行为会使抑郁症状减轻。在这种情况下，治疗的变化过程可能被恰当地概化为人际影响过程，在此过程中患者同意检验治疗师建议的认知模型。

换句话说，促进（或激活）抑郁症患者有目的的行为，治疗师在某些情况下必须参与和患者协作的人际影响过程。如果患者同意实施曾经带来满足感和自豪感的行为，那么结果可能会反驳（或消除）消极图式加工，从而促进缓解抑郁的模式。

科学方法等提供了一个有效的行为激活模型来实证认知疗法中的想法／信念。在认知疗法的初始阶段，患者问题的概念化形成了。最突出的问题和重点必须得到确认。此时，就像"简介"部分提到的科学报告一样，形成了明确的和可操作的问题。

相关假设的操作化可能是简短的，只要几分钟或可能需要更长时间。在任何一种情况下，每个阶段都需要设计合适的方法来测试特定的假设。实际的测试类似于雅各布森等人的行为激活。

对于科学研究者和处于协作关系中的认知疗法师和患者，此阶段中关系测试成功的关键是是否建立了合理假设，能够被下一个合乎逻辑的流程检验，这是评估问题的合理方法。

总之，为了测试信念或假设，需要患者的行为（"实验"）。[30]患者必须理解，假设既不是"真的"也不是"假的"。并且，在缺乏证据的情况下，它有助于质疑人的成见。在这种方式下，保持开放观察的价值属于病人。对适应新信息的价值（而不是用先前存在的模式进行观察）进行讨论。患者知道，为了检验想法，行为实验是必要的。

认知技术

认知技术包括：宏观或纵向的方法，旨在映射出病人夸大的敏感性或不当的反应，与外部事件和内部不适的因果关系；微观或横截面的方法，集中在识别和评估特定认知；识别和修改导致适应不良的误解、迷信和三段论。

在抑郁症的后期，认知疗法中有一种特殊的应用技术。这段时期，患者可能在很短的时间内感到忧郁，但大部分时间内功能良好，能够客观检查他们的生活模式、自动化思维和基本的误解。这个方法的目的是使认知组织发生改变，以减少患者将来患抑郁症的风险。

两种标准化的认知疗法技术旨在提高患者的客观性，包括重新归因和替代概念化。这些技术教授实证假设检验的技能以便患者学会与思想保持距离，或将思想视为心理事件。[3]一开始的重点是纠正目前的思维来直接减轻症状。然后，治疗师与患者一起重新审视功能失调的信念，以防止复发。

1. 描述主要的适应不良模式

抑郁症认知心理治疗的第一步是调查患者生活经历的数据。回溯患者过去的困境，治疗师试图确定患者生活中的主要模式和序列。通常情况下，治疗师能够向患者证明，他们选择性地对某些类型的经验做出反应，也就是说，患者并不是对每种类型的困难或不愉快情境都过度反应，而是对某些偏爱事件的反应过度。

治疗师应试图与患者重建抑郁症发展的阶段（见第13章）。这些阶段包括由于早期经验而形成的适应不良的态度，对特定压力的敏感性，以及由于创伤性事件或更恶劣的影响而导致的抑郁症恶化。用这种方式回顾抑郁症的历程，患者能够看到心理障碍方面的具体问题而不仅仅是症状。加深的客观性和理解力将抑郁症的谜团解开，并有可能提供解决问题的途径。

一个患有间歇性抑郁症的患者说他一整天都闷闷不乐。起初，他并不知道是什么引发了沮丧感，他回忆说，他醒来的时候感觉很好。接着他想到他最开始感到有点低落是当妻子在吃早餐时没有立即回复他的欢快谈话时。在回顾这一段时，他看起来十分沮丧。然后他意识到，他觉得自己被妻子的沉默拒绝了，即使他知道她很累，因为她昨晚起床照顾肚子痛的婴儿，几乎一晚上没睡。

追溯他的反应模式，患者意识到，只要他没有得到太多的关注，他通常会做出负面的回应。例如上小学时，每当老师称赞另一个学生或未表扬他时，他就觉得受到了伤害。而他比其他学生得到更多赞美的事实也无法缓解在少数场合没有得到表扬的情绪。他回忆说，后来当他的亲密朋友没有表现出平日的温暖或友情时，他也体验到类似的拒绝。他的父母都非常热情和宽容，他总是想得到他们的肯定（他通常能得到），也想得到其他所有他遇到的人的认可。

在回顾因果关系时，患者认识到他有一种在没有得到优待时体验到拒绝的模式。他可以看出这种原因的不合理性。此外，他意识到，他靠持续获得认可来保持价值感。当得不到充分认可时，他容易感到受伤，就像那天早上他对妻子的反应一样。他意识到，他误解了她的行为。他说："我想我全错了。她没有拒绝我。她只是太累了，不想跟我说话。我以为她不喜欢我了，我感到很难过。"

在这样的情形下，抑郁症患者更易产生与事实不符或不恰当的反应，如他们未能达到某种目标、被团体排挤、被另一个人拒绝、受到批评或者没有获得预期的认可、鼓励或指导。虽然这种情况下普通人也可能会产生瞬间的不愉快反应，但抑郁症患者可能会有长期的失望或绝望。

事先认识到他的典型过度反应，当特定压力出现时，患者得到了强化，并且不太容易被其左右。治疗师通常能够指出夸张反应的确切特点，即病人根据一个重复的模式反应，而不是根据现实情况的具体特征。例如，病人感觉不知所措或无望，不是因为现实真的难以承受或令人绝望，而是因为他将其构建成这样。通过回顾个人经历，治疗师可以解释不良模式是如何开始的，以及如何在不同的场合重复。

例如，有一个女人，每当朋友或熟人举办聚会没有邀请她时，她就会感到难过或不被需要。强烈和持久的被拒绝感被唤起了，事实上，她很受欢迎，没有足够的时间参加所有受邀的聚会。我们发现，她的拒绝模式可以追溯到她进入初中时的青少年早期。那时，她被排除在其他女孩组成的各种团体之外。

她清楚地记得一个人坐在自助餐厅，想着自己是多么不受社会欢迎，多么不如其他女孩。在治疗中，她能够认识到拒绝模式在她的成年生活中被不合理地激发了。她的观念"我没有朋友，没有人需要我"不再有效了。直到指出她只是在某种意义上缓解过去的经验，她开始相信没有被邀请参加聚会并不表示她没有朋友。

2. 中和自动化思维

领悟疗法的第二种方法包括使患者专注于他产生悲伤的特定认知。对于轻微或中度的抑郁症患者，这些想法通常在意识的外围，需要患者特别留意去识别它们。在精神分析的术语中，它们可能被归为前意识。而对于重症抑郁症患者，这些想法都位于患者现象场的中心，并倾向于主导思想内容。

这种引发抑郁症的认知似乎是更为详细的想法的高度浓缩。这种想法显然被压缩成了一种速记法和一瞬间相当复杂的思想。阿尔伯特·艾利斯（Albert Ellis）[37] 将这些想法称为"自我评价"或"内化言语"。他解释说，这些想法是"患者告诉自己的事情"。

尽管精神分析学家和艾利斯在各自的研究中是正确的，仍需要一个新的术语来传达这种构思的双重性质（前意识到意识）。这些类型的认知在本书的第 1 版中被称为自动化思维。[21]

如第 10 章所指出的，这些自我评价或认知反映出抑郁状态中的扭曲。由于这些扭曲，患者体验到烦躁不安。但当他们可以识别这些扭曲的认知，并可以客观地应对并纠正它们时，患者便能够中和一部分致病成分。

3. 指向抑郁认知

在治疗的开始，患者一般只能意识到以下序列：事件或刺激→情绪。患者必须接受训练以填补刺激和情绪之间的联系：刺激→认知→情绪。

譬如，一个患者觉得每次自己犯了一个错误时就觉得很沮丧，他无法理解为什么他有这样的感觉。

他完全接受这样的观念：犯错未尝不可，错误是生活中不可避免的一部分。当下一次他感受到和犯错相关的不愉快情感时，他被要求去关注自己的思想。在接下来的采访中，他报告了每一个认为自己犯错的想法，"我很懒""我从来没有任何权利"或"没有人比我更傻"。每当有这样的想法，他就变得沮丧。然而，通过意识到自我批评，他认识到它们是不合理的。这个识别似乎消除了他的抑郁反应。

自动化思维不仅与不愉快的情绪有关，还会导致很多其他抑郁症状。譬如，失去动机。失去动机是基于"我不会做"或"如果我这样做，我只会更糟"类似的想法。第12章中介绍了抑郁思维影响动机的例子。

当患者变得更善于认识到自动化思维的具体表达方式时，他们将逐渐摆脱它们的影响。患者可以与自动化思维保持距离，并评估其有效性。识别和疏离的过程（元认知或正念）是减弱自动化思维的最初步骤。

4. 识别特殊的内容

当患者获得认识认知的经验时，他们逐渐做好了识别常见的会产生不愉快感觉的认知主题的准备。为了帮助他们将认知分类，治疗师通常指出主要的抑郁主题，如剥夺、自责或自卑感。需要强调的是，在数不清的解释方式中，他们倾向于用少数刻板的理解去解释自己的生活经验，譬如，他们可能不断地将所有人际冲突或纠纷理解为自己的能力不足。同样重要的是，要向他们指出这些抑郁的认知是如何呈现了扭曲的现实。

患者通常很难接受他们的解释是不正确的，或者至少是不准确的。事实上，抑郁越严重的患者，他越难认识到抑郁认知有多大的客观性。

5. 识别认知的正式特征

增强抑郁症患者对认知的客观性并帮助他们对其进行评估，这通常有助于发现一些认知的特点。这不仅可以帮助患者识别它们，也使他们有机会去质疑其真实性。

帮助患者区分"两种类型的思考"是很有价值的。第一种类型是高级类型的思考，包括判断、评估证据，以及考虑替代的解释（次级过程）。相反，低级形式的认知往往相对快速，似乎不涉及任何复杂的逻辑流程（主要流程）。

低级认知的特点之一是自动性。它们好像通过反射发生，通常不是深思熟虑或仔细推理的结果。患者注意到，当她开始准备一个任务时（准备一顿饭、写一封信、打电话给一个客户），她立即就会有"我做不了"的想法。当她将注意力集中在这个想法上时，她意识到这种想法的武断，并且能够与它保持一定的距离。患者已经能够辨别出由特定情境产生的特殊认知，这对于处理低级认知是有利的。

抑郁认知的另一个重要特点是不自主性。尤其在比较严重的情况下，这些认知不断侵入现象场，患者没有办法不理会它们或关注别的事情。即使严重的抑郁症患者下定决心去理性思考形势并作出客观判断，他们也容易被入侵的抑郁认知分心。这种持久和身不由己的抑郁认知可能如此强大，以至于这个阶段的任何治疗都无果而终。

对于程度较轻的抑郁症患者，对认知不自主性的识别有助于他们认识到这不是思索或推理的结果，或者能够将它们作为一种侵入理性思考的强迫观念，没有任何现实价值。

心理治疗中的认知有一个核心特征，即这些认知对患者来说似乎是可信的。即使是正常人也倾向于在没有任何仔细审查的前提下，接受其思想的有效性。但对于抑郁症患者来说，问题是严重的，因为特殊的认知似乎特别合理或真实。有时，这些认知对治疗师来说越不可信，对抑郁症患者来说越合乎情理。反过来说似乎也成立：情绪越激烈，抑郁认知对抑郁症患者越可信。当抗抑郁药物减弱了情绪的强度时，认知的说服力就减弱了。这似乎表明了认知和情绪之间的相互影响。

6. 区分"思想"与"事实"

当患者在识别特殊内容和认知的其他特征方面越来越有经验时，治疗师就可以训练他们评估有效性和准确性。此过程最重要的包括将证据规则和逻辑运用于认知，以及患者考虑到的可替代的解释。

检验一个认知的有效性，患者必须首先学会区分思维和信念，也就是说，仅仅因为他们认为有些事应该如此并不意味着他们应该相信它。尽管患者看起来很有经验，但有必要指出，想法并不等同于外部现实，无论看起来多么令人信服，除非通过了一些客观的检验，否则仍不能被认可。

譬如，一位患者认为他的女朋友不再喜欢他。他把这一概念接受为事实，而不是一种假设。然后他用这个概念来解释最近女朋友的行为变化，从而使他更加接受这个想法。治疗的目标是帮助患者从对经验的演绎过程向更多的归纳过程转变。通过检验他们的观察，考虑所有的数据以及考虑用来解释事件的其他假设，他们不太容易形成与现实等同的自动化思维。

7. 应对抑郁认知

一旦患者建立了某种特定的无效认知，他（或治疗师）就很有必要通过准确陈述为什么这些认知是不准确的、不恰当的或者无效的，以中和其效果。通过用言语表达某种想法是错误的，患者能够降低想法和影响的强度和频率。

譬如，抑郁症患者无论多么认真地清理抽屉和橱柜，她仍认为很脏。这使她感到气馁，直到她开始思考下面的反驳："我是一个好管家，这点我知道并且别人也总是这么说，没有一点污迹。它和我不沮丧时看到的一样干净。也许有一点痕迹但那不是灰尘。"在另一个场合，当她开始准备一个烧烤时，她想："我做不好。"她分析了这个问题，并告诉自己，"我以前做这个很多次了。我可能有点比平时慢，因为我沮丧，但是我知道该怎么做。如果我一步一步去做，我没有理由会做不好"。她因此而感到鼓舞，准备好了这顿饭。

患者为抑郁认知涉及的特定逻辑倒错性机制贴标签常常是有帮助的。例如，过度泛化、任意推理、选择性抽象或夸大（见第 12 章）。如果他们能对自己说，"我断章取义了"或"我太快下结论了"或"我夸大事实了"，那么他们也许能够削减抑郁认知的力量。

8. 权衡替代解释

中和不正确消极认知的另一种方法是考虑替代解释。例如，有一个特别讨人喜欢的患者，如果他人对她的热情有丝毫的减退，她都将其看作被抛弃的迹象，也作为她不被喜欢的证据。接受了数次对特定认知的处理方式培训后，她报告了以下事件。她与一位老朋友通过电话交谈。当这位老朋友说她约了一个理发而不得不挂断的患者电话时，患者立刻就想，"她不喜欢我"，接着感到伤心和失望。考虑到其他的解释，她反驳道："马乔里一直是我的朋友，她一直很喜欢我。我知道今天她有一个约会，这才是她挂断电话的原因。"她最初的解释源自刻板模式，并排除了其他的解释。当患者回顾了事件并考虑了可能的解释后，相比于自动化思维，她更加能接受朋友的解释。

9. 验证基本的前提

虽然刚刚描述的技术可以用来直接处理特定的认知，本节中描述的操作则针对患者对自己和世界长期潜在存在的误解、偏见和迷信。与这些假设相对应的是个人设定目标、评估和修改行为，以及解释不良情境的方式。这些假设是患者对自身的禁令、退行、批评、惩罚和责备的基础。修改这些长期存在的态度和模式基于某种理论，即它们在一定程度上决定了个体认知的内容。而这种基础的修改或模式的修改将修正一个人的组织和解释具体经验、设立目标和实现它们的方式。

通过检验患者在特定场合和自由联想中反复出现的主题，可以很容易地推断出长期态度的内容（关于个人不足、软弱和绝望的主题）。基本前提和假设的进一步信息，可以通过询问他们是基于怎样的特定结论或原因而得出某种具体判断。调查他们的价值观、观点和信念将产生额外的数据。用于接近问题或达到目标的关于模式的想法可以通过检查他们的自我指导和自我责备而获得。此方法的一个有效特性是，它试图纠正由演绎思维得来的主要前提或假设。演绎（相对于归纳）思维的优势在抑郁症的认知扭曲中起着重要的决定作用，对无效前提的任何纠正都会减少错误的结论。

以下的想法可用于说明抑郁症认知扭曲的典型假设和前提："犯了错误，这是非常糟糕的""如果出了任何差错，都是我的错""我是不吉利的，把坏运气带给自己和其他人""如果我不继续赚很多钱，我就会破产""我真的很愚蠢，我的学术成功都靠狡猾的伪装""便秘是瓦解的征兆"。

如果患者报告"今天我所做的一切都是错的"，或"每个人都一直在逼我"，或"我每天都在变丑"，治疗师可以和患者一起回顾这些结论的证据，并且试图证明这些想法是夸张的或是完全的误解。然而，这个想法通常是如此强大以至于患者甚至想不到他们错误的可能性。在这种情况下，解析潜在的假设可能使思想的力量被削弱。

一位 40 岁患有抑郁症的女性有强烈的自杀欲望。她这样觉得："活着有什么用？不管怎样我都会死。我只是在延长那些正在腐烂的东西。这是一场必败之仗，所以我不妨趁我完全腐化前解脱。"对这些想法的辩驳，如她还相对年轻、有吸引力并且身体健康，她仍有许多年的幸福，这些并没有影响她的思维。她坚持认为她是腐朽的，如果她活着，她将很快体验到恐怖的身体衰变。

一天，她从镜子里看到自己。她发现自己的形象好像是她的母亲在她病危时的模样。她厌恶地转过头，感觉更加沮丧。虽然她意识到镜像是她的，不是她母亲的，但她仍不能动摇这样的信念：她已经衰老，以至于她现在看起来像她垂死的母亲。

利用这些信息，治疗师说："你所有关于结束生命的想法是基于一个前提，你相信你在跟随母亲的脚步。你认为，当你到达她弥留之际的年龄（40岁），你将会中风并去世。然而真相是，所有的检测都表明，你的身体很健康。你的母亲从小有严重的糖尿病，由于糖尿病的并发症，她成了盲人并患有中风。但是，你没有糖尿病，事实上，你没有任何身体疾病。"

治疗师接着向患者解释她是如何区分自己与母亲、如何形成她开始恶化的前提。她没有充分意识到自己的假设：变老（超过40岁）等于退化和变丑陋。根据这个模式，我们可以讨论它的有效性。她能够看到这种想法的武断，她认为自己丑陋和退化的想法以及自杀的欲望都在减退。

有时，患者可以毫无困难地看到他基本假设的谬误。然而，简单承认他们的非理性并不能改变他们。他们可能继续用重复的自动化思维进行诠释。需要常常反复检查不合理的假设，并鼓励患者说明不合理的原因。有时，患者可能首先具体陈述支持不合理假设的论点，接着再反驳它。其他时候，提出支持不合理假设的论点，然后诱导患者提供反证。

当一位科学家觉得她的表现没有得到认可时，她就感到难过和空虚。我们能够建立她的一系列连锁前提："我变得出名是极其重要的。我从生活中得到成就感的唯一方式是每天受到赞誉。如果我没有成名，我的生活就毫无价值、没有意义。"

如果这些前提是正确的，那么当她没有得到认可时，就会不可避免地感到不满足和空虚。如果前提是不合理的，那么它们可能会被修改，而她没有得到认可时会较少感到疏离。

为了检验这些假设的有效性，治疗师提出以下观点："如果前提为真，那么我们期待它接下来发生。第一，除非得到认可，否则你永远不会得到满足。第二，认可带给你满足。第三，除了名声，生活中的其他事对你来说一文不值。"

听到这些观点，患者很快提出反证："我从很多事情中得到快乐，与认可无关。我喜欢我的家人和朋友。我从阅读、听古典唱片和演唱会中得到很多满足。我也真的喜欢我的工作和即将做的事，即使我没有得到任何认可。此外，当我真的得到认可时，我并没有获得太多满意的感觉。事实上，我发现个人关系比发表一篇文章更令人满足。"

10. 通过诱导幻想改变情绪

一些抑郁症患者报告说自发的幻想（白日梦）有一种悲观的内容，如剥夺、个人不足和阻挠。当他们想到一个即将发生或遥遥无期的事件时，他们会形成负面后果的图像。

一位抑郁症患者在准备去超市的购物清单。然后他有了以下幻想。后来他告诉我："我带着购物清单进了超市。我走来走去，也找不到我想要的。然后，我注意到人们在看我，好像认为我疯了。我感到很羞愧，不得不离开，没有买任何东西。"结果他那一天没有去超市。

值得注意的是，当他有这种幻想时，患者体验到了强烈的侮辱，好像幻想事件发生在现实中。为了帮助他应对挫折和屈辱的预期，他被要求再一次想象在超市的情景。这一次他的羞辱感降低了。想象同一场景三次之后，他不再感受到与幻想相关的任何不愉快的情绪。他说："我意识到在白日梦里我真的夸大了问题。"这次会谈后，患者购物再不存在任何困难了。

这个例子说明，患者对其幻想的反应与他们对自动化思维的反应很相似。患者经过训练，可以用处理言语性的适应不良想法的方法来应对幻想。

让患者在治疗中重复抑郁幻想，治疗师可以帮助他们获得现实生活的更大客观性。这种预演可以使他们承担先前避免的任务。

有时，自发修改幻想的内容可以通过简单重复幻想而实现。一位患者对他的工作感到悲观，在去办公室的路上有一个幻想："我走进上司的办公室，提出了一个建议。他对我很生气。我觉得我越界了。"随着这种幻想，挫折和屈辱随之而来。当被要求再一次想象这个场景时，他体验到了同样的不愉快情绪。

患者被要求再一次想象某种场景。这次的幻想是这样的："老板对我说的很感兴趣。他想要更多的信息。我觉得这是两个专业人士之间的交流。"伴随这个幻想的情绪是愉快的。与此同时，患者对那天预期事件的悲观情绪得到了缓解，他去工作后，感到更乐观和自信。他与上司互动的实际结果与愉快幻想相类似。

在其他情况下，也可以通过诱导患者对期待事件进行更为实际的想象以减轻悲观。另一个缓解患者不足感的技术是让患者回顾过去成功经验和满足感的图像记忆。一旦过去的经验生动起来，患者在当天剩余的时间通常会有一种满足的感觉。

诱导幻想是与检查不适应的自我言语的目的大致一样。通过检查他们的悲观幻想，患者能够放松控制，现实地测试这些幻想，考虑更有利的结果。而且，诱导愉快的幻想有助于中和哀伤和悲观。

11. 案例说明

此案例说明呈现了认知疗法的典型结构和过程。K.M. 是一个有吸引力的可爱的年轻女人，她在一位治疗师那里治疗持续的情绪障碍，但并不成功。出现的一个问题是她认为自己"无法胜任"刚刚接管的销售管理职位。因为在她看来，"没有人能管理这些人"。

两个重要的想法重新出现于治疗之外和治疗过程中。第一，她认为她监督的人能力严重欠缺，不能够处理工作职责。第二，她认为自己无法改变现状，称这是"完全不可能和没有希望的"。

向 K.M. 阐释认知疗法时，为了识别自动化思维和信念，我们考虑到她目前思维的例子。两个重复的想法"他们是无能的"和"这种情况是不可能的"被证明是相互关联的。因为她认为她监督的人是棘手的，所以认为改变是不可能的。她将这些观念与最近加剧的抑郁情绪和消极思考，以及她对一些管理职责的逃避，如及时提供工作业绩评估相联系。

当向她介绍了治疗师和病人治疗中的责任后，治疗师在认知疗法中重点教授 K.M. 用于假设检验负面预测的具体方法，并形成两次会谈间的具体作业。治疗师和 K.M. 讨论功能失调和上面所提到的有害认知，并建议通过作业监督思想，特别是要注意可能导致特定认知增加/减少的情绪变化。患者学习如何识别消极思想（"这是不可能的"）和核心信念（"他们都是无能的"）之间的关系。

为了完整地呈现问题，治疗师使用了各种工具，包括认知条目和抑郁与绝望的自我报告条目。个体对自我报告条目的回答在治疗中进行讨论，其中包含了具有 K.M. 自身特质的自动化思维，即"他们是无能的"和"这种情况是不可能的"。

治疗采用了实证的假设检验或"认知实验"。治疗师鼓励她将员工的工作分解成可以管理的小单元，从而促进他们的成功。使用这种方法的经验帮助她反驳关于员工能力的负面核心信念，并且她的负面评价和反思在不断减轻。通过审核实际业绩，如员工个人的销售报告和利润，她改变了对员工的看法。

12. 案例说明：预防复发

K.M. 的情绪稳定下来后，治疗师建议（征得 K.M. 同意）她关注"长期信念"。这个工作的推荐时长为 3 个月。这个阶段的会谈关注 K.M. 在一个有若干手足的家庭中的成长经历。相比于包括 K.M. 在内的其他孩子的能力和智力，有一个孩子被认为是"非常愤世嫉俗"的。

K.M. 和这个手足的年龄差很多，她习惯将他的话绝对化。因此，关于员工的无能和自己能力不足的双重信念似乎源自患者生命中的重要他人。K.M. 意识到这些核心的不适应信念可能的来源。这种认识是预防复发的重点。

治疗师和患者合作检验核心信念和功能失调思维之间的联系，并创造性地检测失调概念化的内容。一般来说，她学习去质疑和检测关于自己和他人的失调信念，以及她与他人互动的主要策略。

治疗双相情感障碍：药物和心理疗法

自坎贝尔的《躁郁症》问世以来，[4] 双相情感障碍的治疗经历了巨大的创新（e.g., Newman et al, [38]）。在过去的 20 年中尤为明显。[39]

考虑到双相情感障碍的自然进程，采用精神疗法复发预防的可能性尤其相关。尽管锂长期预防复发中存在价值，然而超过一年完全康复（零复发）的患者只占 1/3。[39]Colom 等人 [40] 在双相情感障碍的患者中实施了一个随机实验，旨在检验心理辅导干预和标准药物疗法共同进行是否可以减少复发率。研究包括 120 名根据年龄和性别配对的患有双相情感障碍的门诊患者（杨氏躁狂量表得分小于 6，Hamilton 抑郁量表 –17 得分小于 8）。在研究前的 6 个月或更早时间，所有患者的病情都有所反复，并且所有患者都接受过标准的药物治疗。被试在接受了标准精神护理的基础上，参加 21 次的团体心理辅导或 21 次无领导小组会议。治疗中的每个月以及两年随访中进行评估。

采用团体心理辅导，他们发现，在 21 周的治疗过程中，健康辅导组中只有 38% 的患者复发，而对照组的复发率为 60%。在两年随访结束时，那些只接受过标准化精神治疗（药物治疗）的患者中有 92% 复发，而心理辅导组的复发率为 67%。从数据中剔除轻微发作（轻度躁狂）的案例进行分析，他们发现，采取标准药物治疗的复发率为 87%，而运用心理辅导的复发率为 63%。[40]

引用两个著名的先驱研究。Lam 等人[20] 采用随机对照设计研究认知疗法对预防双相情感障碍复发的影响。他们假设，认知疗法结合情绪稳定剂，可能适合教授患者应对双相情感障碍。

基于治疗手册设计的认知疗法，为抑郁症的治疗提供了新的标准化疗法。新元素包括①教授素质应力模型，心理学和医学方法相结合的需要；②监测情绪，尤其是前驱症状和发展全面排除扩张综合征的技能；③强调睡眠的价值和用来避免睡眠不足而触发双相情感障碍的流程；④针对补偿行为或极端行为的治疗，患者希望通过这些行为弥补先前生病耗费的时间。

该研究包括 103 例患有双相情感障碍 I 型的被试。尽管用情绪稳定剂治疗，但每个被试的抑郁症都频繁再发作。被试被随机分为 CT 组和对照组，两组均接受情绪稳定剂和常规精神病学的跟进。在最初的 6 个月和接下来 6 个月中的两次强化疗程中，CT 组被试平均接受了 14 次 CT。

结果发现，12 个月治疗期的总体复发率为 53%。CT 组在第 6 个月时复发率为 28%，在第 12 个月时复发率为 44%。对照组在第 6 个月时复发率为 50%，在第 12 个月时复发率为 75%。此外，CT 组的双相情感障碍症状显著减少。而且他们明显表现出更高的社会功能，每月的情绪问卷显示更少的情绪症状，躁狂症状也显著减少。

与之前提及的心理辅导相比[40]，CT 复发率（28%）在治疗的相同时间（第 6 个月）比辅导治疗复发率（38%）低。此外，CT 组在第 12 个月的复发率只有 44%（对照组为 75%），大大低于单独使用锂的复发率（67%）。[39] 本研究的局限性包括缺乏对接受 CT 的患者进行睡眠常规控制和更好的药物治疗。[20]

预防自杀

认知疗法关注核心信念，以产生更持久的变化。Brown 等人[41]测试认知疗法预防重复自杀企图的效果。在一个随机对照实验中，对近期有过自杀企图的成年人进行 10 次认知疗法会谈。他们被跟踪研究了 18 个月。接受认知疗法的被试的再次自杀企图明显降低，比只接受常规护理（包括跟踪和转诊服务）的患者的再尝试率减少了 50%。认知疗法组的被试在第 6 个月、第 12 个月和第 18 个月时较常规护理组被试报告了较低的抑郁程度，在第 6 个月时报告的无望感较低。

预防复发

Klein 等人[42]的一项研究检验了心理治疗的认知行为分析系统（CBASP）运用于慢性 MDD 的有效性，这种方法结合了"行为、认知、人际关系和心理动力学心理治疗的元素"（p.682）。

本研究的优势包括案例的严格诊断，包括不做处理的控制条件，对 MDD 症状评价者的控制，用自我报告和面试两种方式评估抑郁症，将被试随机分配到每月一次的 CBASP 组或仅进行一年评估而不做实验处理的控制组。研究包括了 82 例对 CBASP 有强烈和连续反应的患者。结果发现，只有少数病人在 CBASP 条件下复发。[42]

Klein 等人[42]研究的局限性包括与 CBASP 组对比的控制组没有接受治疗，只进行了评估。对照组的这种处理缺陷意味着安慰剂效应等因素也可以解释观察到的复发率差异。而且，即使有了这样的处理，CBASP 由多种治疗因素构成，也无法得出预防复发的明确原因。因此，经典行为疗法的效果仍未确定。

Bockting 等人[43]进行了一个随机对照组实验，旨在研究团体认知疗法预防复发的效果。该研究将常规疗法，如持续的药物治疗，与常规疗法和简短认知疗法相结合的治疗进行对比。患者（n=87）的抑郁症复发风险高。

在两年的评估阶段，认知疗法能够对抑郁症的复发起到显著的预防作用。预防效果在患者前 5 次的会谈中尤为明显（样本的 41%）。在实验组，认知疗法使复发率降低了 26%（从 72% 到 46%）。

心理变化过程

从理论上讲，纠正分离（元认知）过程中产生的功能失调情绪状态和综合征，可以通过不同的方式（如认知、行为、药理）激活。

检验信念的一个突出特征是意识经验的主动与被动监测。对意识经验的有意控制受到了强调（Beck[44]，p.242–245；Moore[45]；Reisberg[46]，p.363）。

这种信息处理模式的特点是增加了个人对经验或概念组织方式的认知，这与较少涉及意识的自动化水平形成了鲜明对比。因此，对信息（意义）的自动化控制通过认知疗法得以更正。

不管采取何种方法，认知理论预测，症状改善的程度取决于信息加工系统改变的程度。当深层的信念而不只是消极思考被纠正时，持续的恢复就将开始。然后，从理论上讲，功能失调的信息处理得到修正是修复情感障碍的最终途径。认知的变化可能对抑郁症恢复期的症状改善是至关重要的（核心部分）。

若干研究提到了认知疗法的过程。（对药物治疗在随机临床试验的回顾见第16章。）Simons 等人[47]将认知疗法的持久效果与3个月的抗抑郁药物治疗（药物治疗之后停止）进行了对比。根据他们的研究结果得出结论，认知疗法和药物疗法可能在如何引导患者看待他们的抑郁症状的方面存在差异。在认知疗法中，患者将他们的症状视为希望的线索，或提醒他们努力使用从治疗师那里学到的各种认知和行为策略。这种习得的应对技能也许能解释认知疗法和药物疗法的不同效果。[47]

Robins 和 Hayes[48]认为，一些研究支持了认知疗法的特定因素与改变的关系："干预旨在识别、检验事实，并纠正扭曲的概念和功能失调的图式"（p.207）。通过具体方法和会话间实践的方式教授假设检验，似乎是 CT 的有效成分，但"进一步研究显然是必要的"（p.207）。

Rush 等人[49, 50]对其收集到的数据进行了分析。研究比较了35名分别接受认知疗法的患者（$n=18$）和药物治疗的患者（盐酸丙咪嗪）（$n=17$）。患者均为抑郁症门诊患者。Rush 等人[49]使用交叉滞后面板分析评估了自我观点、绝望、情绪、动机和植物性神经症状改变的时间顺序。他们发现，在第 1 ~ 2 周的治疗中，患者首先学会了改善无望感的方法，接下来是改善自我观点、动机、情绪和植物性神经的症状。在第 2 ~ 3 周，无望感继续得到缓解。最后，第 3 ~ 4

周，自我观点和情绪先于动机得到改善，而情绪改变发生在植物性神经症状改变之前。总体结论是，认知疗法可能引发认知因素（对自我和未来的看法）的治疗性改变，接着改变其他症状。这在药物治疗中是不会发生的。结果与假设一致的是，改变消极的想法和情绪可以改善其他抑郁症状。

对于复发预防，变化可能在"结构"或图式水平。如果一种图式充分渗透，那么它应该可以修改其内容或"信念"。例如，一种图式的内容可以从功能失调调整为功能良好。一个人可能有低级图式"我是失败者"，或功能更加失调的图式"因为我是一个失败者，所以我一文不值"。这些信念可以修改成如下内容："我在有些事情上失败了，有些事情上成功了，所以这是一种取舍""即使我是一个失败者，也并不意味着我一文不值"。

功能失调的图式通常由一个合适的外部刺激引发，也可能通过一些内部的内分泌或其他生物因素激发，激发后占据优势。与之相一致，Segal 和 Ingram 回顾了图式激活的问题，得出结论，确定被检验的认知结构受到激活的研究支持了认知理论。他们提出，未来的研究必须涉及特质 – 应激过程，以测试理论结构的因果作用。近期前瞻性研究初步确定了认知风格不仅在抑郁障碍是一个重要的变量，在双相情感障碍同样如此，这需要进一步调查。[52, 53]

Oei 和 Free[54] 的检验了 44 例抑郁症治疗的结果或过程。治疗的类别包括认知疗法、药物疗法、心理疗法和其他控制。他们得出结论，认知改变发生在所有治疗中，认知改变和抑郁之间的关系并不局限于认知疗法。认知的变化可能是区别不同治疗体系的最终途径。

抑郁症治疗的评价：随机对照实验

结果和随访数据

在本章中，我们将关注比较抑郁症的心理治疗与药理治疗结果的研究。理解这些方法的相对优势具有明显的临床意义。人们研究了近期和早期的实验研究之后发现，（一般而言）近期研究具备更严格的实验设计和实验控制。

虽然存在怀疑论者，[1] 但先前的荟萃分析 [2, 3] 和综述 [4, 5] 支持了心理治疗对抑郁症的疗效。Bailar[6] 建议，传统的叙述文献综述具有特殊的优势，他还指出，在任何医学情况下，单纯的元分析都无法导致治疗原则的重大变化。我们对叙述型综述加以限定①对抑郁症诊断的可信观点，②与临床药物治疗的比较，③患者的来源，④治疗的时间长度，⑤完成率，⑥治疗后恢复正常的患者比例。

随机临床实验

表 16-1 总结了各种随机对照试验。在安慰剂对照试验中，DeRubeis 等人 [7] 对比了认知疗法和药物疗法对中度至重度抑郁症患者的疗效。这项研究在宾夕法尼亚大学和范德比尔特大学研究诊所内开展，有 240 名患者（每个地点分别有 120 名患者）被随机分配到不同治疗中。这项研究中的患者样本被描述为"非常

长期或频繁复发性，初期和现期的住院率很高"（p.412）。[7] 交叉轴 I 型障碍的患者中，72% 有并发症；至少有一种交叉轴 II 型障碍的患者中，48% 有并发症。

240 名患者中，120 名患者接受 16 周的帕罗西汀，每天 50 毫克；60 名患者接受安慰剂治疗；60 名患者接受 16 周的认知疗法。对于药物组（帕罗西汀）的 120 名患者，如果 8 周后没有积极的临床反应，那么就开始增加锂或去郁敏（丙咪嗪、盐酸地昔帕明）。

将认知疗法和药物治疗组之间的治疗完成率进行对比（见表 16-1）。经过 16 周的治疗，认知疗法组 85% 的患者和药物治疗组 84% 的患者仍坚持治疗。8 周或 16 周后，均未发现不同地点或不同条件下退出率的显著差异。8 周时的结果显示，药物治疗组患者恢复（Hamilton 抑郁量表评分等于或小于 12 分）的比例为 50%，认知疗法组为 25%，安慰剂组为 43%。16 周时，药物疗法和认知疗法的反应率均为 58%。"缓解"的界定方式与"反应"相同，但还需满足 Hamilton 抑郁量表评分等于或小于 7 分。药物治疗的缓解率为 46%，而认知疗法的缓解率为 40%。只有范德比尔特发现了地点和疗效间的交互作用，在那里，药物治疗优于认知疗法。患者的不同特点和认知疗法师不同的经验水平均导致了这种交互作用。作者认为，当治疗师具备高水平的经验或专业知识时，认知疗法在对中度至重度的抑郁症患者的初始治疗中与药物治疗一样有效。[7]

Hollon 等人[8] 将单独使用认知疗法、单独使用盐酸丙咪嗪三环药物疗法以及将两者结合使用的疗效进行了对比。107 名非精神病性非单相抑郁症患者被随机分配到不同的治疗组。64% 的患者符合复发性抑郁症的标准。这些患者中，27% 的人没有重度抑郁发作史，而 37% 的人有过。分配到不同治疗组的 107 名患者中，43 名（40%）完成了 12 周治疗后退出；38 名患者（35%）开始了治疗但没有完成；5 名患者（5%）未能开始治疗。退出率在不同治疗间没有显著差异，但药物更有可能导致中断治疗的问题。两名使用药物治疗的参与者自杀身亡（p.300，pp.776–778）。[4, 8]

Hollon 等人[8] 的研究没有发现治疗组之间的症状差异（认知疗法与药物疗法对比）。而且，样本整体上至少和 NIMH TDCRP[9] 和其他类似研究中的抑郁症患者样本一样严重。结果发现，三组患者（药物疗法、认知疗法和药物 – 认知结合疗法）从预处理到中期治疗（前 6 周）均有大幅改善。前 6 周的治疗与接下来 6 周的治疗相比，临床改善率大于 90%，只有认知加药物结合治疗组在第 6 周（中期治疗）至第 12 周（后期治疗）之间继续得到改善。

表 16-1 比较心理治疗与药理治疗对抑郁症疗效的实验

研究	总体结论	接受治疗的患者	患者来源	诊断抑郁症的基础	治疗时间长度	疗效比较	治疗完成率（%）	康复率（%）	康复后未复发（%）
DeRubeis 等人（2005）	CT和药物治疗一样有效	240 F=59% M=41%	（1）转诊 （2）广告	结构化临床访谈和HRSD修订版	16周	（1）CT (n=51) （2）PH (n=101) （3）P-P (n=52)	（1）CT-85% （2）PH-84% （3）P-P-87%	（1）CT-40.0% （2）PH-45.8% （3）P-P-25%	未报告
Jarrett 等人（1999）	CT是除药物治疗外另一种有效的方法	142 F=68% M=32%	（1）传媒 （2）传单 （3）转诊	DSM-II-R,HSRSD	10周	（1）CT (n=36) （2）PH (n=36) （3）P-P (n=36)	（1）CT-86% （2）PH-75% （3）P-P-36%	（1）CT-58% （2）PH-58% （3）P-P-28%	未报告
Hollon 等人（1992）	CT与药物治疗或认知-药物结合治疗一样有效	107 M=20% F=80%	（1）精神病治疗机构 （2）精神卫生中心	研究诊断标准, BDI, GAS, HRSD, MMPI, MMPI-D, RDS	12周	（1）CT (n=16) （2）PH (n=32) （3）CT+PH (n=16)	（1）CT=64% （2）PH=56% （3）CT+PH=64%	（1）CT=50% （2）PH=53% （3）CT+PH=75%	未报告
Bowers（1990）	CT+药物的结合治疗比单独的药物治疗或放松药物的结合治疗更加有效	33 M=20% F=80%	精神病医院住院部	ATQ, BDI, DAS, HRSD, HS	（1）CT+PH=29天 （2）PH=32天 （3）PH+放松=27天	（1）CT+PH (n=10) （2）PH (n=10) （3）PH+放松 (n=10)	（1）CT+PH=91% （2）PH=91% （3）PH+放松=91%	（1）CT+PH=80% （2）PH=20% （3）PH+放松=10%	未报告

（续）

研究	总体结论	接受治疗的患者	患者来源	诊断抑郁症的基础	治疗时间长度	疗效比较	治疗完成率（%）	康复率（%）	康复后未复发（%）
Elkin等人（1989）	CT和药物治疗一样有效	239 M=30% F=70%	（1）精神科门诊站 （2）自我转诊 （3）精神卫生机构	研究诊断标准，BDI，GAS，HRSD，HSCL	16周	（1）CT（n=37） （2）IPT（n=47） （3）IMI-CM（n=37） （4）PLA-CM（n=34）	（1）CT=68% （2）IPT=77% （3）IMI-CM=67% （4）PLA-CM=60%	（1）CT=51% （2）IPT=55% （3）IMI-CM=57% （4）PLA-CM=29%	未报告
Miller等人（1989）	对于重度抑郁症患者，CT增加了药物治疗的有效性	46 M=26% F=74%	精神病医院住院部	诊断用检查提纲，BDI，HRSD	住院期间+20周	（1）CT（n=15） （2）PH（n=17） （3）社会技能训练（n=14）	（1）CT=67% （2）PH=59% （3）社会技能训练=86%	（1）CT=80% （2）PH=41% （3）社会技能训练=50%	未报告
Covi & Lipman（1987）	CT和CT+PH结合疗法比传统团体心理治疗更加有效	70 M=40% F=60%	报纸广告	研究诊断标准，BDI，HRSD	个别治疗和团体治疗共14周	（1）CT（n=27） （2）CT+PH（n=23） （3）传统团体心理治疗（n=20）	（1）CT=84% （2）CT+IMI=68% （3）TRAD=83%	（1）CT=52% （2）CT+IMI=61 （3）传统治疗=5	未报告
贝克等人（1985）	单独的CT和认知-药物结合治疗一样有效	33 M=27% F=73%	（1）自我转诊 （2）专业转诊	Feighner诊断标准，BDI，HRSD	12周20次	（1）CT（n=18） （2）CT+PH（n=15）	（1）CT=78% （2）CT+PH=73%	（1）CT=71% （2）CT+PH=36%	（1）CT=58% （2）CT+PH=82%

（续）

研究	总体结论	接受治疗的患者	患者来源	诊断抑郁症状的基础	治疗时间长度	疗效比较	治疗完成率（%）	康复率（%）	康复后未复发（%）
Murphy 等人（1984）	单独的CT与认知-药物治疗结合治疗一样有效；CT+药物更加有效，而单独的CT比单独的药物治疗更加有效	87 M=26% F=74%	精神科门诊的医院	研究诊断标准，BDI，HRSD	12周	(1) CT（n=24）(2) PH（n=24）(3) CT+PH（n=22）(4) CT+活性安慰剂（n=17）	(1) CT=79% (2) PH=67% (3) CT+PH=82% (4) CT+活性安慰剂=100%	(1) CT=53% (2) PH=56% (3) CT+PH=78% (4) CT+活性安慰剂=65%	未报告
Blackburn 等人（1981）		88 M=28% F=72%	(1) 医院门诊部 (2) 诊所	研究诊断标准，BDI	12~15周	(1) CT（n=22）(2) PH（n=20）(3) CT+PH（n=22）	(1) CT=73% (2) PH=71% (3) CT+PH=73%	(1) CT=77% (2) PH=60% (3) CT+PH=86%	未报告
Rush 等人（1977）	CT比药物治疗更加有效	41 M=37% F=63%	中度和重度的医院门诊患者	Feighner诊断标准，BDI，HRSD	12周 20次	(1) CT（n=19）(2) PH（n=22）	(1) CT=95% (2) PH=64%	(1) CT=79% (2) PH=22%	(1) CT=67% (2) PH=38%

注：缩写：1. 使用的测量工具——ATQ=自动思维问卷；BDI=贝克抑郁量表；CRT=认知反应试验；DAS=功能失调性态度量表；GAS=总体评定量表；HRSD=Hamilton抑郁评定量表；IDA=易怒，抑郁&焦虑（情绪评定量表）；LIFE-II-II=纵向间断随访评价II；MADS=蒙哥马利&艾森贝格抑郁量表；PSR=精神状况评级；RDS=拉斯金抑郁量表；SCL-90=贺普金症状核查表；VAS=视觉模拟评分。

2. 疗效间的比较——CT=认知疗法；PH=药物治疗；IPT=人际关系治疗；PLA-CM=安慰剂+临床管理；IMI-CM=IMI-CM+临床管理；TAU=常规治疗。

Bowers[10] 评估了 33 名住院患者的治疗，将其分为三组：①认知和药物结合治疗，②药物治疗（去甲替林），③放松和药物结合治疗。所有患者均接受"病房环境"疗法。在第 1 次、第 6 次、第 12 次治疗以及出院时，对抑郁症的症状和相关认知变量（无意识思想和功能失调态度）进行了评估。结果发现，在所有治疗组中，抑郁症状和认知变量均随着治疗而改善。然而，接受认知疗法和药物结合治疗的患者在出院时改善程度最大。

美国心理健康合作机构的研究是众多强调有效性的研究机构之一[9]。Elkin 等人[9] 将认知疗法的有效性与人际关系疗法、盐酸丙咪嗪 + "临床管理"、安慰剂 + "临床管理"的有效性进行了对比（见表 16-1）。实验随机选取了 250 名患者进行相应的治疗。其中，239 名患者（m=30%；F=70%）真正进入治疗。抑郁症的诊断基于研究诊断标准。Elkin 等人[9] 的总体结论如下："在不考虑疾病初始严重程度（初始分析）的情况下，对总样本进行分析。没有证据表明某种心理疗法与其他疗法相比更加有效，也没有证据表明心理疗法的效果显著低于标准治疗、丙咪嗪 + 临床管理结合治疗"（p.971）。不同的治疗组中的患者均表现出抑郁症得分的显著下降。表 16-1 反映了 4 种治疗的完成率和患者康复率之间的比较。

Elkin 等人[9] 实验中的患者 Hamilton 抑郁评分等于或大于 20 分，少数相关研究支持了药物治疗的疗效（与安慰剂和认知疗法相比）（p.980）。然而，对重度抑郁症患者来说，研究地点的差异会造成不同疗效。[11] 更具体地说，某种特定的治疗疗效在不同地点间存在差异。作者提出："最后的判断必须保留两种心理疗法对严重受损抑郁症患者的特定疗效，直至我们得出结论"（p.980）。[9]（关于本研究的其他重要问题由雅各布森和 Hollon 进行了综述，[11] 感兴趣的读者可以参考他们的评论。）

Miller 等人[12] 好奇，对接受"医院环境"标准疗法、药物治疗和短暂的支持性心理治疗的患者来说，提供认知疗法是否会产生额外的改善（见表 16-1）。研究者从巴特勒医院住院部招募患者，这是一所位于罗德岛的私人精神病医院。为了研究可能增加的认知疗法疗效，47 名抑郁症住院患者被随机分配到三个条件中的其中一种（47 名患者中，46 名实际进入治疗）。这项研究中的患者一般具有早期发作的长期病程（平均 6.7 次抑郁发作），44% 的患者被诊断为并发情绪障碍。治疗方法包括①医院环境的标准治疗、药物治疗、药物以及会话管理；②认知疗法 + 标准治疗；③社会技能培训 + 标准治疗。"医院环境"治疗组包含几个医院活动，为所有住院患者提供标准治疗，如会见护士、职业疗法、社会工作评估。为了提供最好的药物治疗，增加单一药物剂量的常规方式被另一种方式取代，即每天至少使用 150 毫克的两种能够改变各种神经递质的不同药物。药物协议赋予治疗医生更大的灵活性，包括使用其他类型的药物，如精神安定剂和抗焦虑的药物。

住院后的第二个星期开始认知疗法和社交技能训练治疗，并持续 20 周门诊。在治疗期间，可以调整两种疗法的治疗频率。三种治疗在住院期间开始，并且出院后持续 20 周。结果的分类分析从三个方面定义"有反应的患者"：① BDI 得分小于或等于 9 分；②修订版 HRSD 得分少于 7 分；③ SCL–90 总症状指数至少在预处理的症状水平上改善 50%。三种定义得到的结果是相当一致的。表 16-1 反映出，根据 HRSD 得分定义的有反应的患者，他们在门诊治疗结束时对认知疗法的反应率为 80%，对标准治疗的反应率为 41%，对社会技能训练的反应率为 50%。在门诊治疗结束时，认知疗法和社会技能培训组的得分显著低于标准治疗组，但出院时的情况有所不同。与预处理症状水平相比，所有治疗组在出院时和结束门诊治疗时都有显著的改善。

Covi 和 Lipman[13] 评估了是否在认知疗法的基础上增加药物治疗会比单独的认知疗法有更大的临床改善（表 16-1）。参与者通过日报的广告招募，共 70 名（m=40%，F=60%）。参与者符合基于研究诊断标准的原发性抑郁症的条件。筛选出的参与者至少有 1 个月的抑郁史，并且 BDI 和 HRSD 的得分分别不低于 14 和 20 分。这些标准由一位独立且非常有经验的心理医生进行评估，他不知晓初始评级。独立评估者并不了解治疗条件，并提供后续评估。

治疗形式包括单独会话和小组会话，每组 15 名患者。治疗师为一名精神病学家和一名心理学家，他们均接受了两年的认知疗法培训。将认知疗法（n=27）、认知疗法 + 丙咪嗪治疗（n=23）和基于"人际关系 – 心理分析"理论的传统心理治疗（n=20）进行对此，同时提供可靠的（安慰剂）控制治疗。结果表明，认知疗法的最终缓解率为 52%；认知疗法 + 丙咪嗪治疗的缓解率为 61%；人际关系 – 心理分析理论的传统心理治疗的缓解率为 5%。医生独立进行评级的整体改善量表和贝克抑郁量表的数据在治疗结束时以及 3 个月和 9 个月的随访时存在显著差异。没有报告每组康复后未复发的比例。

贝克等人[14] 探讨了药物和认知疗法的组合对非单相抑郁的门诊患者来说是

否比单独的疗法更加有效（见表 16-1）。对两组认知疗法和潜在期望偏差的先验知识是相似的。研究持续 12 周，20 次会谈。治疗师是 3 位精神病学家和 6 位心理学家，他们在见到第一位研究中的患者之前至少有 6 个月的经验。结果显示，两组的治疗完成率相近，两组在治疗期间均有大幅改善，两组之间不存在抑郁症状改善程度的差异。在短期治疗阶段，三环类抗抑郁药物与认知疗法结合使用的反应率并没有比单独使用认知疗法的反应率高。接受认知疗法的患者中，71% 完全恢复，而同时接受认知疗法和药物治疗的患者中，36% 完全恢复。

12 个月的治疗后发现，仅接受认知疗法的患者中 58% 保持良好，而接受联合治疗的患者中 82% 保持良好。这可能表明，联合治疗的稳定性更大，但趋势不显著。然而，12 个月时的这种差异可能是由于联合治疗组的患者比认知疗法组的患者在随访期间接受了更多的治疗：联合治疗组中 91% 的患者在 12 个月的随访期间接受了额外治疗，而认知疗法组中只有 71% 的患者接受了额外治疗。在随访期间，联合治疗组患者的额外会谈（14.81 次额外会谈）比认知疗法组患者的额外会谈（5.93 次会谈）更多。[14]

Murphy 等人[15] 将 87 名中度至重度抑郁精神病门诊患者分配到 12 周的认知疗法（CT）（$n=24$）、药物治疗（$n=24$）、CT+ 药物治疗（$n=22$）或 CT+ 活性安慰剂（$n=17$）的治疗组中（见表 16-1）。诊断访谈附表、BDI、HRSD 等工具作为抑郁症诊断的基础。70 名患者（18 名男性，52 名女性）完成了 12 周的治疗。认知疗法包括每周两次的 50 分钟会谈，共 8 周，其余 4 周每周一次。接受认知和药物结合治疗的患者的治疗安排相同，但每次会谈时间为 60 分钟。只接受药物治疗的患者每周会谈 20 分钟。给予认知疗法 + 活性安慰剂组的患者安慰剂胶囊，安慰剂具有轻微的镇静和抗胆碱能作用，类似于实际的药物。认知疗法的完成率为 79%，药物治疗的完成率为 67%，联合治疗的完成率为 82%，认知疗法 + 活性安慰剂组的完成率为 100% 为。因此，最初 87 名患者中的 70 名坚持到治疗结束，退出率在 4 个治疗组间没有统计学差异。

完成治疗的参与者在贝克抑郁量表和 Hamilton 抑郁评定量表上的初始得分和最终得分有了显著改善。不同治疗的改善率没有显著差异。每个治疗方法中恢复的患者比例基于不同的 BDI 和 HRSD 最低分。BDI 的得分小于或等于 9 分，认知疗法组患者的恢复百分比为 53%，药物组为 56%，认知疗法 + 药物组为 78%，认知疗法 + 活性安慰剂组为 65%。总体结论是，单独的认知疗法和认知 –

药物结合治疗一样有效。对于非单相中度至重度的抑郁症患者来说，认知疗法或抗抑郁药物治疗是有效的。所有治疗组的效果均在治疗结束后持续了一个月。

Blackbum 等人[16]发现，认知疗法仅比药物治疗更有效，而认知 – 药物疗法是最有效的（见表 16-1）。研究参与者有两个选择标准：研究诊断标准以及 BDI 分数至少为轻度抑郁症（根据英国规定为 14 分）。从教学医院门诊诊所和全科诊所的 140 名患者中筛选出 88 名。他们被随机分配到认知疗法组、抗抑郁药物组和这两种治疗的结合组。88 患者中，64 名完成了试验。三组的退出率是相同的，认知疗法组的完成率为 73%，抗抑郁药物组的完成率为 71%，结合治疗组的完成率为 73%。

认知疗法组的总体恢复率为 73%，药物治疗组为 55%，结合治疗组为 82%。抗抑郁药物组（通常是每日服用 150 毫克阿米替林或氯米帕明）的效果比医院和常规做法的效果更差。在这两种情况下，联合治疗比单独使用 7 种情绪药物的疗效更好。内源性和非内源性的组间反应在不同治疗间是相同的。

Rush 等人[17]将 15 名男性和 26 名女性的患者样本随机分配到认知疗法组或抗抑郁药物组（盐酸丙咪嗪）（见表 16-1）。样本均为中度至重度的门诊抑郁症患者，大多数患者以前接受过心理治疗或抗抑郁药物；22% 先前住过院，12% 有过自杀企图，75% 报告曾有自杀意念。患者样本之前的治疗师和抑郁症发作的中值分别为 2 和 2.9；39% 在参加研究时患抑郁时间超过一年。

认知疗法和药物治疗都进行了 12 周，最多 20 次认知疗法或 12 次药物治疗。与认知疗法的完成率相比（95%），药物治疗的完成率显著降低（64%）。通过临床评价和自我报告的方式发现，认知疗法均比药物治疗更有效。这一发现对于完成治疗的患者和整个治疗样本来说都是适用的。认知疗法恢复率（BDI<10）为 79%，药理治疗为 79%。然而，DeRubeis 等人指出了本研究的两点局限性：使用的抗抑郁药物水平较低，药物在最终评估结果的前 2 周逐渐减少。

生态效度和随机临床实验

使用随机对照实验（RCTs）确定实证验证（支持）治疗引起了不少关注。[18] Chambless 和 Hollon[19]指出，实证验证这个词可能表明，研究结果在不太可能为真的情况下是确定的，使用实证支持这个词可能更好。另外，随机临床实验可能在临床实践的许多方面都有所不同。[20]Jonas[21] 已经确认并回答了几个使用临床实验的问题：①有限的数量和同质组，②短期，③缺少个性化的治疗，④使用替代终点，⑤意义和实用性，⑥相关性，⑦数据解释，⑧副作用。

Chambless 和 Hollon[19] 用"功效"这一术语说明随机实验中心理治疗的性能，用"有效性"说明实际临床实践中治疗的实用性。例如，Persons 等人[22] 的研究提供了认知疗法对抑郁症的临床有效性的实证支持。他们将某个私人诊所中 45 名抑郁症患者的治疗效果与两个随机对照实验的效果相对比。他们发现，私人诊所的患者有更多的精神病学和医学并发症，以及更广泛的初始抑郁严重程度，但治疗后的 BDI 得分在私人诊所和研究这两种设置下没有不同。[22]

心理过程的推广和传播工作小组认为，[23] 认知疗法对临床抑郁症是有效的。Chambless 和 Hollon[19] 指出，"实证支持"这一术语更为合适，可以说明研究仍在继续，而非有了最终的结论。例如，认知 – 药物结合疗法是否比单独使用任何一种疗法效果更好，这是一个未解决的重要问题，需要进一步研究。这里评论的三种随机对照实验显示，[16, 10, 12] 结合治疗可能具有优势（见表 16-1）。另外，Thase 等人[24] 的元分析提示，对于治疗重度复发性抑郁症来说，结合治疗的疗效可能优于单独使用某种疗法或单独使用人际关系疗法。他们的数据分析包括了 595 名接受过 6 次标准治疗的重度抑郁症患者。[24]

相比于最小的治疗干预措施，用认知疗法治疗抑郁症通常是有优越性的。[25] 在大学生、成人门诊、社区志愿者和老年人群中开展研究，以对比认知疗法组与不作处理组的差异。[25] 另外，认知疗法与行为干预、动力学治疗、人际关系治疗和来访者中心治疗相比，具有优越性。[3, 25]

用贝克抑郁量表（BDI）计算效应量，对 56 项研究（所有研究发表于 1991 年 1 月之前）进行元分析发现，认知疗法对抑郁症的疗效至少和药物治疗、结合治疗或其他类型的心理治疗一样有效。[3, 26] 使用 BDI 作为测量工具，认知疗法的疗效更大，但使用 Hamilton 抑郁评分量表（HRSD）时不会出现这种情况（可能是因为 BDI 检测抑郁症水平更加敏锐，又或者是因为 BDI 专门检测认知的变化）。同时，Dobson 等人[26] 的后续 BDI 得分显示，认知疗法的疗效并不比药物治疗、结合治疗或"其他"治疗更好。然而，之前发现的疗效一样是因为：①复发的参与者通常没有包含在后续数据中，实验结果比真实情况理想；②结束治疗到后续研究期间的变量导致了组间差异；③后续实验在各研究中不尽相同。[26]

NIMH 抑郁症治疗合作研究项目的一些方面仍然令人费解。在先前的研究中，"临床管理"＋安慰剂的效果与其他积极治疗的改善程度相同。临床管理包括提供支持、鼓励和直接建议，这样可以形成更高的参与度以及掌控感和愉悦感。[27]对于重度抑郁症的治疗来说，不同的研究地点之间存在差异。[11]McLean 和 Taylor[28] 检验了抑郁症门诊患者的治疗与严重程度的交互作用，结果发现，NIMH 的实验结果不具有延伸性，这并不是由于治疗方式、群体或统计能力的差异。[28]Ahmed 等人[29] 评论了精神病学文献中的随机对照实验，认为单一的实验不足以指导临床实践。

TDCRP 与 Jarrett 等人的结果不吻合。[30] 他们进行了一项双盲随机对照实验，持续 10 周，用于比较认知疗法和临床管理与苯乙肼或安慰剂结合治疗的疗效。认知疗法组在 Hamilton 抑郁评级量表 21 个条目上的反应率为 58%，苯乙肼组为 58%，安慰剂组为 28%。这项研究说明，认知疗法可能是单胺氧化酶抑制剂标准急性治疗的有效替代方式，用于重度抑郁症和非典型特征的治疗。

考虑到所有的问题和异常现象，我们同意以下关于 TDCRP 的观点："最后的判断必须保留两种心理疗法对严重受损的抑郁症患者的特定疗效，直至我们得出结论"（p.980）。[9]

预防复发

重度抑郁症的病程很长，而非急性发作。有理由相信，特定的心理干预和治疗能够预防复发。[32] 表 16-2 总结了进行预防复发的随机临床试验。

为了对个别研究进行综述，我们首先参考了 Hollon 等人[33] 的研究。他们在一项研究中检验了 104 名符合反应标准（如完成治疗并对治疗积极反应）的患者的不同复发率，用于对比抗抑郁药物治疗和认知疗法的疗效。这些患者均参加过 DeRubeis 等人[7] 的随机安慰剂对照临床试验（见上述"随机临床试验"章节）。

表 16-2　保持健康的患者比例

研究	患者来源	疗效比较	康复率 (%)	康复后未复发 (%)	"未复发" 的定义	后续跟踪阶段	结论
Hollon 等人（2005）[DeRubeis 等人的后续研究]	（1）转诊 （2）广告	（1）CT（n=60） （2）PH（n=120）	（1）CT=58.3 （2）PH=57.5	（1）CT=69% （2）持续安慰剂 24% （3）持续 PH=53%	HDRS<14 至少两周	12 个月	CT 和持续药物治疗一样有效
Evans 等人（1992）[Hollen 等人的后续研究]	（1）精神病治疗机构 （2）心理健康中心	（1）CT（n=10） （2）PH（n=10） （3）CT+PH（n=13） （4）持续 PH（n=11）	（1）CT=70% （2）PH=20% （3）CT+PH=55% （4）持续 PH=77%	（1）CT=79% （2）PH=50% （3）CT+PH=85% （4）持续 PH68%	不会有两个连续的 BDI 得分高于或等于 16	4 个月，8 个月，12 个月，16 个月，20 个月和 24 个月	仅 CT 或 CT+药物使复发率降低 50% 以上
Shea 等人（1992）[Elkin 等人的后续研究]	（1）精神病门诊患者 （2）自我转诊 （3）心理健康机构	（1）CT（n=59） （2）IPT（n=61） （3）IMI-CM（n=57） （4）PLA-CM（n=62）	（1）CT=49% （2）IPT=40% （3）IMI-CM=38% （4）PLA-CM=31%	（1）CT=28% （2）IPT=17% （3）IMI-CM=15% （4）PLA-CM=18%	不符合 MDDD 标准并且没有接受治疗	6 个月，12 个月和 18 个月	尽管统计学不显著，但认知疗法的效果更好一些
Blackburn 等人（1986）[Blackburn 等人的后续研究]	（1）医院门诊诊所 （2）全科诊所	（1）CT（n=22） （2）PH（n=20） （3）CT+PH（n=22）	（1）CT=77% （2）PH=60% （3）CT+PH=86%	（1）CT=77% （2）PH=22% （3）CT+PH=79%	BDI 得分小于或等于 8 分并且 HRSD 得分小于或等于 7 分	两年	仅 CT+PH 比单独使用药物使药物效果更好

（续）

研　究	患者来源	疗效比较	康复率（%）	康复后未复发（%）	"未复发"的定义	后续跟踪阶段	结论
Simons 等人（1986）[Murphy 等人的后续研究]	精神科门诊医院	（1）CT（n=24） （2）PH（n=24） （3）CT+PH（n=22） （4）CT+活性安慰剂（n=17）	（1）CT=53% （2）PH=56% （3）CT+PH=78% （4）CT+活性安慰剂=65%	（1）CT=100% （2）PH=33% （3）CT+PH=83% （4）CT+活性安慰剂=100%	BDI 得分小于或等于 15 分并且没有重新接受治疗	一年	CT 预防复发的效果比药物更好
Kovacs 等人（1981）[Rush 等人的后续研究]	中度和重度医院门诊患者	（1）CT（n=19） （2）PH（n=25）	（1）CT=83% （2）PH=29%	（1）CT=67% （2）PH=35%	BDI 得分小于或等于 9 分	一年	CT 比药物更加有效

注：缩写：1. 使用的测量工具——ATQ=自动思维问卷；BDI=贝克抑郁量表；CRT=认知反应试验；DAS=功能失调性态度量表；GAS=总体评定量表；HRSD=Hamilton 抑郁评定量表；IDA=易怒、抑郁 & 焦虑（情绪评定量表）；LIFE–II–II=纵向间断随访评价 II；MADS=蒙哥马利 & 艾森贝格抑郁量表；PSR=精神状况评级；RDS=拉斯金抑郁量表；SCL–90=霍普金斯症状检核表；VAS=视觉模拟评分。

2. 疗效比较——CT=认知疗法；PH=药物治疗法；IPT=人际关系治疗；PLA–CM=安慰剂 + 临床管理；IMI–CM=IMI–CM+ 临床管理；TAU= 常规治疗。

12 个月持续阶段。参与 12 个月持续阶段的患者有两类来源，一类是接受认知疗法急性治疗后符合反应标准的 60 名患者的 35 名（58.3%），另一类是对抗抑郁药物急性治疗有积极反应的 120 名患者中的 69 名（57.5%）。对抗抑郁药物积极反应的患者中，34 名在随后一年的后续治疗中被随机分配到全剂量的药物治疗组，35 名被分配到 4 ~ 6 周的安慰剂组。患者、精神病学家和评估者都不清楚哪些患者在药物组，哪些患者在安慰剂组。

对抗抑郁药物有反应的 69 名患者都接受了由同一位精神病学家提供的每月两周的后续会谈。之后，会谈减少到每月一次，每次 15 ~ 30 分钟。这些后续会谈的焦点是症状、副作用、有限的建议和治疗支持。

对急性认知疗法有反应但退出治疗的患者，被要求在为期一年的随访期间参加三次认知会谈。会谈可以安排在任何时候，可以定期也可以"根据需要"进行。会谈内容可以有所不同，包括"危机干预"、复发预防或认知疗法领域内的其他常规做法。

12 个月持续治疗期的结果包括 104 名对治疗有反应的患者中 88 名（85%）的完整信息。这些患者有高水平的并发症和慢性抑郁，80% 以上至少满足一项补充障碍，其中 69% 符合交叉轴 I 型障碍，49% 符合交叉轴 II 型（人格）障碍。认知疗法组的复发率为 31%，持续抗抑郁药物组为 47%，安慰剂组为 76%。这项研究中认知疗法组的复发率 31% 与早期研究一致。早期研究发现，在 12 个月时，进行持续认知疗法的患者复发率仅为 27%，没有进行持续认知疗法的复发率为 50%。[34]

12 个月的复发随访。以 40 名完成了 12 个月持续治疗且没有复发的患者为被试，对他们进行 12 个月的自然随访以比较复发率。从概念上讲，这些是初始抑郁的发作率。接受认知疗法的患者可以不接受额外的辅助课程，接受药物治疗的患者不再吃任何药物（活性药物和安慰剂）。

12 个月复发评估阶段的结果显示，20 名接受认知疗法患者中的 5 名（25%）复发，而停止接受药物治疗的 14 名患者中的 7 名（50%）复发。因此，CT 在本研究中的疗效包括预防复发。这种效果与患者保持药物治疗的效果一样好。[7]

Evens 等人[35]接着 Hollon 等人[8]的研究，检测了成功接受 3 个月治疗的患者。这些患者要么授受盐酸丙咪嗪药物疗法，要么接受认知疗法，要么接受认知 – 药物结合疗法。最初的样本包括心理治疗门诊和精神卫生中心的 107 名非单相非精神病性门诊患者。在后续研究中，患者必须完成治疗并对治疗有所反应。完成治疗的 64 名患者中，50 名患者至少对治疗有部分反应，并且在后续治疗中有大幅缓解。这些患者中有 44 人参加了后续治疗。参与者在两年的后续治疗中接受观察，在此期间，仅接受药物治疗的一半患者在第一年继续接受药物治疗。药物持续组有 11 名参与者，药物不持续组有 10 名，认知疗法组有 10 名，认知 – 药物结合组有 13 名。除了药物持续组的参与者，患者只有在急性治疗阶段终止时继续治疗。结果表明，认知疗法组（单独或药物联合）的复发人数只有"药物不持续"组的一半。而且，认知疗法组的复发率并不高于药物持续组。由此可以得出，在急性治疗阶段使用认知疗法可能会防止复发。

Shea 等人[36] 得出了相似的结论，他们对开展抑郁症合作研究项目的心理健康治疗国家研究所（NIMH-TDCRP）治疗的重度抑郁障碍的门诊患者进行了为期18 周的自然跟进（见表 16-2）。NIMH-TDCRP 评估的治疗包括 16 周的认知疗法、人际关系治疗、盐酸丙咪嗪 + 临床管理（CM）或安慰剂 +CM。在第 6 个月、第12 个月和第 18 个月时进行后续评估。将复发定义为重度抑郁障碍需要额外治疗，那么 4 种治疗组"恢复并保持健康"的比率分别为：认知疗法组 28%（46名中的 13 名），人际关系治疗组 17%（53 名中的 9 名），丙咪嗪 +CM 组 15%（48名中的 7 名），安慰剂 +CM 组 18%（51 名中的 9 名）。尽管统计学不显著，但在Evans 等人[35] 的研究中，认知疗法效果更好。

Blackburn、Eunson 和 Bishop[37] 强调了认知疗法的预防效果，持续了两年的自然追踪（见表 16-2）。参与者对认知疗法、药物治疗或认知 – 药物联合治疗有反应。[16] 研究者改进了 Klerman 关于复发的定义，即在 6 ~ 9 个月的治疗中症状出现反复。研究采用了自然主义的方法论，也就是说，在后续阶段（如同Blackburn 等人[16] 研究中的治疗阶段），治疗师观察他们与药物有关的常规行为。持续药物治疗至少需要 6 个月。64 名完成治疗并对治疗有反应的患者被纳入研究。认知疗法组（通过转诊）的积极反应率为 77%，药物治疗组为 60%，认知 –药物联合治疗组为 86%。到 6 个月时，与联合治疗或认知疗法相比，药物治疗组患者的复发率较大，两年的后续阶段中复发人数更多。认知疗法组的复发率为 17%，药物治疗组为 75%，认知 – 药物治疗组为 33%。因此，后续阶段中患者维持健康的比例在认知疗法组和药物治疗组间存在本质差异（见表 16-1）。

Simons 等人[38] 比较了 70 名非单相情感障碍患者的复发率，他们已经完成了 12 周的认知疗法（CT）、药物治疗、CT+ 活性安慰剂或 CT+ 药物的治疗。[15]

评估在第 1 个月、第 6 个月和治疗终止后一年进行。在最初的研究中，[15]70 名患者完成治疗，其中 44 人对治疗有反应（终止治疗时，他们的 BDI 得分小于或等于 10 分）。这 44 名患者中，28 人保持健康，16 人复发。当研究人员将"有反应"定义为患者的 BDI 得分在治疗终止时小于 4 时，26 名患者保持健康。[38]对这 26 名患者进行统计分析，得到组间的缓解率，发现 CT 组及 CT+ 安慰剂组的患者在一年的后续阶段明显保持更好（CT 与 PH 对比：广谱 Wilcoxon=4.12，P=0.04；CT+ 活性安慰剂与 PH 对比：广谱 Wilcoxon=5.42，P=0.02）。[38]CT 组保持健康的患者比例为 100%，CT+ 活性安慰剂组为 100%，药物治疗组为 33%，CT+ 药物治疗组为 83%。治疗后抑郁症状仍处于较高水平的患者往往比那些治疗后没有抑郁症状的患者更容易复发（治疗后 BDI 得分小于 10）。复发也与功能失调态度量表的高分相关。

Kovacs 等人 [39] 对 Rush 等人 [17] 的研究进行了后续追踪（见表 16-2）。本研究用 Feighner 诊断标准、Hamilton 量表和贝克抑郁量表筛选出 44 名门诊患者，他们至少患有中度的临床抑郁症。17 名男性和 27 名妇女被随机分配到认知疗法组或盐酸丙咪嗪组。治疗的平均周期为 11 周，共 20 次。认知疗法组患者的完成率为 95%，药物治疗组为 64%。组间的临床状态比较在治疗后一年进行。结果显示，尽管认知疗法效果更好一些，但组间无显著差异。抑郁症状的 BDI 自评得分说明，接受认知疗法的 67% 的患者在一年的随访中无抑郁症状，而接受丙咪嗪治疗的 35% 的患者没有抑郁症状。

就各研究的平均结果来说，接受认知疗法的患者的复发率只有 30%，而仅接受药物治疗的患者的复发率为 69%。五项研究定义"复发"的方式各不相同（见表 16-2）。另外，这里报告的百分比与 Hollon 等人 [8] 的结果有很大的出入。这是因为我们包含了后期 Shea 等人 [36] 的研究。Hollon 等人报告（p.90）[8]，因认知疗法得到缓解的患者中，26% 复发；而因药物治疗得到缓解的患者中，64% 复发。因此，目前的数据表明，相比于药物治疗，在临床抑郁症的治疗中，使用认知疗法可能可以预防复发。

与认知的主要假设相吻合，其他证据支持了认知改变发生在控制其他症状之后的可能性。Rush 等人 [40] 对搜集的数据进行分析，用以评估自我概念、绝望感、情绪、动机和自主神经症状的变化的时间顺序。他们发现，患者的绝望感首先得到改善，接着是自我概念、动机、情绪和自主神经症状。但药物治疗中的情况并非如此。

仍然存在很多其他的方法论难题。当治疗师专注于某种特定的治疗方法时，治疗效果较好，但疗效的机制仍不得而知。治疗整合也需要进一步研究。运用认知疗法的有效性基于患者的特点、抑郁发作的情境和方案的制订。结果的测量必须能够检测治疗效果，如认知结构的改变可能与认知疗法预防复发的作用有关。需要进行个别被试的实验设计，以便能更好地识别反应速率、反应过程、反应方向（改善或恶化）以及改善程度的个体间差异。退出率必须从两个方面进行理解，一方面是可能导致这种结果的人际关系过程，另一方面是可以预测退出的患者特点。

总体结论

基于上面的评论，我们现在关注应该如何治疗重度抑郁症。寻求抑郁症治疗的患者想知道哪种方法最可行。不同药物种类中，选择性 5- 羟色胺再摄取抑制剂（SSRIs）与三环类抗抑郁药相比，副作用更少。另外，对于轻度至中度抑郁来说，这两类药物的结果是相同的，所以首先尝试 SSRIs 似乎是最合理的。心理疗法和药物治疗相比（见第 14 章），认知行为疗法的副作用比 SSRIs 更小，并且在很多研究中，预防复发的效果优于药物治疗。因此，如果有训练有素的治疗师，可以先尝试认知疗法。

除了这些一般考虑，Vos 等人 [41] 完成了优化治疗策略的研究。他们提出了一种支持常规使用抑郁症维护治疗的分析。即便治疗依从率只有 60%，但他们认为，不管采用认知行为疗法还是抗抑郁药，一半的抑郁症患者在严重抑郁发作后的 5 年之内，都可以用维持治疗避免复发。上述提及的研究说明，治疗师如果采用维护性认知行为疗法或抗抑郁药治疗，效果会更好。药物 – 人际关系联合治疗或认知行为治疗在慢性抑郁症的病例中也应被考虑。

未来研究的问题

未来研究中一个至关重要的问题是，认知疗法和其他心理疗法的预防效果。例如，认知疗法理论上可以通过修改典型抑郁图式而实现预防效果。[42] 通过协作努力，认知疗法可以增强自我认知和个人责任感。抑郁症患者认为自我、世界和未来是黯淡的、绝望的、没有个人意义感或控制感。通过认知疗法恢复个人控制感，消除消极观念。患者学会"现实性乐观"，也就是说，不管感知到了困难还是遇到了客观困难，个体可以在一定程度上实现对症状的控制。

另一个重要的问题是，将药物治疗和认知行为治疗相结合。Hollon 等人 [43] 的元分析表明，药物治疗和认知行为疗法的联合"使总体反应适度增强"(p.463)。他们得出结论，药物治疗通常会产生快速和实质性的效果，但是对于预防复发来说，增加一种心理治疗方法是有效的，尤其适用于慢性抑郁症。[33]

Hollon 等人 [43] 还指出，对联合治疗的初步支持来自一项将"认知行为 – 分析"干预与奈法唑酮相结合的实验。联合治疗的效果优于任何一种单独治疗，因而增加了人们对联合治疗的兴趣。需要进一步在不同的设置下进行研究，以确定这一发现是否稳健和可复制。如果是这样，那么这项研究也支持（可能扩展）了《抑郁症的认知疗法》（Beck et al., 1979）在早些时候的观点，强调重度抑郁症治疗中的直接作用。

DeBubeis 等人 [44] 研究了药物治疗和认知疗法哪一种对重度抑郁症的疗效更好。他们将 4 项研究中重度抑郁门诊患者接受抗抑郁药物治疗和认知疗法的疗效进行对比。此外，他们还评估了开展抑郁症合作研究项目的心理健康治疗国家研究所的另外三项研究的结果。他们分析了效应量，发现药物治疗对重度抑郁症门诊患者的疗效并不优于认知疗法的疗效。[44] 这一结果与 DeRubeis 等人的另一项研究结果相符。在那项研究中，他们比较了认知疗法和药物对中度至重度抑郁症患者的疗效。

John Rush[45] 的报告总结了 STAR*D（抑郁症的序贯治疗）研究的发现和问题，STAR*D 研究由国家心理健康机构资助，持续 7 年，包括数百名研究者和数千名患者。从概念上讲，某些特别的发现与第 14 章中描述的项目有关（见"治疗耐药性"部分）。然而，若干重点事项需要进一步研究。需要探索联合（两种抗抑郁药物）和增加（一种抗抑郁药物和另一种增强其效果的药物）的最优策略。增加治疗方法是否比同种药物的序贯治疗更加有效，这是一个开放性的问题。

Rush[45] 认为，有必要检验在使用转换或增加策略的情况下，认知疗法预防复发的效果是否优于药物。他还提出，需要"使获得认知疗法的途径更加多样和便利"(p.202)。

总体而言，心理治疗和药物治疗的理论和治疗方法一直在改进。未来研究面临着无数的重要问题。我们在这里强调了一些，同时期待有更多认知和生物方面的进展。

卷 尾 语

虽然抑郁症的认知模型及其在认知疗法中的运用都主要是依赖于过去的临床观察和心理学的理论及实验，但是最近几项激动人心的进展使得我们可以整合神经科学领域的研究发现。这一发展必定会拓宽认知理论和疗法的范围。最具意义的可能是基因图谱和成像技术为我们弄清抑郁症的认知神经生物学机制提供了新的可能。目前的研究一直都在通过研究生理结构和机能来检验认知理论。[1, 2, 3] 此方法从脑科学的角度找到了抑郁症产生的原因及其治疗方法，并且也是认知疗法的科学基础的一种自然发展。[4]

在本书的第 1 版中，我们讲到了最原始的一些研究，它们产生了大量可验证的假说。与此同时，我们也描述了抑郁症的认知模型。基本的模型包括认知偏差和特定认知与行为、情绪及生理症状之间的关系。通过临床观察研究和心理学研究分析，研究者发现了抑郁症病人的认知概况。该方法就是现在广为人知的生理心理社会模型，它是基于"层次分析"这一概念。如今，该模型在神经生物学方面支持了它以前所无法检测的东西。

在接下来的几页，我们主要关注结合认知和神经生物学水平的基础研究：基因易损性、认知易感性、生理高反应性。此外，我们也会详细介绍扩展后的抑郁症认知模型。

认知模型的新进展

为了全面地解释抑郁症的发展，我们需要一个新的模型。完整的解释合并了基因和神经生物易感性，因为它们都使人倾向于患抑郁症。最初的认知理论包括以下特定成分和事件序列。①易患抑郁症的个体会有选择地对负性事件做出反应，并且慢慢对自己、未来和他们的个人世界（认知易感性）形成了负性的态度或图式。②重大负性事件或一系列较小的创伤性事件激活了这些图式，使它们在信息加工过程中占据优势地位。③这就导致个体持续不断地形成偏负性的认知，从而产生了典型的抑郁症症状。

在一定时间内，持久的负性态度群可能并不突出，甚至不被人察觉。但是它可能以一种潜伏状态持续存在着，只要遇到合适的条件，它就会被激活。一旦被激活，这些概念就会主导人们的思维（认知歪曲）并产生负性心理图式。这种负性认知图式的特点是信息加工过程中会出现较大的认知偏见，同时导致绝望感并抑制应对能力。此结构化的心理定势（图式系统）的特点还表现在个体对事件的认知偏向负性，选择性地关注和夸大负性事件，并且相对忽视正性事件和正性意义。然后，个体在此负性加工系统的双重作用下表现为临床抑郁。

原模型没有解释为什么有些个体在经历创伤性事件后会倾向于患抑郁症，而有些个体也经历了同样的事件却不会患抑郁症。在此，我们认为有关抑郁症认知神经生物学因素的基础研究与以上模型一致。

1. 认知易感性

在心理学领域，数以百计的基础和应用研究已经检验过抑郁症的认知理论和疗法。[5, 6, 7]实验调查和纵向研究支持了有关成人和儿童的认知易感性理论。[5]研究者通过测试发现这些认知变量（如不良的态度）具有敏感性、特异性和稳定性。这些变量出现在抑郁症个体中（敏感性）；抑郁症患者比其他精神病人更多地表现出这些变量（特异性）；经实验诱发后，这些变量总会出现（稳定性）。[6]此外，有证据支持它们能调节治疗效果的假设。

2. 基因与认知易感性的联系

为什么有些个体表现出认知易感性而其他人没有？近期的基因研究为此问题提供了线索。这些研究评估了基因变异与压力反应之间的关系。Caspi 等人[8]发现 5- 羟色胺转运体基因（短等位基因）的启动子区具有功能多态性（变异体），这与压力之下出现的抑郁和自杀相关。5- 羟色胺转运蛋白是一种调节物质，参与转移突触间隙中的 5- 羟色胺。基于 Caspi[8]的研究（有两项研究复制了 Caspi 的研究发现），Canli[9]指出在压力事件后，该基因短变异体的携带者患抑郁症的可能性是那些没有此基因联结人群的两倍。相关的认知模型是，该基因变体与负责加工情绪刺激的脑区的激活有关，包括对情绪刺激（焦虑的话）存在注意偏向差异。[10] 初步研究也发现带有短基因的儿童对实验刺激有过度概括化的倾向。[11]

杏仁核似乎与基因影响有相互作用。有研究者对有关短变异体携带者的杏仁核激活情况的所有研究进行了综述[9] 和元分析[12]，他们阐明了基因水平上的神经生物学事件，也借此补充了 Caspi[8] 的研究发现。高生理反应性与基因易损性、压力或"困难"及抑郁症三者之间的交互作用密切相关。

3. 高生理反应性

基于一项研究综述，Canli[9] 认为短变异体携带者的杏仁核长期处于高反应性，这使得这些个体倾向于更快速地获得负性情绪记忆、更持久地保持这些记忆、警觉性增加以及其他的一些特点。所有的这些特点都可能增加他们对抑郁症的生理易感性。[9] 为了确定短变异体携带者与杏仁核激活之间的关系，Canli 综述了 7 项脑成像研究。[13, 14, 15, 16, 17, 18, 19] 相较于基于自我报告的研究，他发现短变异体携带者在此时表现出了更大的敏感性（探测率）。Canli 的综述表明短变异体携带者在以下情况下激活程度更大：①被动观看负性图片；②对负性词语进行内隐加工；③情绪面孔的视觉空间匹配。这些研究综合表明面对情绪刺激时，杏仁核激活会增加，且是一种强烈的效应。[9] 也有证据表明杏仁核的高反应性与情绪加工中偏向负性是有关的。[20]

4. 认知神经生物学

一个新的研究领域正慢慢出现——抑郁症的认知神经生物学（CN）。该学科包括应激下的生理基质研究[21~24]。临床抑郁病人的这些生理机制处于功能失调状态，并且通过有效的认知疗法后才有所好转。这将为理论和研究提供更为统一的框架。通过这些将心理现象（如认知易感性和应对能力）与神经生物联系相关联的研究，人们将更彻底地了解认知模型。

通过多水平的理论建构，认知理论能将结构和功能归入"生物"水平。抑郁症的生物结构和功能必须同认知理论和疗法一致（理论一致）。这样，神经科学就详细阐述了认知疗法的理论原理。功能磁共振研究探讨了在各种认知需要下任务表现中推理偏向的神经解剖学机制，以及与高控制和推理相关的特定脑中枢。[27] 我们很难预见何时抑郁思维会常常与基本一致的生理失调有关。通过收集更全面的信息，我们将能预估抑郁症复发的风险，并更妥善地治疗它。[28]

附　　录

负性梦的计分说明

定义

　　"负性梦"的定义是一类带有特定主题内容的不愉快的梦。梦中做梦者的形象比较负面或梦的结局最终是不好的。在梦中，做梦者比他在现实生活中更不幸或更缺乏吸引力（如有缺陷的、丑陋的或有病的），抑或是他经受了不愉快的事情（如受挫、被拒绝或是被剥夺）。从做梦者的形象、行为、周围环境或是梦的结局来看，这个梦是个不愉快的梦。

计分

　　如果梦包含以下所列要素中的任何一个，那么它将被定义为负性的。采用二分法计分：每个梦中若包含这些要素中的一个及以上便得分 +；一个要素都没有则不得分。

自我的负性表征

　　做梦者的形象被描绘得相当负面。他们在梦中有着不愉快的经历。这些不愉快经历要么是现实生活中未曾出现过的，要么就是在梦中被放大了。他们在某种程度上是有缺陷的或是不足的。他们的外貌也变得更不好看了。

> **例如：**"我是个无家可归的人。"
>
> "我的智力有缺陷。"
>
> "我的每个毛孔都在流脓。"
>
> "我是个瘸子。"
>
> "我是个盲人。"
>
> "我太虚弱了以至于我动也动不了。"
>
> "我变得又老又丑。"
>
> "我身上有股令人恶心的臭味。"
>
> "我有肺结核。"
>
> "我的头发掉光了。"
>
> "我很肮脏。"

负性表征可能是就心理机能或人格的不足而言的。

> **例如：**"有人在告诉我怎么做。但是我的头脑一片混乱，我完全不知道他在说什么。"
>
> "我的个性令人反感，大家都避开我。"

当对此梦进行盲评时，我们可能没有充分的理由来确定这些负性描述是正确的还是它们其实是对现实的歪曲。在这种情况下，我们认为该梦是负性的，对其赋分。因为经验表明负性自我表征几乎总是对现实的歪曲或夸大。

身体不适和损伤

不舒服、痛苦或病理改变都是很明显的状态。它们是可以从梦的内容中合理推测出来。有些时候，该类别会和前面的类别发生重叠。

> **例如：**"寄生虫正在我的全身爬行。"
>
> "血从我的鼻子里流出来了。"
>
> "我被绑在了桌子下面。"
>
> "我被活埋了。"
>
> "我伤害自己。"

"我的车发生车祸了。我们都被送进了医院。"

"一只马踢我的头部。"

"我被火烧伤了。"

受挫

做梦者做了某些事情或是尽力去做某些事，但是结果都令人不满意。行动有明显的目标，但是外部因素阻止他达到目标。这种挫折肯定不是做梦者故意带给自己的。如果发生在现实世界中（清醒的时候），它很可能是来自情境或是言语之中。这种挫折将让人非常苦恼。

例如："我奋力奔跑着去参加研讨大会。但当我赶到那里时，门已经锁了。"

"我做了些面包。可是烤箱坏了，面包被烤焦了。"

"我开车去看望一些老朋友，可最后却找错了房子。"

"我仔细瞄准后朝那头鹿开了一枪，但是我的枪却没响。"

"我想要去救我的女儿，但是我的脚深陷于泥潭里。"

"我找了又找，还是没看到我的笔记本。"

"我打架了，可是我并没有打到我的对手。"

由于没有任何证据显示目标对于做梦者来说很重要或是做梦者遭受了挫折，因此以下的梦不得分。

例如："我本想给这些男士做顿午餐，但是他们不饿。于是我们就只好闲坐着。"

"我们原打算去镇上看个电影。在途中看到有人在游行，我就加入其中了。结果我没能去看电影。"

"我本在去上课的路上。然后场景就转换成了我正在滑雪。"

被剥夺

失望：病人想要得到某些东西，但是他所得到的远少于他想要的。或者有些东西病人没有明显去追求，但他们也可能会接受。可是就连这些东西也明显令人不满意。（该类别有时会与前面的类别重叠。）

例如："我点的是裸麦威士忌酒和生姜水。可是酒吧招待给我的是暖啤与烈酒的混合酒。"

"我买了双鞋，但是它们都是左脚的。"

"我走进了一家餐馆，可是里面的服务员不招待我。"

"我往可乐机里投了一枚一角硬币，可是出来的只是嘶嘶声。"

"我丈夫给我买了一套家具，但是外形太糟糕了，颜色也不好看。"

"我父亲每周都会给我零花钱。可是只有一个便士。"

失去：做梦者忍受着某些东西或某些人的消失。

例如："我所有的朋友都死了。"

"小偷偷走了我的手表。"

"我丢了全部的钱。"

缺失：主要是做梦者缺少对他来说很重要的东西，如友谊、爱、食物或是物质财富。

例如："我又是孤单一个人了。我没有朋友，没有人一起。"

"我总是一个人。我感到非常孤单。"

"我没有东西可吃。"

"我身在异国他乡。我没有可以求助的人。"

"我身无分文。"

身体攻击

另一个人蓄意攻击做梦者。这种攻击是很彻底的，不只是威胁而已。如果此伤害不是蓄意带来的，那么该梦中的赋分要素应该属于类别 2。

例如："有个人朝我开了一枪，刚好打中我的手臂。"

"一群流氓痛打我。"

"他猛打我的头部。"

以下情况不计分，因为其中没有出现受伤这一要素。

例如："他不断敲打我，但是我没有感觉。"

"有人朝我开枪，但是打偏了。"

"有个人在追赶我。"

非身体攻击

病人受到嘲笑、批评、责骂、责备或是猜疑。

例如："他叫我爱哭鬼。"

"我妻子说她非常厌恶我。"

"我让自己大出洋相。每个人都笑话我。"

"他们指控我犯罪。"

"他欺骗我。"

例外：自我责备和自我批评不得分。

"这是我的错。"

"我觉得我是个爱哭鬼。"

仅仅是处于争论之中不得分。必须是做梦者在争论中遭受到了惨败。"他说我应该闭嘴，我说他应该闭嘴"是不得分的，但是"他驳倒了我说的每一句话"得分。

受到排挤、被取代或是被抛弃

做梦者被另一个人忽视、拒绝或取代。

例如："我是唯一没被邀请去参加聚会的人。"

"我的精神分析师说他再也不想看到我了。"

"我妻子嫁给了另一个男人。"

"我妈妈给了我弟弟一张票，但是没有给我。"

迷失

做梦者迷失了方向。

例如："我在一个奇怪的房子里，找不到出路。"

"我一直跑着，不断穿过隧道，但是找不到出口。"

"我在一座城市里。但是我不知道哪条是回家的路。"

惩罚

做梦者受到了法定机构或是权威人物的惩罚。

例如："我进了监狱。"

"我的妈妈打了我。"

"我收到了一张违规停车罚单。"

失败

做梦者在特定活动中失败了。梦中没有证据表明不成功是因为外部实体的作用（如类别 3）。

例如："我考试不及格。"

"我赛跑是最后一名。"

"我瞄准了目标，但还是没有打中。"

"我试图解决这个问题，但我还是做不到。"

"我起身发表演讲时，想不起来要说什么。"

例外

梦中出现以下的行为不得分：

（1）当不愉快的事件发生在其他人身上时（尽管做梦者可能在一定程度上等同于其他人）。

例如："我父亲被车撞了。"

"有个长得像我的小女孩迷路了。"

（2）当不确定该事件是否为不愉快时。

（3）当相伴随的情感或是其他说法否定了这是个不愉快事件或是损害被消除。

例如："子弹穿过了我的腹部，但是我没有任何感觉。"

"我掉进了下水道，但是我一点儿也不担心。"

"我的头发凌乱不堪，可我不在乎。"

"有人偷了我的书，但是后来又把它们归还给我了。"

"有一项阴谋是针对我的，但是被我粉碎了。"

"我弄丢了我的帽子，但后来又找回来了。"

威胁的梦

以下这些情况不计分为负性梦，除非梦中出现了第 II 部分中所列举的主题或特定的要素。如果梦中出现了威胁和负性的两种主题，那么此梦在威胁和负性上都会得分。威胁的梦常与焦虑状态有关，并且具备以下特点：

（1）这种情绪状态可以描述为受惊吓、害怕、畏惧或是与此相近的词。而在负性梦中，情绪状态是悲伤、孤独或是失望。

（2）在梦中存在危险或威胁，但是没有受到伤害或是损失。相反在负性梦中，在梦结束之前做梦者经历了负性事件。

例如："有个人一直在追赶我。"

"我掉进了坑里。"

"大楼里有股危险的力量。"

与这些主题相一致的负性梦境是：

"有个人抓住了我，并且打我。"

"我掉进了坑里，并撞在了底部。"

"有股危险的力量正压倒我。"

参 考 文 献

前言

1. Beck AT. How an anomalous finding led to a new system of psychotherapy. *Nature Med.* 2006;12(10):xii–xv.

第 1 章

1. Kline N. Practical management of depression. *J. Amer. Med. Ass.* 1964; 190:732–740.

2. Dunlop E. Use of antidepressants and stimulants. *Mod. Treat.* 1965; 2:543–568.

3. Murray CJL, Lopez AD (Eds.). *The Global Burden of Disease: A Comprehensive Assessment of Mortality and Disability from Diseases, Injuries, and Risk Factors in 1990 and Projected to 2020.* Cambridge, MA, Harvard School of Public Health; 1996.

4. Sørenson A, Strömgren E. Frequency of depressive states within geographically delimited population groups. *Acta Psychiat. Scand. Suppl.* 1961;162:62–68.

5. American Psychiatric Association. *Diagnostic and Statistical Manual of Mental Disorders (DSM-IV-TR)* (4th ed., textual revisions). Washington, DC, APA; 2000.

6. Piccinelli M. Gender differences in depression: a critical review. *Brit. J. Psychiat.* 2000;177:486–492.

7. National Institute of Mental Health. The numbers count (NIH Publication No. NIH 99-4584). http://www.nimh.nih.gov/health/publications/the-numbers-count-mental-disorders-in-america.shtml. CFM;1999.

8. Kessler RC, Chiu WT, Demler O, Walters EE. Prevalence, severity, and comorbidity of 12-month DSM-IV disorders in the National Comorbidity Survey Replication. *Arch. Gen. Psychiat.* 2005; 62:616–627.

9. Kessler RC, Berglund P, Demler O, Jin R, Walters EE. Lifetime prevalence and age-of-onset distributions of DSM-IV disorders in the National Comorbidity Survey Replication. *Arch. Gen. Psychiat.* 2005; 62:593–602.

10. Jelliffe SE. Some historical phases of the manic-depressive synthesis. *Ass. Res. Nerv. Ment. Proc.* 1931; 11:3–47.

11. Zilboorg G. *A History of Medical Psychology.* New York, Norton, 1941. 67.

12. Beers CW. *A Mind that Found Itself; an Autobiography.* Garden City, NY, Doubleday;1928.

13. Burton R. *The Anatomy of Melancholy* (1621), ed. Dell F, Jordan-Smith P. New York, Tudor;1927.

14. Hinsie L, Campbell R. *Psychiatric Dictionary* (3rd ed.). London, Oxford Univ. Press;1960.

15. Wessman AE, Ricks EF. *Mood and Personality.* New York, Holt;1966.

16. Hankin BL, Fraley RC, Lahey BB, Waldman ID. Is depression best viewed as a continuum or discrete category? a taxometric analysis of childhood and adolescent depression in a population-based sample. *J. Abnorm. Psych.* 2005; 114:96–110.

17. Meehl PE. Bootstraps taxometrics: Solving the classification problem in psychopathology. *Amer. Psychologist* 1995; 50:266–275.

18. Haslam N, Beck AT. Subtyping major depression: a taxometric analysis. *J. Abnorm. Psych.* 1994; 103:686–692.

第 2 章

1. Campbell JD. *Manic-Depressive Disease*. Philadelphia, Lippincott;1953.

2. Cassidy WL, Flanagan NB, Spellman M. Clinical observations in manic-depressive disease: a quantitative study of 100 manic-depressive patients and 50 medically sick controls. *J. Amer. Med. Ass.* 1957; 164:1535–1546.

3. Grinker R, Miller J, Sabshin M, Nunn R, Nunnally J. *The Phenomena of Depressions*. New York, Hoeber;1961.

4. Friedman AS, Cowitz B, Cohen HW, Granick S. Syndromes and themes of psychotic depression: a factor analysis. *Arch. Gen. Psychiat. (Chicago).* 1963; 9:504–509.

5. Lewis A. Melancholia: a clinical survey of depressive states. *J. Ment. Sci.* 1934; 80:277–378.

6. Watts CA. The mild endogenous depression. *Brit. Med.* J. 1957;1:4–8.

7. Bradley JJ. Severe localized pain associated with the depressive syndrome. *Brit. J. Psychiat.* 1963; 109:741–745.

8. Kennedy F. The neuroses: related to the manic-depressive constitution. *Med. Clin. N. Amer.* 1944; 28:452–466.

9. VonHagen KO. Chronic intolerable pain; discussion of its mechanism and report of 8 cases treated with electroshock. *J. Amer. Med. Ass.* 1957; 165:773–777.

10. Saul LJ. *Emotional Maturity*. Philadelphia, Lippincott;1947.

11. Nussbaum K, Michaux WW. Response to humor in depression: a prediction and evaluation of patient change? *Psychiat. Quart.* 1963; 37:527–539.

12. Stenstedt A. A study in manic-depressive psychosis: clinical, social, and genetic investigations. *Acta Psychiat. Scand. Suppl.* 1952; 79.

13. Rennie T. Prognosis in manic-depressive psychoses. *Amer. J. Psychiat.* 1942; 98:801–814.

14. Abraham K. "Notes on the Psychoanalytic Investigation and Treatment of Manic-Depressive Insanity and Allied Conditions" (1911), in *Selected Papers on Psychoanalysis*. New York, Basic Books; 1960. 137–156.

15. Rado S. The problem of melancholia. *Int. J. Psychoanal.* 1928; 9:420–438.

16. Kraines SH. *Mental Depressions and Their Treatment*. New York, Macmillan; 1957.

17. Oswald I, Berger RJ, Jaramillo RA, Keddie KMG, Olley PC, Plunkett GB. Melancholia and barbiturates: a controlled EEG, body and eye movement study of sleep. *Brit. J. Psychiat.* 1963; 109:66–78.

18. Lehmann HE. Psychiatric concepts of depression: nomenclature and classification. *Canad. Psychiat. Ass. J. Suppl.* 1959; 4:S1–S12.

19. Hoch A. *Benign Stupors: A Study of a New Manic-Depressive Reaction Type*. New York, Macmillan; 1921.

20. Bleuler E. *Dementia Praecox or the Group of Schizophrenia* (1911), trans. Zinken J. New York, Internat. Univ. Press; 1950.

21. Weiss B, Garber J. Developmental differences in the phenomenology of depression. *Development and Psychopathology* 2003; 15:403–430.

22. American Psychiatric Association. *Diagnostic and Statistical Manual of Mental Disorders (DSM-IV)* (4th ed., textual revisions). Washington, DC, APA; 2000.

第 3 章

1. Kraepelin E. "Manic-Depressive Insanity and Paranoia," in *Textbook of Psychiatry*, trans. Barclay RM. Edinburgh, Livingstone;1913.
2. Paskind HA. Brief attacks of manic-depression. *Arch. Neurol. Psychiat.* 1929; 22:123–134.
3. Paskind HA. Manic-depressive psychosis as seen in private practice: sex and age incidence of first attacks. *Arch. Neurol. Psychiat.* 1930a; 23:152–158.
4. Paskind HA. Manic-depressive psychosis in private practice: length of attack and length of interval. *Arch. Neurol. Psychiat.* 1930b; 23:789–794.
5. Rennie T. Prognosis in manic-depressive psychoses. *Amer. J. Psychiat.* 1942; 98:801–814.
6. Lundquist G. Prognosis and course in manic-depressive psychoses. *Acta Psychiat. Neurol. Suppl.* 1945; 35.
7. Hopkinson G. Onset of affective illness. *Psychiat. Neurol. (Basel)* 1963; 146:133–140.
8. Hopkinson G. The prodromal phase of the depressive psychosis. *Psychiat. Neurol. (Basel)* 1965;149:1–6.
9. Steen R. Prognosis in manic-depressive psychoses: with report of factors studied in 493 patients. *Psychiat. Quart.* 1933; 7:419–429.
10. Strecker EA, Appel KE, Eyman EV, Farr CB, LaMar NC, et al. The prognosis in manic-depressive psychosis. *Res. Publ. Ass. Res. Nerv. Ment. Dis.* 1931; 11:471–538.
11. Astrup C, Fossum A, Holmboe F. A follow-up study of 270 patients with acute affective psychoses. *Acta Psychiat. Scand. Suppl.* 1959; 135.
12. Stenstedt A. A study in manic-depressive psychosis: clinical, social, and genetic investigations. *Acta Psychiat. Scand. Suppl.* 1952; 79.
13. Cassidy WL, Flanagan NB, Spellman M. Clinical observations in manic-depressive disease: a quantitative study of 100 manic-depressive patients and 50 medically sick controls. *J. Amer. Med. Ass.* 1957; 164:1535–1546.
14. Ayd FJ Jr. *Recognizing the Depressed Patient.* New York, Grune & Stratton; 1961.
15. Klein DK, Schwartz JE, Rose S, Leader JB. Five-year course outcome of dysthymic disorder: a prospective, naturalistic follow-up study. *Amer. J. Psychiat.* 2000; 157:931–939.
16. Buist-Bouwman MA, Ormel J, deGraaf R, Vollebergh WAM. Functioning after a major depressive episode: complete or incomplete recovery? *J. Aff. Disord.* 2004; 82:363–371.
17. Pollack HM. Prevalence of manic-depressive psychosis in relation to sex, age, environment, nativity, and race. *Res. Publ. Ass. Res. Nerv. Ment. Dis.* 1931; 11:655–667.
18. Kraines SH. *Mental Depressions and Their Treatment.* New York, Macmillan; 1957.
19. Belsher G, Costello CG. Relapse after recovery from unipolar depression: a critical review. *Psych. Bull.* 1988; 104:84–96.
20. Kiloh LG, Andrews G, Neilson M. The long-term outcome of depressive illness. *Brit. J. Psychiat.* 1988; 153:752–757.
21. Hoch PH, Rachlin HL. An evaluation of manic-depressive psychosis in the light of follow-up studies. *Amer. J. Psychiat.* 1941; 97:831–843.

22. Lewis NDC, Piotrowski ZS. "Clinical Diagnosis of Manic-Depressive Psychosis," in *Depression*, ed. Hoch PH, Zubin J. New York, Grune & Stratton; 1954. 25–38.

23. Farberow NL, Schneidman ES. *The Cry for Help*. New York, McGraw-Hill; 1961.

24. Meerloo JAM. *Suicide and Mass Suicide*. New York, Grune & Stratton;1962.

25. Vital Statistics of the United States; 1960.

26. Pokorny AD. Suicide rates in various psychiatric disorders. *J. Nerv. Ment. Dis.* 1964; 139:499–506.

27. Temoche A, Pugh TF, MacMahon B. Suicide rates among current and former mental institution patients. *J. Nerv. Ment. Dis.* 1964; 136:124–130.

28. Moss LM, Hamilton DM. The psychotherapy of the suicidal patient. *Amer. J. Psychiat.* 1956; 112:814–820.

29. Robins E, Gassner S, Kayes J, Wilkinson RH, Murphy EG. The communication of suicidal intent: a study of 134 consecutive cases of successful (completed) suicide. *Amer. J. Psychiat.* 1959; 115:724–733.

30. Wheat WD. Motivational aspects of suicide in patients during and after psychiatric treatment. *Southern Med. J.* 1960; 53:273–278.

31. Wendel HF, Wendel CS. (Eds.). *Vital Statistics of the United States: Births, deaths, and Selected Health Data*. Lanham, MD, Bernan Press; 2004.

32. MacDonald JM. Suicide and homicide by automobile. *Amer. J. Psychiat.* 1964; 121:366–370.

33. Stengel E. Recent research into suicide and attempted suicide. *Amer. J. Psychiat.* 1962; 118:725–727.

34. Campbell JD. *Manic-Depressive Disease*. Philadelphia, Lippincott; 1953.

35. American Psychiatric Association. *Diagnostic and Statistical Manual of Mental Disorders (DSM-IV)* (4th ed., textual revisions). Washington, DC, APA; 2000.

36. Brown GK, Beck AT, Steer RA, Grisham JR. Risk factors for suicide in psychiatric outpatients: a 20-year prospective study. *J. Consult. Clin. Psych.* 2000; 68:371–377.

37. Motto JA. Suicide attempts: a longitudinal view. *Arch. Gen. Psychiat. (Chicago)* 1965; 13:516–520.

38. Brown GK, Have TT, Henriques GR, Xie SX, Hollander JE, Beck AT. Cognitive therapy for the prevention of suicide attempts: a randomized controlled trial. *J. Amer. Med. Assoc.* 2005; 294:563–570.

39. Pichot P, Lemperière T. Analyse factorielle d'un questionnaire d'autoévaluation des symptoms dépressifs. *Rev. Psychol. Appl.* 1964; 14:15–29.

40. Fagiolini A, Kupfer DJ, Rucci P, Scott JA, Novick DM, Frank E. Suicide attempts and ideation in patients with bipolar I disorder. *J. Clin. Psychiat.* 2004; 65:509–514.

41. Riso LP, Miyatake RK, Thase ME. The search for determinants of chronic depression: a review of six factors. *J. Aff. Disord.* 2002; 70:103–115.

42. Riso LP, Blandino JA, Penna S, Dacey S, Grant MM, Toit PL, et al. Cognitive aspects of chronic depression. *J. Abnorm. Psych.* 2003; 112:72–80.

第4章

1. American Psychiatric Association. *Diagnostic and Statistical Manual of Mental Disorders (DSM-IV)* (4th ed., textual revisions). Washington, DC, APA; 2000.

2. American Psychiatric Association. Diagnostic and Statistical Manual: Mental Disorders. Washington, DC, APA; 1952.

3. American Psychiatric Association. *Diagnostic and Statistical Manual of Mental Disorders (DSM-III)* (2nd ed.). Washington, DC, APA; 1968.

4. American Psychiatric Association. *Diagnostic and Statistical Manual of Mental Disorders (DSM-III)* (3rd ed.). Washington, DC, APA; 1980.

5. American Psychiatric Association. *Diagnostic and Statistical Manual of Mental Disorders (DSM-III)* (3rd ed. revised). Washington, DC, APA; 1987.

6. American Psychiatric Association. *Diagnostic and Statistical Manual of Mental Disorders (DSM-IV)* (4th ed.). Washington, DC, APA; 1994.

7. Fleming GW. The revision of the classification of mental disorders. *J. Ment. Sci.* 1933; 79:753.

8. Wakefield JC. Disorder as harmful dysfunction: A conceptual critique of *DSM-III-R*'s definition of mental disorder. *Psych. Rev.* 1992; 99:232–247.

9. Wakefield JC. The concept of mental disorder: On the boundary between biological facts and social values. *American Psychologist* 1992; 47:373–388.

10. Wakefield JC. Limits of operationalization: A critique of Spitzer and Endicott's (1978) proposed operational criteria for mental disorder. *J. Abnorm. Psych.* 1993; 102:160-172.

11. Kreitman N, Sainsbury P, Morrissey J, Towers J, Schrivener J. The reliability of psychiatric assessment: an analysis. *Brit. J. Psychiat.* 1961; 107:887–908.

12. Beck AT, Ward CH, Mendelson M, Mock JE, Erbaugh JK. Reliability of psychiatric diagnoses: 2. A study of consistency of clinical judgments and ratings. *Amer. J. Psychiat.* 1962; 119:351–357.

13. Ward CH, Beck AT, Mendelson M, Mock JE, Erbaugh JK. The psychiatric nomenclature: reasons for diagnostic disagreement. *Arch. Gen. Psychiat. (Chicago)* 1962; 7:198–205.

14. Clark JA, Mallet BA. Follow-up study of schizophrenia and depression in young adults. *Brit. J. Psychiat.* 1963; 109:491–499.

15. Lewis NDC, Piotrowski ZS. "Clinical Diagnosis of Manic-Depressive Psychosis," in *Depression*, ed. Hoch PH, Zubin J. New York, Grune & Stratton; 1954. 25–38.

16. Lewis A. States of depression: their clinical and aetiological differentiation. *Brit. Med. J.* 1938; 2:875–883.

17. Hoch PH. Discussion of D. E. Cameron, "A Theory of Diagnosis," in *Current Problems in Psychiatric Diagnosis*, ed. Hoch PH, Zubin J. New York, Grune & Stratton; 1953. 46–50.

18. Partridge M. Some reflections on the nature of affective disorders arising from the results of prefrontal leucotomy. *J. Ment. Sci.* 1949; 95:795–825.

19. Gillespie RD. Clinical differentiation of types of depression. *Guy Hosp. Rep.* 1929; 79:306–344.

20. Candolle AP. de *Essai sur les propriétés medicales des plantes, comparées avec leurs formes extérieures et leur classification naturelle.* Paris, Crochard; 1816.

21. Kraepelin E. "Manic-Depressive Insanity and Paranoia," in *Textbook of Psychiatry*, trans. Barclay RM. Edinburgh, Livingstone; 1913.

22. Heron MJ. A note on the concept endogenous-exogenous. *Brit. J. Med. Psychol.* 1965; 38:241.

23. Klein DF, Wender PH. *Understanding Depression.* New York, Oxford; 1993.

24. Crichton-Miller H. Discussion of the diagnosis and treatment of the milder forms of the manic-depressive psychosis. *Proc. Roy. Soc. Med.* 1930; 23:883–886.

25. Boyle H. Discussion on the diagnosis and treatment of the milder forms of the manic-depressive psychosis. *Proc. Roy. Soc. Med.* 1930; 23:890–892.

26. Buzzard EF. Discussion of the diagnosis and treatment of the milder forms of the manic-depressive psychosis. *Proc. Roy. Soc. Med.* 1930; 23:881–883.

27. Kiloh LG, Garside RF. The independence of neurotic depression and endogenous depression. *Brit. J. Psychiat.* 1963; 109:451–463.

28. Carney MWP, Roth M, Garside RF. The diagnosis of depressive syndromes and the prediction of E.C.T. response. *Brit. J. Psychiat.* 1965; 3:659–674.

29. Hamilton M, White J. Clinical syndromes in depressive states. *J. Ment. Sci.* 1959; 105:485–498.

30. Hamilton M. A rating scale for depression. *J. Neurol. Neurosurg. Psychiat.* 1960a; 23:56–61.

31. Rose JT. Reactive and endogenous depressions—responses to E.C.T. *Brit. J. Psychiat.* 1963; 109:213–217.

32. Shagass C, Jones AL. A neurophysiological test for psychiatric diagnosis: results in 750 patients. *Amer. J. Psychiat.* 1958; 114:1002–1009.

33. Ackner B, Pampiglione G. An evaluation of the sedation threshold test. *J. Psychosom. Res.* 1959; 3:271–281.

34. Roberts JM. Prognostic factors in the electro-shock treatment of depressive states; II. The application of specific tests. *J. Ment. Sci.* 1959; 105:703–713.

35. Shagass C, Schwartz M. Cortical excitability in psychiatric disorder—preliminary results. *Third World Congr. of Psychiatry Proc.* 1961; 1:441–446.

36. Sloane RB, Lewis DJ, Slater P. Diagnostic value of blood pressure responses in psychiatric patients. *Arch. Neurol. Psychiat.* 1957; 77:540–542.

37. Rees L. "Constitutional Factors and Abnormal Behavior," in *Handbook of Abnormal Psychology*, ed. Eysenck HJ. New York, Basic Books; 1960.

38. Kennedy F, Wiesel B. The clinical nature of "manic-depressive equivalents" and their treatment. *Trans. Amer. Neurol. Ass.* 1946; 71:96–101.

39. Kral VA. Masked depression in middle-aged men. *Canad. Med. Ass. J.* 1958; 79:1–5.

40. Denison R, Yaskin JC. Medical and surgical masquerades of the depressed state. *Penn. Med. J.* 1944; 47:703–707.

41. Lewis A. Melancholia: a clinical survey of depressive states. *J. Ment. Sci.* 1934; 80:277–378.

42. Castelnuovo-Tedesco P. *Depressions in Patients with Physical Disease.* Cranbury, NJ: Wallace Laboratories; 1961.

43. Simonson M. Phenothiazine depressive reaction. *J. Neuropsychiat.* 1964; 5:259–265.

44. Ayd FJ Jr. Drug-induced depression—fact or fallacy. *New York J. Med.* 1958; 58:354–356.

45. Schwab JJ, Clemmons RS, Bialow B, Duggan V, Davis B. A study of the somatic symptomatology of depression in medical inpatients. *Psychosomatics* 1965; 6:273–277.

46. Yaskin JC. Nervous symptoms as earliest manifestations of carcinoma of the pancreas. *J. Amer. Med. Ass.* 1931; 96:1664–1668.

47. Yaskin JC, Weisenberg TH, Pleasants H. Neuropsychiatric counterfeits of organic visceral disease. *J. Amer. Med. Ass.* 1931; 97:1751–1756.

48. Dovenmuehle RH, Verwoerdt A. Physical illness and depressive symptomatology. I. Incidence of depressive symptoms in hospitalized cardiac patients. *J. Amer. Geriat. Soc.* 1962; 10:932–947.

49. Michael RP, Gibbons JL. "Interrelationships Between the Endocrine System and Neuropsychiatry," *International Review of Neurobiology*, ed. Pfeifer C, Smythies J. New York: Academic Press; 1963.

第 5 章

1. Hoch PH. Discussion of D. E. Cameron, "A Theory of Diagnosis," in *Current Problems in Psychiatric Diagnosis*, ed. Hoch PH, Zubin J. New York: Grune & Stratton 1953; 46–50.

2. Kraepelin, E. "Manic-Depressive Insanity and Paranoia," in *Textbook of Psychiatry*, trans. Barclay RM. Edinburgh: Livingstone; 1913.

3. Paskind, HA. Manic-depressive psychosis in private practice: length of attack and length of interval. *Arch. Neurol. Psychiat.* 1930b; 23:789–794.

4. American Psychiatric Association. *Diagnostic and Statistical Manual of Mental Disorders (DSM-IV)* (4th ed., textual revisions). Washington, DC, APA; 2000.

5. Kiloh LG, Garside RF. The independence of neurotic depression and endogenous depression. *Brit. J. Psychiat.* 1963; 109:451–463.

6. Carney MWP, Roth M, Garside RF. The diagnosis of depressive syndromes and the prediction of E.C.T. response. *Brit. J. Psychiat.* 1965; 3:659–674.

7. Sandifer MG Jr, Wilson IC, Green L. The two-type thesis of depressive disorders. *Amer. J. Psychiat.* 1966; 123:93–97.

8. Schwab JJ, Bialow M, Holzer C. A comparison of two rating scales for depression. *J. Clin. Psychol.* 1967; 23:94–96.

9. American Psychiatric Association. *Diagnostic and Statistical Manual: Mental Disorders.* Washington, DC, APA; 1952.

10. Ascher E. A criticism of the concept of neurotic depression. *Amer. J. Psychiat.* 1952; 108:901–908.

11. Ward CH, Beck AT, Mendelson M, Mock JE, Erbaugh JK. The psychiatric nomenclature: reasons for diagnostic disagreement. *Arch. Gen. Psychiat. (Chicago)* 1962; 7:198–205.

12. Mapother E. Discussion on manic-depressive psychosis. *Brit. Med. J.* 1926; 2:872–876.

13. Lewis A. Melancholia: a clinical survey of depressive states. *J. Ment. Sci.* 1934; 80:277–378.

14. Cassidy WL, Flanagan NB, Spellman M. Clinical observations in manic-depressive disease: a quantitative study of 100 manic-depressive patients and 50 medically sick controls. *J. Amer. Med. Ass.* 1957; 164:1535–1546.

15. Campbell JD. *Manic-Depressive Disease.* Philadelphia: Lippincott; 1953.

16. Kraines SH. *Mental Depressions and Their Treatment.* New York: Macmillan; 1957.

17. Robins E, Gassner S, Kayes J, Wilkinson RH, Murphy EG. The communication of suicidal intent: a study of 134 consecutive cases of successful (completed) suicide. *Amer. J. Psychiat.* 1959; 115:724–733.

18. Winokur G, Pitts, FN. Affective disorder. IV. A family history study of prevalances, sex differences, and possible genetic factors. *J. Psychiat. Res.* 1965; 3:113–123.

19. Bleuler, E. *Textbook of Psychiatry*, trans. Brill AA. New York, Macmillan; 1924.

20. Wexberg E. Zur Klinik und Pathogenese der leichten Depressionzustände. *Z. Neurol. Psychiat.* 1928; 112:549–574.

21. Paskind HA. Brief attacks of manic-depression. *Arch. Neurol. Psychiat.* 1929; 22:123–134.

22. Harrowes W McC. The depressive reaction types. *J. Ment. Sci.* 1933; 79:235–246.

23. Cheney CO. *Outlines for Psychiatric Examinations*. Albany: New York State Dept. of Mental Hygiene; 1934.

24. Beck AT, Valin S. Psychotic depressive reactions in soldiers who accidentally killed their buddies. *Amer. J. Psychiat.* 1953; 110:347–353.

25. Foulds GA. Psychotic depression and age. *J. Ment. Sci.* 1960; 106:1394.

第 6 章

1. Kraepelin E. "Manic-Depressive Insanity and Paranoia," in *Textbook of Psychiatry*, trans. Barclay, R. M. Edinburgh, Livingstone; 1913.

2. Meyer A. "The Problems of Mental Reaction Types" (1908), in *The Collected Papers of Adolf Meyer*. Baltimore, Johns Hopkins Univ. Press 1951; 2:591–603.

3. American Psychiatric Association. *Diagnostic and Statistical Manual: Mental Disorders*. Washington, DC, APA; 1952.

4. Zilboorg G. "Manic-Depressive Psychoses," in *Psychoanalysis Today: Its Scope and Function*, ed. Lorand S. New York: Covici, Friede; 1933. 229–245.

5. Loftus TA. *Meaning and Methods of Diagnosis in Clinical Psychiatry*. Philadelphia: Lea & Febiger; 1960.

6. American Psychiatric Association. *Diagnostic and Statistical Manual of Mental Disorders (DSM-IV)* (4th ed., textual revisions). Washington, DC, APA; 2000

7. Angst J. The course of affective disorders. *Psychopathol.* 1986; 19:47–52.

8. Sharma V, Khan M, Smith A. A closer look at treatment resistant depression: is it due to a bipolar diathesis? *J. Aff. Disord.* 2005; 84:251–257.

9. Johnson GF. Lithium in depression: a review of the antidepressant and prophylactic effects of lithium. *Austral. New Zeal. J. Psychiatry* 1987; 21:356–365.

10. Hantouche EG, Akiskal HS. Bipolar II vs. unipolar depression: psychopathologic differentiation by dimensional measures. *J. Aff. Disord.* 2005;84:127-132.

11. Serretti A, Olgiati P. Profiles of "manic" symptoms in bipolar I, bipolar II and major depressive disorders. *J. Aff. Disord.* 2005; 84:159–166.

12. Akiskal HS, Benazzi F. Atypical depression: a variant of bipolar II or a bridge between unipolar and bipolar II? *J. Aff. Disord.* 2005; 84:209–217.

13. Cameron N. The place of mania among the depressions from a biological standpoint. *J. Psych.* 1942; 14:181–195.

14. Rennie T. Prognosis in manic-depressive psychoses. *Amer. J. Psychiat.* 1942; 98:801–814.

15. Clayton PJ, Pitts FN, Winokur G. Affective disorder IV. Mania. *Compr. Psychiat.* 1965; 6:313.

16. Richter PR. *Biological Clocks in Medicine and Psychiatry*. Springfield, IL: Thomas; 1965.

17. Bunney WE, Hartmann EL. A study of a patient with 48-hour manic-depressive cycles: I. An analysis of behavioral factors. *Arch. Gen. Psychiat. (Chicago)* 1965; 12:611.

18. Titley WB. Prepsychotic personality of patients with involutional melancholia. *Arch. Neurol. Psychiat* 1936; 36:19–33.

19. Kohn M, Clausen J. Social isolation and schizophrenia. *Amer. Sociol. Rev.* 1955; 20:265–273.

20. Leahy RL. Decision-making and mania. *J. Cog. Psychother.* 1999; 13:83–105.

21. Newman CF, Leahy RL, Beck AT, Reilly-Harrington NA, Gyulai L. *Bipolar Disorder: A Cognitive Approach*. Washington, DC, APA; 2001.

22. Johnson SL, Sandrow D, Meyer B, Winters R, Miller I, Solomon D, Keitner G.

Increases in manic symptoms after life events involving goal attainment. *J. Abnorm. Psych.* 2000; 109:721–727.

第 7 章

1. American Psychiatric Association. *Diagnostic and Statistical Manual of Mental Disorders (DSM-IV)* (4th ed., textual revisions). Washington, DC, APA; 2000.

2. Kraepelin E. "Manic-Depressive Insanity and Paranoia," in *Textbook of Psychiatry*, trans. Barclay RM. Edinburgh, Livingston; 1913.

3. Thalbitzer S. *Acta Psychiat. Scand. Suppl.* 1905. Cited in Lundquist G, Prognosis and course in manic-depressive psychoses. *Acta Psychiat. Neurol. Suppl.* 1945; 35:8.

4. Dreyfus, G. The prognosis of involution melancholia. *Arch. Neurol. Psychiat.* 1907; 7:1–37. Quoted in Hoch A, MacCurdy JT, The prognosis of involution melancholia. *Arch. Neurol. Psychiat.* 1922; 7.

5. Kirby GH. *Arch. Neurol. Psychiat.* 1908; 36:19–33. Quoted in Titley WB, Prepsychotic personality of patients with involutional melancholia. *Arch. Neurol. Psychiat.* 1936; 36:19–33.

6. Hoch A, MacCurdy JT. The prognosis of involution melancholia. *Arch. Neurol. Psychiat.* 1922; 7:1.

7. Cheney CO. *Outlines for Psychiatric Examinations.* Albany: New York State Dept. of Mental Hygiene; 1934.

8. Henderson D, Gillespie RD. *Textbook of Psychiatry* (9th ed.). London: Oxford Univ. Press; 1963.

9. Stengel E. Classification of mental disorders. *Bull. WHO.* 1959; 21:601–663.

10. Palmer HD, Hastings DW, Sherman SH. Therapy in involutional melancholia. *Amer. J. Psychiat.* 1941; 97:1086–1111.

11. Ripley HS, Shorr E, Papanicolaou GN. The effect of treatment of depression in the menopause with estrogenic hormone. *Amer. J. Psychiat.* 1940; 96:905–914.

12. Henderson D, Gillespie RD. *Textbook of Psychiatry* (9th ed.). London: Oxford Univ. Press; 1963.

13. Matthews KA, Wing RR, Kuller LH, Meilhan EN, Kelsey SF, Costello EJ, Caggiula AW. Influence of natural menopause on psychological characteristics and symptoms of middle-aged healthy women. *J. Consult. Clin. Psych.* 1990; 58:345–351.

14. Cameron N. "The Functional Psychoses," in *Personality and the Behavior Disorders*, ed. Hunt J McV. New York, Ronald Press; 1944, 861–921.

15. Sawyer JE III. Personal communication; 2005.

16. State of New York Department of Mental Hygiene; 1960.

17. Berger H. Ueber periodische schwankungen in der schnelligkeit der aufeinandfolge willkürlicher bewegungen. *Z. Psychol. Physiol. Sinnesorg* 1908; 1:321–331.

18. Driess H. Über der gestaltung und unterteilung in der involution auftretenden depressionen. *Z. Psych. Hyg.* 1942; 14:65–77.

19. Malamud W, Sands SL, Malamud I. The involutional psychoses: a socio-psychiatric study. *Psychosom. Med.* 1941; 3:410–426.

20. Cassidy WL, Flanagan NB, Spellman M. Clinical observations in manic-depressive disease: a quantitative study of 100 manic-depressive patients and 50 medically sick controls. *J. Amer. Med. Ass.* 1957; 164:1535–1546.

21. Hopkinson G. A genetic study of affective illness in patients over 50. *Brit. J. Psychiat.* 1964; 110:244–254.

22. Titley WB. Prepsychotic personality of patients with involutional melancholia. *Arch. Neurol. Psychiat.* 1936; 36:19–33.

23. Palmer HD, Sherman SH. The involutional melancholia process. *Arch. Neurol. Psychiat.* 1938; 40:762–788.

24. Beck AT. *Depression: Causes and Treatment*. Philadelphia, Univ. Pennsylvania Press; 1967.

25. Newmann JP. Aging and depression. *Psych. Aging* 1989; 4:150–165.

第 8 章

1. American Psychiatric Association. *Diagnostic and Statistical Manual: Mental Disorders*. Washington, DC, APA; 1952.

2. Clark JA, Mallet BA. Follow-up study of schizophrenia and depression in young adults. *Brit. J. Psychiat.* 1963; 109:491–499.

3. Lewis NDC, Piotrowski ZS. "Clinical Diagnosis of Manic-Depressive Psychosis," in *Depression*, ed. Hoch PH, Zubin J. New York: Grune & Stratton; 1954:25–38.

4. Kirby GH. The catatonic syndrome and its relation to manic-depressive insanity. *J. Nerv. Ment. Dis.* 1913; 40:691–704.

5. Hoch A. *Benign Stupors: A Study of a New Manic-Depressive Reaction Type*. New York, Macmillan; 1921.

6. Kasanin JS. The acute schizoaffective psychoses. *Amer. J. Psychiat.* 1933; 13:97–126.

7. Vaillant GE. An historical review of the remitting schizophrenias. *J. Nerv. Ment. Dis.* 1964a; 138:48–56.

8. Hoch PH, Rachlin HL. An evaluation of manic-depressive psychosis in the light of follow-up studies. *Amer. J. Psychiat.* 1941; 97:831–843.

9. Rachlin HL. A followup study of Hoch's benign stupor cases. *Amer. J. Psychiat.* 1935; 92:531.

10. Rachlin HL. A statistical study of benign stupor in five New York state hospitals. *Psychiat. Quart.* 1937; 11:436–444.

11. Cheney CO. *Outlines for Psychiatric Examinations*. Albany, New York State Dept. of Mental Hygiene; 1934.

12. Vaillant GE. Natural history of remitting schizophrenias. *Amer. J. Psychiat.* 1963a; 120:367–375.

13. Lewis NDC, Hubbard LD. The mechanisms and prognostic aspects of the manic-depressive schizophrenic combinations. *Res. Pub. Ass. Res. Nerv. Ment. Dis.* 1931; 11:539–608.

14. American Psychiatric Association. *Diagnostic and Statistical Manual of Mental Disorders (DSM-IV)* (4th ed., textual revisions). Washington, DC, APA; 2000.

15. Henderson D, Gillespie RD. *Textbook of Psychiatry* (9th ed.) London, Oxford Univ. Press; 1963.

16. Hunt RR, Appel KE. Prognosis in psychoses lying midway between schizophrenic and manic-depressive psychoses. *Amer. J. Psychiat.* 1936; 93:313–339.

17. Zubin J, Sutton S, Salzinger K, Salzinger S, Burdock E, Peretz D. "A biometric Approach to Prognosis in Schizophrenia," in *Comparative Epidemiology of the Mental Disorders*, ed. Hoch PH, Zubin J. New York, Grune & Stratton 1961; 143–203.

18. Albee G. The prognostic importance of delusions in schizophrenia. *J. Abnorm. Soc. Psychol.* 1951; 46:208–212.

19. Vaillant GE. Manic-depressive heredity and remission in schizophrenia. *Brit. J. Psychiat.* 1963b; 109:746–749.

20. Albee GW. Patterns of aggression in psychopathology. *J. Consult. Psychol.* 1950; 14:465–468.

21. Feldman D, Pascal GR, Swenson CH. Direction of aggression as a prognostic variable in mental illness. *J. Consult. Psychol.* 1954; 18:167.

22. Phillips L, Ziegler E. Role orientation, the action-thought dimension, and outcome in psychiatric disorder. *J. Abnorm. Soc. Psychol.* 1964; 68:381–389.

23. Vaillant GE. Prospective prediction of schizophrenic remission. *Arch. Gen. Psychiat. (Chicago).* 1964b; 11:509–518.

24. Williams PV, McGlashan TH. Schizoaffective psychosis, I: comparative long-term outcome. *Arch. Gen. Psychiat.* 1987; 44, 130-137.

25. Evans JD, Heaton RK, Paulsen JS, McAdams LA, Heaton SC, Jeste DV. Schizoaffective disorder: a form of schizophrenia or affective disorder? *J. Clin. Psychiat.* 1999; 60:874–882.

26. Kendler KS, McGuire M, Gruenberg AM, Walsh D. Examining the validity of DSM-III-R schizoaffective disorder and its putative subtypes in the Roscommon family study. *Amer. J. Psychiat.* 1995; 152:755–764.

27. Maj M, Starace F, Pirozzi R. Family study of DSM-III-R schizoaffective disorder, depressive type, compared with schizophrenia and psychotic and nonpsychotic major depression. *Amer. J. Psychiat.* 1991; 148:612–616.

28. Taylor MA. Are schizophrenia and affective disorder related? a selective literature review. *Amer. J. Psychiat.* 1992; 149:22–32.

29. Bertelsen A, Gottesman II. Schizoaffective psychoses: genetical clues to classification. *Amer. J. Med. Gen.* 1995; 60:7–11.

第9章

1. Wong M, Licinio J. Research and treatment approaches to depression. *Nature Rev. Neurosci.* 2001; 2:343–351.

2. Beck AT. *Depression: Causes and Treatment.* Philadelphia: Univ. Pennsylvania Press; 1967.

3. Thase ME, Howland RH. "Biological Processes in Depression: An Updated Review and Integration," in *Handbook of Depression* (2nd ed.), ed. Beckham EE, Leber WR. New York: Guilford; 1995. 213–279.

4. Dubovsky SL, Buzan R. "Mood Disorders," in *Textbook of Psychiatry*, ed. Hales RE, Yudofsky SC, Talbott JA. Washington, DC, American Psychiatric Press; 1999. 479–565.

5. Kretschmer E. *Physique and Character*, trans. Sprout WJH. New York, Harcourt; 1925.

6. Rees L. "Constitutional Factors and Abnormal Behavior," in *Handbook of Abnormal Psychology*, ed. Eysenck HJ. New York, Basic Books; 1960.

7. Clegg JL. The association of physique and mental condition. *J. Ment. Sci.* 1935; 81:297–316.

8. Burchard EML. Physique and psychosis: an analysis of the postulated relationship between bodily constitution and mental disease syndrome. *Compr. Psychol. Monogr.* 1936; 13:1.

9. Wittman P, Sheldon W, Katz CJ. A study of the relationship between constitutional variations and fundamental psychotic behavior reactions. *J. Nerv. Ment. Dis.* 1948; 108:470–476.

10. Anastasi A, Foley JP. *Differential Psychology: Individual and Group Differences in Behavior.* New York, Macmillan; 1949.

11. Farber ML. Critique and investigation of Kretschmer's theory. *J. Abnorm. Soc. Psychol.* 1938; 33:398.

12. Rees L. Physical constitution, neurosis, and psychosis. *Proc. Roy. Soc. Med.* 1944; 37:635–638.

13. Bellak, L. *Manic-Depressive Psychosis and Allied Conditions.* New York, Grune & Stratton; 1952.

14. Fagiolini A, Kupfer DJ, Rucci P, Scott JA, Novick DM, Frank E. Suicide attempts and ideation in patients with bipolar I disorder. *J. Clin. Psychiat.* 2004; 65, 509–514.

15. Kallmann F. "Genetic Aspects of Psychoses," in Milbank Memorial Fund, *Biology of Mental Health and Disease.* New York, Hoeber; 1952:283–302.

16. Tienari P. Psychiatric illness in identical twins. *Acta Psychiat. Scand. Suppl.* 1963; 171.

17. Gregory IW. *Psychiatry: Biological and Social.* Philadelphia, Saunders; 1961.

18. Slater E. Psychiatric and neurotic illnesses in twins. Medical Research Council Special Report Series 278. London, HMSO; 1953.

19. Shields J. *Monozygotic Twins Brought Up Apart and Brought Up Together.* London, Oxford Univ. Press; 1962.

20. Stenstedt A. A study in manic-depressive psychosis: clinical, social, and genetic investigations. *Acta Psychiat. Scand. Suppl.* 1952; 79.

21. Winokur G, Pitts FN. Affective disorder. IV. A family history study of prevalances, sex differences, and possible genetic factors. *J. Psychiat. Res.* 1965; 3:113–123.

22. Fremming K. *The Expectation of Mental Infirmity in a Sample of the Danish Population.* London: Cassell; 1951.

23. Taylor L, Faraone SV, Tsuang MT. Family, twin, and adoption studies of bipolar disease. *Curr. Psychiat. Rep.* 2002; 4:130–133.

24. McGuffin P, Rijsdijk F, Andrew M, Sham P, Katz R, Cardno A. The heritability of bipolar affective disorder and the genetic relationship to unipolar depression. *Arch. Gen. Psychiat.* 2003; 60:497–502.

25. Sevy S, Mendlewicz J, Mendelbaum K. "Genetic Research in Bipolar Illness," in *Handbook of Depression* (2nd ed.), ed. Beckham EE, Leber WR. New York, Guilford; 1995. 203-212.

26. Wallace J, Schneider T, McGuffin P. "Genetics of Depression," in *Handbook of Depression*, ed. Gotlib IH, Hammen CL. New York, Guilford; 2002.

27. Cleghorn RA, Curtis GC. Psychosomatic accompaniments of latent and manifest depressive affects. *Canad. Psychiat. Ass. J. Suppl.* 1959; 4:S13–S23.

28. McFarland RA, Goldstein H. The biochemistry of manic-depressive psychosis. *Amer. J. Psychiat.* 1939; 92:21–58.

29. Gildea EF, McLean,VL, Man EB. Oral and intravenous dextrose tolerance curves of patients with manic-depressive psychosis. *Arch. Neurol. Psychiat.* 1943; 49:852–859.

30. Pryce IG. Melancholia, glucose tolerance, and body weight. *J. Ment. Sci.* 1958; 104:421–427.

31. Whittier JR, Korenzi C, Goldschmidt L, Haydu G. The serum cholesteral "sign" test in depression. *Psychosomatics* 1964; 5:27–33.

32. Cameron N. The place of mania among the depressions from a biological standpoint. *J. Psychol.* 1942; 14:181–195.

33. Birmaher B, Heydl P. Biological studies in depressed children and adolescents. *Internat. J. Neuropsychopharmacol.* 2001; 4:149–157.

34. Gjessing R. Disturbances of somatic functions in catatonia with a periodic course, and their compensation. *J. Ment. Sci.* 1938; 84:608–621.

35. Klein R, Nunn RF. Clinical and biochemical analysis of a case of manic-depressive psychosis showing regular weekly cycles. *J. Ment. Sci.* 1945; 91:79–88.

36. Crammer JL. Water and sodium in two psychotics. *Lancet.* 1959; 1:1122–1126.

37. Gibbons JL. Total body sodium and potassium in depressive illness. *Clin. Sci.* 1960; 19:133–138.

38. Russell GFM. Body weight and balance of water, sodium, and potassium in depressed patients given electroconvulsive therapy. *Clin. Sci.* 1960; 19:327–336.

39. Coppen AJ, Shaw DM. Mineral metabolism in melancholia. *Brit. Med. J.* 1963; 2:1439–1444.

40. Lobban M, Tredre B, Elithorn A, Bridges P. Diurnal rhythm of electrolyte excretion in depressive illness. *Nature (London).* 1963; 199:667–669.

41. Anderson W McC, Dawson J. The clinical manifestations of depressive illness with abnormal acetyl methyl carbinol metabolism. *J. Ment. Sci.* 1962; 108:80–87.

42. Assael M, Thein M. Blood acetaldehyde levels in affective disorders. *Israel Ann. Psychiat.* 1964; 2:228–234.

43. Flach F. Calcium metabolism in states of depression. *Brit. J. Psychiat.* 1964; 110:588.

44. Cade J. FJ. A significant elevation of plasma magnesium levels in schizophrenia and depressive states. *Med. J. Aust.* 1964; 1:195–196.

45. Gershon S, Yuweiler A. Lithium ion: a specific psychopharmacological approach to the treatment of mania. *J. Neuropsychiat.* 1960; 1:229–241.

46. Gibbons JL. Electrolytes and depressive illness. *Postgrad. Med. J.* 1963; 39:19–25.

47. Mullen PE, Linsell CR, Parker D. Influence of sleep disruption and calorie restriction on biological markers of depression. *Lancet* 1986; 328(8515):1051–1055.

48. Schottstaedt WW, Grace WJ, Wolff HG. Life situations, behaviour, attitudes, emotions, and renal excretions of fluid and electrolytes. IV. Situations associated with retention of water, sodium, and potassium. *J. Psychosom. Res.* 1956; 1:287–291.

49. Michael RP, Gibbons JL. "Interrelationships Between the Endocrine System and Neuropsychiatry," in *International Review of Neurobiology,* ed. Pfeifer C, Smythies J. New York: Academic Press; 1963.

50. Board F, Wadeson R, Persky H. Depressive affect and endocrine function. *Arch. Neurol. Psychiat.* 1957; 78:612–620.

51. Curtis GC, Cleghorn RA, Sourkes TL. The relationship between affect and the excretion of adrenaline, noradrenaline, and 17-hydroxycorticosteroids. *J. Psychosom. Res.* 1960; 4:176.

52. Gibbons JL, McHugh PR. Plasma cortisol in depressive illness. *J. Psychiat. Res.* 1962; 1:162–171.

53. Kurland HD. Steroid excretion in depressive disorders. *Arch. Gen. Psychiat. (Chicago)* 1964; 10:554–560.

54. Gibbons JL. Cortisol secretion rate in depressive illness. *Arch. Gen. Psychiat. (Chicago)* 1964; 10:572–575.

55. Bunney WE, Mason JD, Roatch JF, Hamburg DA. A psycho endocrine study of severe psychotic depressive cases. *Amer. J. Psychiat.* 1965; 122:72.

56. Bunney WE, Hartmann EL, Mason JW. Study of a patient with 48-hour manic-depressive cycles. II. Strong positive correlation between endocrine factors and manic-depressive patterns. *Arch. Gen. Psychiat. (Chicago).* 1965; 12:619.

57. Bunney WE, Fawcett JA. Possibility of a biochemical test for suicidal potential: an analysis of endocrine findings prior to three suicides. *Arch. Gen. Psychiat. (Chicago).* 1965; 13:232–239.

58. Tiemeier H. Review: Biological risk factors for late life depression. *European J. Epidemiol.* 2003; 18:745.

59. Parker KJ, Schatzberg AF, Lyons DM. Neuroendocrine aspects of hypercortisolism in major depression. *Hormones Behav.* 2003; 43:60–66.

60. Brody EB, Man EB. Thyroid function measured by serum precipitable iodine determinations in schizophrenic patients. *Amer. J. Psychiat.* 1950; 107:357–359.

61. Gibbons JL, Gibson JG, Maxwell AE, Willcox DRC. An endocrine study of depressive illness. *J. Psychosom. Res.* 1960; 5:32–41.

62. Joffe R, Segal Z, Singer W. Change in thyroid hormone levels following response to cognitive therapy for major depression. *Amer. J. Psychiat.* 1996; 153:411–413.

63. Funkenstein DH. "Discussion of Chapters 10–11: Psychophysiologic Studies of Depression: Some Experimental Work," in *Depression*, ed. Hoch PH, Zubin J. New York, Grune & Stratton; 1954.

64. Feinberg I. Current status of the Funkenstein Test. *Arch. Neurol. Psychiat.* 1958; 80:488.

65. Hamilton M. Quantitative assessment of the Mecholyl (Funkenstein) test. *Acta Neurol. Scand.* 1960b; 35:156–162.

66. Rose JT. Autonomic function in derpression: a modified metacholine test. *J. Ment. Sci.* 1962; 108:624–641.

67. Strongin EI, Hinsie LE. Parotid gland secretions in manic-depressive patients. *Amer. J. Psychiat.* 1938; 94:1459.

68. Peck RE. The SHP Test: an aid in the detection and measurement of depress. *Arch. Gen. Psychiat. (Chicago).* 1959; 1:35–40.

69. Gottlieb G, Paulson G. Salivation in depressed patients. *Arch. Gen. Psychiat. (Chicago)* 1961; 5:468–471.

70. Busfield BL, Wechsler H. Studies of salivation in depression: a comparison of salivation rates in depressed, schizoaffective depressed, nondepressed hospitalized patients, and in normal controls. *Arch. Gen. Psychiat. (Chicago).* 1961; 4:10.

71. Busfield BL, Wechsler H, Barnum WJ. Studies of salivation in depression II. Physiological differentiation of reactive and endogenous depression. *Arch. Gen. Psychiat. (Chicago).* 1961; 5:472–477.

72. Davies BM, Gurland JB. Salivary secretion in depressive illness. *J. Psychosom. Res.* 1961; 5:269–271.

73. Palmai G, Blackwell B. The diurnal pattern of salivary flow in normal and depressed patients. *Brit. J. Psychiat.* 1965; 111:334–338.

74. Ship II, Burket LW. "Oral and Dental Problems," in *Clinical Features of the Older Patient*, ed. Freeman JT. Springfield, Ill., Thomas; 1965.

75. Shagass C, Naiman J, Mihalik J. An objective test which differentiates between neurotic and psychotic depression. *Arch. Neurol. Psychiat.* 1956; 75:461–471.

76. Ackner B, Pampiglione G. An evaluation of the sedation threshold test. *J. Psychosom. Res.* 1959; 3:271–281.

77. Nymgaard K. Studies on the sedation threshold: A. Reproducibility and effect of drugs. B. Sedation threshold in neurotic and psychotic depression. *Arch. Gen. Psychiat. (Chicago)* 1959; 1:530–536.

78. Martin I, Davies BM. Sleep thresholds in depression. *J. Ment. Sci.* 1962; 108:466–473.

79. Friedman AS, Granick S, Freeman L, Stewart M. Cross-validation of the low (EEG) sedation threshold of psychotic depressives. Paper presented at Annual Meeting of American Psychological Association. Chicago, September 1965.

80. Friedman AS. Personal communication; 1966.

81. Farley P. The anatomy of despair. *New Scientist* 2004; 182:42.

82. Sheline YI, Sanghavi M, Mintun MA, Gado M. Depression duration but not age predicts hippocampal volume loss in women with recurrent major depression. *J. Neurosci.* 1999; 19:5034–5043.

83. McEwen BS, Sapolsky RM. Stress and cognitive function. *Curr. Opin. Neurobiol.* 1995; 5(2):205–216.

84. Frodl T, Meisenzahl EM, Zetzsche T, Höhne T, Banac S, Schorr C, et al. Hippocampal and amygdala changes in patients with major depressive disorder and healthy controls during a 1-year follow-up. *J. Clin. Psychiat.* 2004; 65:492–499.

85. Duman RS, Heninger GR, Nestler EJ. A molecular and cellular theory of depression. *Arch. Gen. Psychiat.* 1997; 54:597–606.

86. Santarelli L, Saxe M, Gross C, Surget A, Battaglia F, Dulawa S, et al. Requirement of hippocampal neurogenesis for the behavioral effects of antidepressants. *Science* 2003; 301:805–809.

87. Sheline YI, Gado MH, Kraemer HC. Untreated depression and hippocampal loss. *Amer. J. Psychiat.* 2003; 160:1516-1518.

88. Holden C. Future brightening for depression treatments. *Science* 2003; 302:810–813.

89. Vaidya VA, Duman RS. Depression-emerging insights from neurobiology. *Brit. Med. Bull.* 2001; 57:61–79.

90. Duman RS. Genetics of childhood disorders: XXXIX. Stem cell research, part 3: Regulation of neurogenesis by stress and antidepressant treatment. *J. Acad. Child Adolesc. Psychiat.* 2002; 41:745-748.

91. Jacobs BL. Depression: the brain finally gets into the act. *Curr. Dir. Psychol. Sci.* 2004; 13:103–106.

92. Whatmore GB, Ellis RM Jr. Some neurophysiologic aspects of depressed states: an electromyographic study. *Arch. Gen. Psychiat. (Chicago).* 1959; 1:70–80.

93. Whatmore G, Ellis RM. Further neurophysiologic aspects of depressed states: an electromyographic study. *Arch. Gen. Psychiat. (Chicago).* 1962; 6:243–253.

94. Goldstein IG. The relationship of muscle tension and autonomic activity to psychiatric disorders. *Psychosom. Med.* 1965; 27:39–52.

95. Diaz-Guerrero R, Gottlieb JS, Knott JR. The sleep of patients with manic-depressive psychosis, depressive type: an electroencephalographic study. *Psychosom. Med.* 1946; 8:399–404.

96. Oswald I, Berger RJ, Jaramillo RA, Keddie KMG, Olley PC, Plunkett GB. Melancholia and barbiturates: a controlled EEG, body and eye movement study of sleep. *Brit. J. Psychiat.* 1963; 109:66–78.

97. Zung WWK, Wilson WP, Dodson WE. Effect of depressive disorders on sleep EEG responses. *Arch. Gen. Psychiat. (Chicago).* 1964; 10:439–445.

98. Gresham SC, Agnew HW, Williams RL. The sleep of depressed patients: an EEG and eye movement study. *Arch. Gen. Psychiat. (Chicago).* 1965; 13:503–507.

99. Mendels J, Hawkins DR, Scott J. The psychophysiology of sleep in depression. Paper presented at Annual Meeting of the Association of the Psychophysiological Study of Sleep. Gainesville, FL, March 1966.

100. Simons AD, Gordon JS, Monroe SM, Thase ME. Toward an integration of psychologic, social, and biologic factors in depression: effects on outcome and course of cognitive therapy. *J. Consult. Clin. Psych.* 1995; 63:369–377.

101. Thase ME, Fasiczka AL, Berman SR, Simons AD, Reynolds CF. Electroencephalographic sleep profiles before and after cognitive behavior therapy of depression. *Arch. Gen. Psychiat.* 1998; 55:138–144.

102. Paulson GW, Gottlieb G. A longitudinal study of the electroencephalographic arousal response in depressed patients. *J. Nerv. Ment. Dis.* 1961; 133:524–528.

103. Shagass C, Schwartz M. Cerebral cortical reactivity in psychotic depressions. *Arch. Gen. Psychiat. (Chicago).* 1962; 6:235–242.

104. Wilson WP, Wilson NJ. Observations on the duration of photically elicited arousal responses in depressive illness. *J. Nerv. Ment. Dis.* 1961; 133:438–440.

105. Driver MV, Eilenberg MD. Photoconvulsive threshold in depressive illness and the effect of E.C.T. *J. Ment. Sci.* 1960; 106:611–617.

106. Quraishi S, Frangou S. Neuropsychology of bipolar disorder: a review. *J. Aff. Disord.* 2002; 72:209–226.

107. Shenal BV, Harrison DW, Demaree HA. The neuropsychology of depression: a literature review and preliminary model. *Neuropsych. Rev.* 2003; 13:33–42.

108. American Psychiatric Association. *Diagnostic and Statistical Manual of Mental Disorders (DSM-IV)* (4th ed., textual revisions). Washington, DC, APA; 2000.

109. Mann JJ. Neurobiology of suicidal behaviour. *Nature Reviews Neuroscience* 2003; 4:819–828.

110. Goldapple K, Segal Z, Garson C, Lau M, Bieling P, Kennedy S, Mayberg H. Modulation of cortical-limbic pathways in major depression: treatment-specific effects of cognitive behavior therapy. *Arch. Gen. Psychiat.* 2004; 61:34–41.

第 10 章

1. Beck AT. A systematic investigation of depression. *Compr. Psychiat.* 1961; 2:162–170.

2. Beck AT. Thinking and depression: 1. Idiosyncractic content and cognitive distortions. *Arch. Gen. Psychiat.* 1963; 9:324–333.

3. Beck AT. Thinking and depression: 2. Theory and therapy. *Arch. Gen. Psychiat.* 1964; 10:561–571.

4. Beck AT. *Depression: Causes and Treatment*. Philadelphia: Univ. Pennsylvania Press; 1967.

5. Beckham EE, Leber WR (Eds.) *Handbook* of Depression: Treatment, Assessment, and Research. Homewood, IL: Dorsey Press;1985.

6. Dubovsky SL, Buzan R. "Mood Disorders." In *Textbook of Psychiatry*, ed. Hales RE, Yudofsky SC, Talbott JA. Washington, DC;American Psychiatric Press; 1999. 479–565.

7. Paykel ES. "Treatment of Depression in the United Kingdom," in *Treatment of Depression: Bridging the 21st Century*, ed. Weissman MM. Washington, D.C.: American Psychiatric Press; 2001. 135-149.

8. Rapaport D. (1945): *Diagnostic Psychological Testing: The Theory, Statistical Evaluation, and Diagnostic Application of a Battery of Tests*, vol. 1. Chicago: Yearbook; 1945.

9. Beck, A. T., Feshbach, S., and Legg, D. (1962): The clinical utility of the digit symbol test. *J. Consult. Psychol.* 26:263–268.

10. Granick, S. (1963): Comparative analysis of psychotic depressives with matched normals on some untimed verbal intelligence tests. *J. Consult. Psychol.* 27:439–443.

11. Friedman, A. S. (1964): Minimal effects of severe depression on cognitive functioning. *J. Abnorm. Soc. Psychol.* 1964; 69:237–243.

12. Loeb A, Beck AT, Diggory JC, Tuthill R. The effects of success and failure on mood, motivation, and performance as a function of predetermined level of depression. Unpublished study; 1966.

13. Shapiro MB, Campbell D, Harris, Dewsberry JP. Effects of E.C.T. upon psychomotor speed and the "distraction effect" in depressed psychiatric patients. *J. Ment. Sci.* 1958; 104:681–695.

14. Tucker JE, Spielberg MJ. Bender-Gestalt Test correlates of emotional depression. *J. Consult. Psychol.* 1958; 22:56.

15. Payne RW, Hirst HL. Overinclusive thinking in a depressive and a control group. *J. Consult. Psychol.* 1957; 21:186–188.

16. Hemphill RE, Hall KRL, Crookes TG. A preliminary report on fatigue and pain tolerance in depressive and psychoneurotic patients. *J. Ment. Sci.* 1952; 98:433–440.

17. Wadsworth WV, Wells BWP, Scott RF. A comparative study of the fatigability of a group of chronic schizophrenics and a group of hospitalized non-psychotic depressives. *J. Ment. Sci.* 1962; 108:304–308.

18. Dixon NF, Lear TE. Perceptual regulation and mental disorder. *J. Ment. Sci.* 1962; 108:356–361.

19. Mezey AG, Cohen SI. The effect of depressive illness on time judgment and time experience. *J. Neurol. Neurosurg. Psychiat.* 1961; 24:269–270.

20. Fisher S. Depressive affect and perception of up-down. *J. Psychiat. Res.* 1964; 2:25.

21. Rosenblatt BP. The influence of affective states upon body image and upon the perceptual organization of space. Ph.D. Dissertation, Clark University, Worcester, MA; 1956.

22. Wapner S, Werner H, Krus DM. The effect of success and failure on space localization. *J. Personality* 1957; 25:752–756.

23. Polyakova M. The effect of blood from manic-depressive psychotics on the higher nervous activity (behavior) of animals. *Zh. Nevropat. I Psikhiat.* 1961; 61:104–108.

24. Loeb A, Feshbach S, Beck AT, Wolf A. Some effects of reward upon the social perception and motivation of psychiatric patients varying in depression. *J. Abnorm. Soc. Psychol.* 1964; 68:609–616.

25. Harsch OH, Zimmer H. An experimental approximation of thought reform. *J. Consult. Psychology* 1965; 29:475–479.

26. Wilson DC. Families of manic-depressives. *Dis. Nerv. Syst.* 1951; 12:362–369.

27. Cohen MB, Baker G, Cohen RA, Fromm-Reichmann F, Weigert EV. An intensive study of twelve cases of manic-depressive psychosis. *Psychiat.* 1954; 17:103–157.

28. Gibson RW. *Comparison of the Family Background and Early Life Experience of the Manic-Depressive and Schizophrenic Patient.* Final Report on Office of Naval Research Contract (Nonr-751(00)). Washington, DC, Washington School of Psychiatry; 1957.

29. Becker J. Achievement-related characteristics of manic-depressives. *J. Abnorm. Soc. Psychol.* 1960; 60:334–339.

30. Spielberger CD, Parker JB, Becker J. Conformity and achievement in remitted manic-depressive patients. *J. Nerv. Ment. Dis.* 1963; 137:162–172.

31. Becker J, Spielberger CD, Parker JB. Value achievement and authoritarian attitudes in psychiatric patients. *J. Clin. Psychol.* 1963; 19:57–61.

32. Beck AT, Stein D. The self concept in depression. Unpublished study; 1960.

33. Beck AT, Steer RA, Epstein N, Brown G. Beck Self-Concept Test. *Psych. Assess.* 1990; 2:191–197.

34. Laxer RM. Self-concept changes of depressive patients in general hospital treatment. *J. Consult. Psychol.* 1964; 28:214–219.

35. Abraham K. "Notes on the Psychoanalytic Investigation and Treatment of Manic-Depressive Insanity and Allied Conditions" (1911), in *Selected Papers on Psychoanalysis.* New York: Basic Books; 1960:137–156.

36. Freud S. "Mourning and Melancholia" (1917), in *Collected Papers*, vol. 4. London: Hogarth Press and Institute of Psychoanalysis; 1950: 152–172.

37. Rado S. The problem of melancholia. *Int. J. Psychoanal.* 1928; 9:420–438.

38. Mendelson, M. *Psychoanalytic Concepts of Depression.* Springfield, IL, Thomas; 1960.

39. Beck AT, Valin S. Psychotic depressive reactions in soldiers who accidentally killed their buddies. *Amer. J. Psychiat.* 1953; 110:347–353.

40. Saul LJ, Sheppard E. An attempt to quantify emotional forces using manifest dreams: a preliminary study. *J. Amer. Psychiat. Ass.* 1956; 4:486–502.

41. Beck AT, Ward CH, Mendelson M, Mock J, Erbaugh J. An inventory for measuring depression. *Arch. Gen. Psychiat. (Chicago).* 1961; 4:561–571.

42. Beck AT, Hurvich MS. Psychological correlates of depression. 1. Frequency of "masochistic" dream content in a private practice sample. *Psychosom. Med.* 1959; 21:50–55.

43. Goldhirsh MI. Manifest content of dreams of convicted sex offenders. *J. Abnorm. Soc. Psychol.* 1961; 63:643–645.

44. Alexander F, Wilson GW. Quantitative dream studies: a methodological attempt at a quantitative evaluation ofpsychoanalytic material. *Psychoanal. Quart.* 1935; 4:371–407.

45. Sheppard E, Saul LJ. An approach to a systematic study of ego function. *Psychoanal. Quart.* 1958; 27:237–245.

46. Hollingshead AB. *Two Factor Index of Social Position* (Mimeographed paper). New Haven, CT, AB Hollingshead; 1957.

47. Gregory IW. *Psychiatry: Biological and Social.* Philadelphia, Saunders; 1961.

48. Brown F. Depression and childhood bereavement. *J. Ment. Sci.* 1961; 107:754–777.

49. Lorr M. Classification of the behavior disorders. *Ann. Rev. Psychol.* 1961; 12:195–216.

50. Pitts FN Jr, Meyer J, Brooks M, Winokur G. Adult psychiatric illness assessed for childhood parental loss, and psychiatric illness in family members—a study of 748 patients and 250 controls. *Amer. J. Psychiat. Suppl.* 1965; 121:i–x.

51. Schwab JJ, Clemmons RS, Bialow B, Duggan V, Davis B. A study of the somatic symptomatology of depression in medical inpatients. *Psychosomat.* 1965; 6:273–277.

52. Schwab JJ, Bialow M, Martin PC, Clemmons R The use of the Beck Depression Inventory with medical inpatients. *Acta Psychiat. Scand.* 1967; 43:255–266.

53. Gregory IW. Retrospective data concerning childhood loss of a parent: II. Category of parental loss by decade of birth, diagnosis and MMPI. *Arch. Gen. Psychiat. (Chicago)* 1966; 15:362–367.

54. American Psychiatric Association *Diagnostic and Statistical Manual: Mental Disorders.* Washington, DC, APA; 1952.

55. Schafer R. *The Clinical Application of Psychological Tests.* New York: Internat. Univ. Press; 1948.

56. Payne RW, Hewlett JH. "Thought Disorder in Psychotic Patients," in *Experiments in Personality*, ed. Eysenck HH. London: Routledge; 1961. 3–104.

57. Cohen B, Senf R, Huston P. Perceptual accuracy in schizophrenia, depression, and neurosis, and affects of amytal. *J. Abnorm. Soc. Psychol.* 1956; 52:363–367.

58. Kraines SH. *Mental Depressions and Their Treatment.* New York, Macmillan; 1957.

59. Kasanin JS. *Language and Thought in Schizophrenia.* Berkeley, Univ. Calif. Press; 1944.

60. Gottschalk L, Gleser G, Springer K. Three hostility scales applicable to verbal samples. *Arch. Gen. Psychiat. (Chicago).* 1963; 9:254–279.

61. Beck AT. Cognitive models of depression. *J. Cog. Psych* 1987; 1:5–37.

62. Clark DA, Beck AT, with Alford BA. *Scientific Foundations of Cognitive Theory and Therapy of Depression.* New York: Wiley; 1999.

63. Haaga DAF, Dyck MJ, Ernst D. Empirical status of cognitive theory of depression. *Psych. Bul.* 1991; 110:215–236.

64. Scher C, Ingram R, Segal Z. Cogntive reactivity and vulnerability: Empirical evaluation of construct activation and cognitive diatheses in unipolar depression. *Clin. Psych. Rev.* 2005; 25:487–510.

第 11 章

1. Alford BA, Beck AT. "Psychotherapeutic Treatment of Depression and Bipolar Disorder," In *The Physician's Guide to Depression and Bipolar Disorder* , ed. Evans DL, Charney DS. New York, McGraw-Hill; 2006. 63–93.

2. Ferster CB. "Behavioral Approaches to Depression," in *The Pychology of Depression: Contemporary Theory and Research*, ed. Friedman RJ, Katz MM. Washington, DC, Hemisphere; 1974.

3. Seligman MEP, Groves D. Non-transient learned helplessness. *Psychonom. Sci.* 1970; 19:191–192.

4. Seligman MEP. "Depression and Learned Helplessness," in *The Psychology of Depression: Contemporary Theory and Research*, ed. Friedman RJ, Katz MM. Washington, DC, Hemisphere; 1974.

5. Lewinsohn PM. "A Behavioral Approach to Depression," in *The Psychology of Depression: Contemporary Theory and Research*, ed. Friedman RJ, Katz MM. Washington, DC, Hemisphere; 1974.

6. Dubovsky SL, Buzan R. "Mood Disorders," in *Textbook of Psychiatry*, ed. Hales RE, Yudofsky SC, Talbott JA Washington, DC, American Psychiatric Press; 1999. 479–565.

7. Gotlib IH, Hammen CL. (Eds.). *Handbook of Depression*. New York, Guilford; 2002.

8. Hollon SD, Haman KL, Brown LL. "Cognitive Behavioral Treatment of depression," in *Handbook of Depression*, ed. Gotlib IH, Hammen CL. New York, Guilford; 2002. 383–403.

9. Beck AT. Cognitive models of depression. *J. Cog. Psychother.* 1987; 1:5–37.

10. Gilbert P. *Human Nature and Suffering*. Hillsdale, NJ, Erlbaum; 1989.

11. Nesse RM. Is depression an adaptation? *Arch. Gen. Psychiat.* 2000; 57:14–20.

12. Skinner BF. Behaviorism at fifty. *Science* 1963; 140:951–958.

13. Skinner BF. Selection by consequences. *Science* 1981; 213:501–504.

14. Alford BA, Beck AT. *The Integrative Power of Cognitive Therapy*. New York, Guilford Press; 1997.

15. Rado S. The problem of melancholia. *Int. J. Psychoanal.* 1928; 9:420–438.

16. Gero G. The construction of depression. *Int. J. Psychoanal.* 1936; 17:423–461.

17. Klein M. "A Contribution to the Psychogenesis of Manic-Depressive States" (1934), in *Contributions to Psycho-Analysis 1921–1945*. London, Hogarth Press and Institute of Psychoanalysis; 1948,. 282–310.

18. Bibring E. "The Mechanism of Depression," in *Affective Disorders*, ed. Greenacre P. New York: Internat. Univ. Press; 1953, 13–48.

19. Jacobson E. Transference problems in the psychoanalytic treatment of severely depressive patients. *J. Amer. Psychoanal. Ass.* 1954; 2:595–606.

20. Hammerman S. Ego defect and depression. Paper presented at Philadelphia Psychoanalytic Society. Philadelphia, November 7, 1962.

21. Zetzel, E. R. The predisposition to depression. *Canad. Psychiat. Ass. J. Suppl.* 1966; 11:236–249.

22. Abraham K. "Notes on the Psychoanalytic Investigation and Treatment of

Manic-Depressive Insanity and Allied Conditions" (1911), in *Selected Papers on Psychoanalysis*. New York, Basic Books; 1960, 137–156.

23. Balint M. New beginning and the paranoid and the depressive syndromes. *Int. J. Psychoanal.* 1952; 33:214–224.

24. Cohen MB, Baker G, Cohen RA, Fromm-Reichmann F, Weigert EV. An intensive study of twelve cases of manic-depressive psychosis. *Psychiatry* 1954; 17:130–137.

25. Abraham K. "The First Pregenital Stage of the Libido" (1916), in *Selected Papers on Psychoanalysis*. New York, Basic Books; 1960, 248–279.

26. Jacobson E. "Contribution to the Metapsychology of Cyclothymic Depression," in *Affective Disorders*, ed. Greenacre P. New York: Internat. Univer. Press; 1953, pp. 49–83.

27. Lichtenberg P. A definition and analysis of depression. *Arch. Neurol. Psychiat.* 1957; 77:516–527.

28. Schwartz DA. Some suggestions for a unitary formulation of the manic-depressive reactions. *Psychiatry* 1961; 24:238–45.

29. Arieti S. (1959): "Manic-Depressive Psychosis," in *American Handbook of Psychiatry*, ed. Arieti S, vol. 1. New York, Basic Books; 1959. 419–454.

30. Tellenbach H. *Melancholie*. West Berlin, Springer; 1961.

31. Schulte W. Nichttraurigseinkönnen im Kern melancholischen Erlebens. *Nervenartz* 1961; 32:314–320.

32. Kraines SH. Manic-depressive syndrome: a diencephalic disease. Paper presented at Annual Meeting of the American Psychiatric Association, New York, May 6, 1965.

33. Shenal BV, Harrison DW, Demaree HA. The neuropsychology of depression: a literature review and preliminary model. *Neuropsych. Rev.* 2003; 13:33–42.

34. Schildkraut J. The catecholamine hypothesis of affective disorders: a review of support evidence. *Amer. J. Psychiat.* 1965; 122:509–522.

35. Willner P. "Animal models of Depression," in *Handbook of Depression and Anxiety: A Biological Approach*, ed. den Boer JS, Sitsen JM. New York: Dekker; 1994. 291–316.

36. Hayhurst H, Cooper Z, Paykel ES, Vernals S, Ramana R. Expressed emotion and depression: a longitudinal study. *Brit. J. Psychiat.* 1997; 171:439–443.

37. Beck AT. *Depression: Causes and Treatment*. Philadelphia: Univ. Pennsylvania Press; 1967.

第 12 章

1. Abraham K. "The First Pregenital Stage of the Libido" (1916), in *Selected Papers on Psychoanalysis*. New York: Basic Books, 1960, 248–279.

2. Rado S. The problem of melancholia. *Int. J. Psychoanal.* 1928; 9:420–438.

3. Freud S. (1917): "Mourning and Melancholia" (1950), in *Collected Papers*, vol. 4. London, Hogarth Press and Institute of Psychoanalysis. 152–172.

4. Adler KA. Depression in the light of individual psychology. *J. Indiv. Psych.* 1961; 17:56–67.

5. Klein M. "A Contribution to the Psychogenesis of Manic-Depressive States" (1934), in *Contributions to Psycho-Analysis 1921–1945*. London: Hogarth Press and Institute of Psychoanalysis; 1948.

6. Grinker R, Miller J, Sabshin M, Nunn R, Nunnally J. *The Phenomena of Depressions*. New York: Hoeber; 1961.

7. Campbell JD. *Manic-Depressive Disease*. Philadelphia: Lippincott; 1953.

8. Kraines SH. Manic-depressive syndrome: a diencephalic disease. Paper presented at Annual Meeting of the American Psychiatric Association. New York, May 6, 1965.

9. Diethelm O, Hefferman T. Felix Platter and psychiatry. *J. Hist. Behav. Sci.* 1965; 1:10–23.

10. Jelliffe SE . Some historical phases of the manic-depressive synthesis. *Ass. Res. Nerv. Ment. Proc.* 1931; 11:3–47.

11. Kelly GA. *The Psychology of Personal Constructs.* New York: Norton; 1955, vol. 1.

12. Harvey OJ, Hunt DE, Schroeder HM. *Conceptual Systems and Personality Organization.* New York: Wiley; 1961.

13. Ellis A. *Reason and Emotion in Psychotherapy.* New York: Lyle Stuart; 1962.

14. Arieti S. Studies of thought processes in contemporary psychiatry. *Amer. J. Psychiat.* 1963; 120:58–64.

15. Ellis A. Reflections on rational-emotive therapy. *J. Consult. Clin. Psych.* 1993; 61:199–201.

16. Rholes WS, Riskind JH, Neville B. The relationship of cognitions and hopelessness to depression and anxiety. *Soc. Cog.* 1985; 54:36–50.

17. Alford BA, Lester JM, Patel RJ, Buchanan JP, Giunta LC. Hopelessness predicts future depressive symptoms: a prospective analysis of cognitive vulnerability and cognitive content specificity. *J. Clin. Psych.* 1995; 51:331–339.

18. Kendall PC, Hollon SD, Beck AT, Hammen CL, Ingram RE. Issues and recommendations regarding use of the Beck Depression Inventory. *Cog. Ther. Res.* 1987; 11:289–299.

19. Beck AT. Cognitive therapy: a 30-year retrospective. *Amer. Psychologist* 1991; 46:368–375.

20. Rush AJ, Weissenburger J, Eaves G. Do thinking patterns predict depressive symptoms? *Cog. Ther. Res.* 1986; 10:225–236.

21. Teasdale JD, Fennell MJV. Immediate effects on depression of cognitive therapy interventions. *Cog. Ther. Res.* 1982; 6:343–352.

22. Beck AT, Kovacs M, Weissman A. Hopelessness and suicidal behavior: an overview. *J. Amer. Med. Assoc.* 1975; 234:1146–1149.

23. Beck AT, Brown G, Berchick RJ, Stewart BL, Steer RA. Relationship between hopelessness and ultimate suicide: a replication with psychiatric outpatients. *Amer. J. Psychiat.* 1990; 147:190–195.

24. Beck AT, Steer RA, Kovacs M, Garrison B. Hopelessness and eventual suicide: a 10-year prospective study of patients hospitalized with suicidal ideation. *Ame. J. Psychiat.* 1985; 142:559–563.

25. Rush AJ, Kovacs M, Beck AT, Weissenburger J, Hollon SD. Differential effects of cognitive therapy and pharmacotherapy on depressive symptoms. *J. Aff. Disord* 1981; 3:221–229.

26. Rush AJ, Beck AT, Kovacs M, Hollon SD. (1977). Comparative efficacy of cognitive therapy and pharmacotherapy in the treatment of depressed outpatients. *Cog. Ther. Res.* 1977; 1:17–37.

27. Roseman IJ, Evdokas A. (2004). Appraisals cause experienced emotions: experimental evidence. *Cog. Emot.* 2004; 18:1–28.

28. Loeb A, Feshbach S, Beck AT, Wolf A. Some effects of reward upon the social perception and motivation of psychiatric patients varying in depression. *J. Abnorm. Soc. Psychol.* 1964; 68:609–616.

29. Friedman AS. Minimal effects of severe depression on cognitive functioning. *J. Abnorm. Soc. Psychol.* 1964; 69:237–243.

30. Editorial (1963): Thinking disorder in neurosis. *J. Amer. Med. Assoc.* 1963; 186:946.

31. Overall J, Gorham D. Basic dimensions of change in the symptomatology of chronic schizophrenics. *J. Abnorm. Soc. Psychol.* 1961; 63:597–602.

32. Charcot JM. (1890). Cited by White RW in *The Abnormal Personality*. New York: Ronald Press, 1956. 25.

33. Salkovskis PM, Wroe AL, Gledhill A, Morrison N, Forrester E, Richards C et al. Responsibility attitudes and interpretations are characteristic of obsessive compulsive disorder. *Behaviour Research and Therapy* 2000; 38:347–372.

第 13 章

1. Jacobson E. "Contribution to the Metapsychology of Cyclothymic Depression," in *Affective Disorders*, ed. Greenacre, P. New York, Internat. Univer. Press; 1953:49–83.

2. Bibring E. "The Mechanism of Depression," in *Affective Disorders*, ed. Greenacre P. New York, Internat. Univ. Press; 1953:13–48.

3. Kelly GA. *The Psychology of Personal Constructs*. New York, Norton; 1955 vol. 1.

4. Cassidy WL, Flanagan NB, Spellman M. Clinical observations in manic-depressive disease: a quantitative study of 100 manic-depressive patients and 50 medically sick controls. *J. Amer. Med. Ass.* 1957; 164:1535–1546.

5. Beck AT. *Depression: Causes and Treatment*. Philadelphia: Univ. Pennsylvania Press; 1967.

6. Scher C, Ingram R, Segal Z. Cognitive reactivity and vulnerability: empirical evaluation of construct activation and cognitive diatheses in unipolar depression. *Clin. Psych. Rev.* 2005; 25:487–510.

7. Teasdale JD, Dent J. Cognitive vulnerability to depression: an investigation of two hypotheses. *Brit. J. Clin. Psych.* 1987; 26:113–126.

8. Miranda J, Persons JB. Dysfunctional attitudes are mood-state dependent. *J. Abnorm. Psych.* 1988; 97:76–79.

9. Miranda J, Persons JB, Byers CN. Endorsement of dysfunctional beliefs depends on current mood state. *J. Abnorm. Psych.* 1990; 99:237–241.

10. Ingram RE, Bernet CZ, McLaughlin SC. Attentional allocation processes in individuals at risk for depression. *Cog. Ther. Res.* 1994; 18:317–332.

11. Hedlund S, Rude SS. Evidence of latent depressive schemas in formally depressed individuals. *J. Abnorm. Psych.* 1995; 104:517–525.

12. Roberts JE, Kassel JD. Mood state dependence in cognitive vulnerability to depression: the roles of positive and negative affect. *Cognitive Therapy and Research* 1996; 20:1–12.

13. Dykman BM. A test of whether negative emotional priming facilitates access to latent dysfunctional attitudes. *Cognit. Emot.* 1997; 11:197–222.

14. Gilboa E, Gotlib IH. Cognitive biases and affect persistence in previously dysphoric and never-dysphoric individuals. *Cognit. Emot.* 1997; 11:517–538.

15. Miranda J, Gross JJ, Persons JB, Hahn J. Mood matters: Negative mood induction activates dysfunctional attitudes in women vulnerable to depression. *Cognitive Therapy and Research* 1998; 22:363–376.

16. Solomon A, Haaga DAF, Brody C, Kirk L, Friedman, DG. Priming irrational beliefs in recovered-depressed people. *J. Abnorm. Psych.* 1998; 107:440–449.

17. Brosse AL, Craighead LW, Craighead WE. Testing the mood-state hypothesis

among previously depressed and never-depressed individuals. *Behav. Ther.* 1999; 30:97–115.

18. Segal ZV, Gemar MC, Williams S. Differential cognitive response to a mood challenge following successful cognitive therapy or pharmacotherapy for unipolar depression. *J. Abnorm. Psych.* 1999; 108:3–10.

19. Taylor L, Ingram RE. Cognitive reactivity and depressotypic Information processing in children of depressed mothers. *J. Abnorm. Psych.* 1999; 108:202–210.

20. Ingram RE, Ritter J. Vulnerability to depression: Cognitive reactivity and parental bonding in high-risk individuals. *J. Abnorm. Psych.* 2000; 109:588–596.

21. McCabe SB, Gotlib IH, Martin RA. Cognitive vulnerability for depression: Deployment of attention as a function of history of depression and current mood state. *Cog. Ther. Res.* 2000; 24:427–444.

22. Gemar MC, Segal ZV, Sagrati S, Kennedy SJ. Mood-induced changes on the implicit association test in recovered depressed patients. *J. Abnorm. Psych.* 2001; 110:282–289.

23. Murray L, Woolgar M, Cooper P, Hipwell A. Cognitive vulnerability to depression in 5-year-old children of depressed mothers. *J. Child Psych. Psychiat. Al. Disc.* 2001; 42:891–899.

24. Timbremont B, Braet C. Cognitive vulnerability in remitted depressed children and adolescents. *Behav. Res. Ther.* 2004; 42:423–437.

25. Barnett PA, Gotlib IH. Dysfunctional attitudes and psychosocial stress: the differential prediction of future psychological symptomatology. *Motiv. Emot.* 1988; 12:251–270.

26. Barnett PA, Gotlib IH. Cognitive vulnerability to depressive symptoms among men and women. *Cog. Ther. Res.* 1990; 14:47–61.

27. Kwon S, Oei TPS. Differential casual roles of dysfunctional attitudes and automatic thoughts in depression. *Cog. Ther. Res.* 1992; 16:309–328.

28. Brown GP, Hammen CL, Craske MG, Wickens TD. Dimensions of dysfunctional attitudes as vulnerabilities to depressive symptoms. *J. Abnorm. Psych.* 1995; 104:431–435.

29. Dykman BM, Johll M. Dysfunctional attitudes and vulnerability to depressive symptoms: a 14-week longitudinal study. *Cog. Ther. Res.* 1998; 22:337–352.

30. Shirk SR, Boergers J, Eason A, Van Horn M. Dysphoric interpersonal schemata and preadolescents' sensitization to negative events. *J. Clin. Child Psych.* 1998; 2:54–68.

31. Joiner TE, Metalsky GI, Lew A, Klocek J. Testing the causal mediation component of Beck's theory of depression: evidence for specific mediation. *Cog. Ther. Res.* 1999; 23:404–412.

32. Lewinsohn PM, Joiner TE Jr, Rohde P. Evaluation of cognitive diathesis-stress models in predicting major depressive disorder in adolescents. *J. Abnorm. Psych.* 2001; 110:203–215.

33. Abela JR, D'Alessandro DU. Beck's cognitive theory of depression: a test of the diathesis-stress and causal mediation components. *Brit. J. Clin. Psych.* 2002; 41:111–128.

34. Beevers CG, Carver CS. Attentional bias and mood persistence as prospective predictors of dysphoria. *Cog. Ther. Res.* 2003; 27:619–637.

35. Hankin BL, Abramson LY, Miller N, Haeffel GJ. Cognitive vulnerability-stress theories of depression: examining affective specificity in the prediction of depression versus anxiety in three prospective studies. *Cog. Ther. Res.* 2004; 28:309–345.

36. Heim C, Meinlschmidt G, Nemeroff CB. Neurobiology of Early-Life Stress. *Psychiat. Ann.* 2003; 33:18–26.

37. Nemeroff CB, Vale WW. The Neurobiology of depression: inroads to treatment and new drug discovery. *J. Clin. Psychiat.* 2005; 66:5–13.

38. Penza KM, Heim C, Nemeroff CB. Neurobiological effects of childhood abuse: implications for the pathophysiology of depression and anxiety. *Arch. Women's Mental Health* 2003; 6:15–22.

39. Caspi A, Sugden K, Moffitt TE, Taylor A, Craig IW, Harrington HL, et al. Influence of life stress on depression: moderation by a polymorphism in the 5-HTT gene. *Science* 2003; 301:386–389.

40. Hayden EP, Klein DN. Outcome of dysthymic disorder at 5-year follow-up: the effect of familial psychopathology, early adversity, personality, comorbidity, and chronic stress. *Amer. J. Psychiat.* 2001; 158:1864–1870.

41. Dougherty LR, Klein DN, Davila J. A growth curve analysis of the course of dysthymic disorder: the effects of chronic stress and moderation by adverse parent-child relationships and family history. *J. consult. Clin. Psych.* 2004; 72(6):1012–1021.

42. Kendler KS, Thornton LM, Gardner CO. Genetic risk, number of previous depressive episodes, and stressful life events in predicting onset of major depression. *Amer. J. Psychiat.* 2001; 158:582–586.

43. Rapaport D. *Organization and Pathology of Thought.* New York, Columbia Univ. Press; 1951.

44. Allport FH. *Theories of Perception and the Concept of Structure.* New York, Wiley; 1955.

45. Bruner JS, Goodnow JJ, Austin GA. *A Study of Thinking.* New York, Wiley; 1956.

46. Festinger L. *A Theory of Cognitive Dissonance.* Evanston, IL, Harper & Row; 1957.

47. Osgood CE. "A Behavioristic Analysis of Perception and Language as Cognitive Phenomena," in *Contemporary Approaches to Cognition,* ed. Bruner s et al. Cambridge, MA, Harvard Univ. Press; 1957:75–119.

48. Sarbin TR, Taft R, Bailey DE. *Clinical Inference and Cognitive Theory.* New York, Holt; 1960.

49. Harvey OJ, Hunt DE, Schroeder HM. *Conceptual Systems and Personality Organization.* New York, Wiley; 1961.

50. Ellis A. *Reason and Emotion in Psychotherapy.* New York, Lyle Stuart; 1962.

51. Freud S. *Basic Writings,* trans. Brill AA. New York, Modern Library; 1938.

52. Horney K. *Our Inner Conflicts.* New York, Norton; 1945.

53. Rogers CR. *Client-Centered Therapy.* Boston, Houghton-Mifflin; 1951.

54. Piaget J. *The Moral Judgment of the Child,* trans. Gabain M. Glencoe, IL, Free Press; 1948.

55. Postman L. "Toward a General Theory of Cognition," in *Social Psychology at the Crossroads,* ed. Rohrer JH, Sherif M. New York, Harper; 1951.

56. English HB, English AC. *A Comprehensive Dictionary of Psychological and Psychoanalytical Terms.* New York, Longmans; 1958.

57. Alford BA, Beck AT. *The Integrative Power of Cognitive Therapy.* New York, Guilford Press; 1998.

58. Beck AT. "Beyond Belief: A Theory of Modes, Personality, and Psychopathology," in *Frontiers of Cognitive Therapy,* ed. Salkovsikis PM. New York, Guilford; 1996. 1–25.

59. Clark DA, Beck AT, with Alford BA. *Scientific Foundations of Cognitive Theory and Therapy of Depression.* New York, Wiley; 1999.

60. Epstein S. Integration of the cognitive and the psychodynamic unconscious. *Amer. Psych.* 1994; 49:709–724.

61. Mandler G. *Mind and Emotion*. Malabar, FL: Krieger; 1982.

62. Mischel W, Shoda Y. A cognitive-affective system theory of personality: reconceptualizing situations, dispositions, dynamics, and invariance in personality structure. *Psych. Rev.* 1995; 102:246–268.

63. Oatley K, Johnson-Laird PN. Towards a cognitive theory of emotion. *Cognit. Emotion* 1987; 1:29–50.

64. Teasdale JD, Barnard PJ. *Affect, Cognition and Change: Remodelling Depressive Thought*. Hove, UK, Lawrence Erlbaum; 1993.

65. Nolen-Hoeksema S. "Gender Differences in Depression," in *Handbook of Depression*, ed. Gotlib IH, Hammen, CL. New York, Guilford; 2002. 492–509.

66. Papageorgiou C, Wells A. (Eds.) *Depressive Rumination: Nature, Theory, and Treatment*. Chichester, Endland; 2004.

67. Nolen-Hoeksema S, Larson J, Grayson C. Explaining the gender difference in depressive symptoms. *J. Personal. Soc. Psych.* 1999; 77:1061–1072.

68. Nolen-Hoeksema S. The role of rumination in depressive disorders and mixed anxiety/depressive symptoms. *J. Abnorm. Psych.* 2000; 109:504–511.

69. Roseman IJ, Evdokas A. Appraisals cause experienced emotions: experimental evidence. *Cognition and Emotion* 2004; 18:1–28.

70. Feshbach S. Personal communication; 1965.

第 14 章

1. Marangell LB, Yudofsky SC, Silver JM. "Psychopharmacology and Electroconvulsive Therapy," in *Textbook of Psychiatry*, ed. Hales RE, Yudofsky SC, Talbott JA. Washington, DC, American Psychiatric Press; 1999. 1025–1132.

2. American Psychiatric Association. *Practice Guidelines for the Treatment of Psychiatric Disorders: Compendium 2000*. Washington DC, APA; 2000.

3. Dubovsky SL, Buzan R. "Mood Disorders," in *Textbook of Psychiatry*, ed. Hales RE, Yudofsky SC, Talbott JA. Washington, DC, American Psychiatric Press; 1999. 479–565.

4. Kline N. Practical management of depression. *J. Amer. Med. Ass.* 1964; 190:732–740.

5. Hordern A. The antidepressant drugs. *New Eng. J. Med.* 1965; 272:1159–1169.

6. Brady JP. Review of controlled studies of imipramine. Unpublished study. 1963.

7. Cole JO. Therapeutic efficacy of antidepressant drugs. *J. Amer. Med. Ass.* 1964; 190:448–455.

8. Klerman GL, Cole JO. Clinical pharmacology of imipramine and related antidepressant compounds. *Pharmacol. Rev.* 1965; 17:101–141.

9. Friedman AS, Granick S, Cohen HW, Cowitz B. Imipramine (Tofranil) vs. placebo in hospitalized psychotic depressives. *J. Psychiat. Res.* 1966; 4:13–36.

10. Quitkin FM, Rabkin JG, Gerald J, Davis JM, Klein DF. Validity of clinical trials of antidepressants. *Am J Psychiatry* 2000; 157:327–337.

11. Wechsler H, Grosser G, Greenblatt M. Research evaluating antidepressant medications on hospitalized mental patients: a survey of published reports during a five year period. *J. Nerv. Ment. Dis.* 1965; 141:231–239.

12. Davis J. Efficacy of tranquilizing and antidepressant drugs. *Arch. Gen. Psychiat.* 1965; 13:552–572.

13. Fiedorowicz JG, Swartz KL. The role of monoamine oxidase inhibitors in current psychiatric practice. *J Psychiatr Pract* 2004; 10:239–248.

14. Potter WZ, Rudorfer MV, Manji H. The pharmacologic treatment of depression. *New England J. Med.* 1991; 325:633–642.

15. Paykel ES. "Treatment of Depression in the United Kingdom," in *Treatment of Depression: Bridging the 21st Century*, ed. Waissman MM. Washington, DC, American Psychiatric Press; 2001. 135–149.

16. Stafford RS, MacDonald EA, Finkelstein SN. National patterns of medication treatment for depression, 1987 to 2001. *Prim. Car. Companion. J Clin. Psychiat.* 2001; 3:232–235.

17. Masand PS, Gupta S. Selective serotonin-reuptake inhibitors: an update. *Harv. Rev. Psychiat.* 1999; 7:69–84.

18. Pirraglia PA, Stafford RS, Singer DE. Trends in prescribing of selective serotonin reuptake inhibitors and other newer antidepressant agents in adult primary care. *Prim. Care Companio. J Clin. Psychiat.* 2003; 5:153–157.

19. Ma J, Lee KV, Stafford RS. Depression treatment during outpatient visits by U.S. children and adolescents. *J. Adolesc. Health.* 2005; 37:434–42.

20. Satel SL, Nelson JC. Stimulants in the treatment of depression: a critical overview. *J. Clin. Psych.* 1989; 50:241–249.

21. Johnson GF. Lithium in depression: a review of the antidepressant and prophylactic effects of lithium. *Austral. New Zeal. J. Psychiat.* 1987; 21:356–365.

22. Sharma V, Khan M, Smith A. A closer look at treatment resistant depression: is it due to a bipolar diathesis? *J. Aff. Disord.* 2005; 84:251–257.

23. Kessing LV, Sondergard L, Kvist K, Andersen PK. Suicide risk in patients treated with lithium. *Arch. Gen Psychiat.* 2005; 62:860–866.

24. Baldessarini RJ, Tonodo L, Hennen J, Viguera AC. Is lithium still worth using? an update of selected recent research. *Harv. Rev. Psychiat.* 2002; 10:59–75.

25. Parker G. "New" and "old" antidepressants: all equal in the eyes of the lore? *Brit. J. Psychiat.* 2001; 179:95–96.

26. Fava M. Management of nonresponse and intolerance: switching strategies. *J. Clin Psychiat.* 2000; 61 (Suppl 2):10–12.

27. Rush AJ, Trivedi HM, Wisniewski SR, Stewart JW, Nierenberg AA, Thase ME, et al. Bupropion-sr, sertraline, or vernlafaxine-xr after failure of SSRIs for depression. *New England J. Med.* 2006; 354:1231–1242.

28. Marangell LB. Switching antidepressants for treatment-resistant major depression. *J. Clin. Psychiat.* 2001; 62:12–17.

29. Thase ME, Rush AJ, Howland RH, Kornstein SG, Kocsis JH, Gelenberg AJ, et al. Double-blind switch study of imipramine or sertraline treatment of antidepressant-resistant chronic depression. *Arch. Gen. Psychiat.* 2002; 59:233–239.

30. Lam RW, Dante DC, Cohen NL, Kennedy SH. Combining antidepressants for treatment-resistant depression: a review. *J. Clin. Psychiat.* 2002; 63:685–693.

31. Coryell W. Augmentation strategies for inadequate antidepressant response: A review of placebo-controlled studies. *Ann. Clin. Psychiat.* 2000; 12:141–146.

32. Hollon SD, Jarrett RB, Nierenberg AA, Thase ME, Trivedi MD, Rush AJ. Psychotherapy and medication in the treatment of adult and geriatric depression: which monotherapy or combined treatment? *J. Clin. Psychiat.* 2005; 66:455–468.

33. Mendlewicz, J. Optimising antidepressant use in clinical practice: towards criteria for antidepressant selection. *Brit. J. Psychiat.* 2001: 179 (Suppl. 42), s1-s3.

34. Freudenstein U, Jagger C, Arthur A, Donner-Banzhoff N. Treatments for late life depression in primary care: a systematic review. *Family Practice* 2001; 18:321–327.

35. Baldwin RC. Refractory depression in late life: a review of treatment options. *Rev. Clin. Geront.* 1996; 6:343–348.

36. Satel SL, Nelson JC. Stimulants in the treatment of depression: A critical overview. *J. Clin. Psychiat.* 1989; 50, 241–249.

37. Snow LH, Rickels K. The controlled evaluation of imipramine and amitriptyline in hospitalized depressed psychiatric patients. *Psychopharmacol.*1964; 5:409–416.

38. Rickels K. Psychopharmacological agents: a clinical psychiatrist's individualistic point of view: patient and doctor variables. *J. Nerv. Ment. Dis.* 1963; *136*:540–549.

39. Rickels K, Ward CH, Schut L. Different populations, different drug responses: comparative study of two anti-depressants, each used in two different patient groups. *Amer. J. Med. Sci.* 1964; 247:328–335.

40. Grosser GH, Freeman H. "Differential Recovery Patterns in the Treatment of Acute Depression," in *Proceedings of the Third World Congress of Psychiatry*. University of Toronto Press and Montreal, McGill Univ. Press 1961; 2:1396–1402.

41. DiMasico A, Klerman GL. "Experimental Human Psychopharmacology: The Role of Non-Drug Factors," in *The Dynamics of Psychiatric Drug Therapy*, ed. Sarwer-Fober GJ. Springfield, IL, Thomas, 1960:56–97.

42. Bolwig TG. Commentary: Recent developments and controversies in depression. *The Lancet*. 2006; 367:1235–1237.

43. Summerfield D. Commentary: Recent developments and controversies in depression. *The Lancet*. 2006; 367:1235–1237.

44. Greenberg RP, Bornstein RF, Greenberg MD, Fisher S. A meta-analysis of antidepressant outcome under "blinder" conditions. *J. Consult. Clin. Psychol.* 1992; 60:664–669.

45. Moncrieff J, Wessely S, Hardy R. Meta-analysis of trials comparing antidepressants with active placebos. *Brit. J. Psychiat.* 1998; 172:227–231.

46. Moncrief J. The anit-depressant debate. *Brit. Psychiat.* 2002; 180:193–194.

47. Ayd FJ. Chemical remedies for depression. *Med. Sci.* 1964; 15:37–44.

48. Hu XH, Bull SA, Hunkeler EM, Ming E, Lee JY, Fireman B, Markson LE. Incidence and duration of side effects and those rated as bothersome with selective serotonin reuptake inhibitor treatment for depression: patient report versus physician estimate. *J. Clin. Psychiat.* 2004; 65:959–965.

49. Culpepper L., Davidson JRT, Dietrich AJ, Goodman WK, Kroenke K, Schwenk TL. Suicidiality as a possible side effect of antidepressant treatment. *J. Clin. Psychiat* .2004; 65:742–749.

50. Holmberg G. Biological aspects of electro-convulsive therapy." *Internat. Rev. Neurobiol.* (ed. Preiffer C, Smythies J.). 1963; 5:389–406.

51. Cronholm B, Molander L. Memory disturbances after electroconvulsive therapy: 5. Conditions one month after a series of treatments. *Acta Psychiat. Scand.* 1964; 40:212.

52. Kalinowsky LB, Hoch PH. *Somatic Treatments in Psychiatry*. New York: Grune & Stratton; 1961.

53. Holden C. Future brightening for depression treatments. *Science* 2003; 302:810–813.

54. Sterling P. ECT damage is easy to find if you look for it. *Nature* 2000; 403:242.

55. Fink M. ECT has proved effective in treating depression. *Nature* 2000; 403:826.

56. Carney S, Cowen P, Geddes J, Goodwin G, et al. Efficacy and safety of electroconvulsive therapy in depressive disorders: A systematic review and meta-analysis. *The Lancet*. 2003; 361:799–808.

57. Kho KH, van Vreeswijk F, Simpson S, Zwinderman AH. A meta-analysis of electroconvulsive therapy efficacy in depression. *J. ECT.* 2005; 19:139–147.

58. Pridmore S. Substitution of rapid transcranial magnetic stimulation treatments for electroconvulsive therapy treatments in a course of electroconvulsive therapy. *Depress. Anx.* 2000; 12:118–123

59. Pridmore S, Bruno R, Turnier-Shea Y, Reid P, Rybak M. Comparison of unlim-

ited numbers of rapid transcranial magnetic stimulation (rTMS) and ECT treatment sessions in major depressive episode.*Internat. J. Neuropsychopharm.* 2000; 3:129–134.

60. Grunhaus L, Dannon PN, Schreiber S, Dolberg OH, Amiaz R, Ziv R, Lefkifker E. Repetitive transcranial magnetic stimulation is as effective as electroconvulsive therapy in the treatment of nondelusional major depressive disorder: an open study. *Biol. Psychiat.* 2000; 47:314–324.

61. Grunhaus L, Schreiber S, Dolberg OT, Polak D, Dannon PN. A randomized controlled comparison of electroconvulsive therapy and repetitive transcranial magnetic stimulation in severe and resistant nonpsychotic major depression. *Biol. Psychiat.* 2003; 53:324–331.

62. Smeraldi E, Zanardi R, Benedetti F, Di Bella D, Perez J, Catalano M. Polymorphism within the promoter of the serotonin transporter gene and antidepressant efficacy of fluvoxamine. *Mol. Psychiatry* 1998; 3:508–11.

63. Pollock BG, Ferrell RE, Mulsant BH, Mazumdar S, Miller M, Sweet RA, et al. Allelic variation in the serotonin transporter promoter affects onset of paroxetine treatment response in late-life depression. *Neuropsychopharmacol.* 2000; 23:587–590.

64. Rausch JL, Johnson ME, Fei YJ, Li JQ, Shendarkar N, Hobby HM, et al. Initial conditions of serotonin transporter kinetics and genotype: influence on SSRI treatment trial outcome. *Biol. Psychiat.* 2002; 51:723–32.

第 15 章

1. Butler AC, Chapman JE, Forman EM, Beck AT. The empirical status of cognitive-behavioral therapy: a review of meta-analyses. *Clin. Psych. Rev.* 2006; 26,17–31.

2. Chambless DL, Ollendick TH. Empirically supported psychological interventions: controversies and evidence. *Ann. Rev. Psych.* 2001; 52:685–716.

3. Beck AT, Rush AJ, Shaw BF, Emery G. *Cognitive Therapy of Depression.* New York, Guilford; 1979.

4. Campbell JD. *Manic-Depressive Disease.* Philadelphia, Lippincott; 1953.

5. Wilson DC. Dynamics and psychotherapy of depression. *J. Amer. Med. Ass.* 1955; 158:151–153.

6. Kraines SH. *Mental Depressions and Their Treatment.* New York, Macmillan; 1957.

7. Ayd FJ Jr. *Recognizing the Depressed Patient.* New York, Grune & Stratton; 1961.

8. Arieti S. The psychotherapeutic approach to depression. *Amer. J. Psychother.* 1962; 16:397–406.

9. Gibson RW. Psychotherapy of manic-depressive states. *Psychiat. Res. Rep. Amer. Psychiat. Ass.* 1963; 17:91–102.

10. Regan PF. Brief psychotherapy of depression. *Amer. J. Psychiat.* 1965; 122:28–32.

11. Bonime W. A psychotherapeutic approach to depression. *Contemporary Psychoanalysis* 1965; 2:48–53.

12. Loeb A, Beck AT, Diggory JC, Tuthill R. The effects of success and failure on mood, motivation, and performance as a function of predetermined level of depression. Unpublished study. 1966.

13. Ursano RJ, Silberman EK. "Psychoanalysis, Psychoanalytic Psychotherapy, and Supportive Psychotherapy." In *Textbook of Psychiatry,* ed. Hales RE, Yudofsky SC, Talbott JA. Washington, DC, American Psychiatric Press; 1999. 479–565.

14. American Psychiatric Association. D *Diagnostic and Statistical Manual of Mental Disorders* (*DSM-IV*) (4th ed., textual revisions). Washington, DC, APA; 2000.

15. Dewald PA. The process of change in psychoanalytic psychotherapy. *Arch. Gen. Psychiat.* 1978; 35:535–542.

16. Freud S. *Analysis Terminable and Interminable* (Standard Edition, Vol. 23.); 1937.

17. Corsini RJ, Wedding D. (Eds.). *Current Psychotherapies*. Itasca, IL, Peacock; 2000.

18. Arlow JA. "Psychoanalysis," in *Current Psychotherapies*, ed. Corsini RJ, Wedding D. Itasca,IL, Peacock Publishers; 2000. 16–53.

19. Thase ME, Friedman ES, Howland RH. Management of treatment-resistant depression: psychotherapeutic perspectives. *J. Clin. Psychiat.* 2001; 62(suppl 18):18–24.

20. Lam DH, Watkins ER, Hayward P, Bright J, Wright K, Kerr N, et al. A randomized controlled study of cognitive therapy for relapse prevention for bipolar affective disorder. *Arch. Gen. Psychiat.* 2003; 60:145–152.

21. Beck AT. *Depression: Causes and Treatment*. Philadelphia: Univ. Pennsylvania Press; 1967.

22. Markowitz JC. Learning the new psychotherapies. In *Treatment of Depression: Bridging the 21st Century*, ed. Weissman MM. Washington, DC, American Psychiatric Press; 2001. 135–149.

23. Markowitz JC. Interpersonal psychotherapy for chronic depression. *J. Clin. Psych.* 2003; 59(8):847–858.

24. Weissman MM, Markowitz JC, Klerman GL. *Comprehensive Guide to Interpersonal Psychotherapy*. New York, Basic; 2000.

25. Paykel ES. Treatment of depression in the United Kingdom. In *Treatment of Depression: Bridging the 21st Century*, ed. Weissman MM. Washington, DC: American Psychiatric Press; 2001. 135–149.

26. Frank E, Kupfer DJ, Perel JM, Cornes C, Jarrett DB, Mallinger AG, et al. Three-year outcomes for maintenance therapies in recurrent depression. *Arch. Gen. Psychiat.* 1990; 47:1093–1099.

27. Hinrichsen GA. Interpersonal psychotherapy for depressed older adults. *J. Geriat. Psychiat.* 1997; 30:239–257.

28. Freud S. "Mourning and Melancholia" (1917), in *Collected Papers*, vol. 4. London, Hogarth Press and Institute of Psychoanalysis; 1950:152–172.

29. Beck AT. How an anomalous finding led to a new system of psychotherapy. *Nature Med.* 2006; 12(10):xiii–xv.

30. Beck AT. Cognitive therapy: nature and relation to behavior therapy. *Behav. Ther.* 1970; 1:184–200.

31. Alford BA, Beck AT. Therapeutic interpersonal support in cognitive therapy. *J. Psychother. Integ.* 1997; 7:275–289.

32. Safran JD, Segal ZV. *Interpersonal Process in Cognitive Therapy*. New York, Basic Books; 1990.

33. Alford BA, Beck AT. "Psychotherapeutic Treatment of Depression and Bipolar Disorder," in *Physician's Guide to Depression and Bipolar Disorder*, ed. Evans DL, Charney DS. New York, McGraw-Hill; 2006. 63–93

34. Beck AT. "Cognitive Therapy of Depression: New Perspectives," in *Treatment of Depression: Old Controversies and New Approaches*, ed. Clayton PJ, Barrett JE. New York, Raven Press; 1982:265–290.

35. Jacobson, Dobson, Truax, Addis, Koerner, Gollan, Gortner, Prince. A component analysis of cognitive-behavioral treatment for depression. *J. Consult. Clin. Psych.* 1996; 64(2):295–304.

36. Dimidjian S, Hollon SD, Dobson KS, Schmaling KB, Kohlenberg RJ, Addis ME, et al. Randomized trial of behavioral activation, cognitive therapy, and antidepressant medication in the acute treatment of adults with major depression. *J. Consult. Clin. Psych.* 2006; 74:658–670.

37. Ellis A. *Reason and Emotion in Psychotherapy.* New York, Lyle Stuart; 1962.

38. Newman CF, Leahy RL, Beck AT, Reilly-Harrington NA, Gyulai L. *Bipolar Disorder: A Cognitive Approach.* Washington, DC, APA; 2001.

39. Baldessarini RJ, Tonodo L, Hennen J, Viguera AC. Is lithium still worth using? an update of selected recent research. *Harv. Rev. Psychiat.* 2002; 10:59–75.

40. Colom F, Vieta E, Martinez-Aran A, Reinares M, Goikolea JM, Benabarre A, et al. A randomized trial on the efficacy of group psychoeducation in the prophylaxis of recurrences in bipolar patients whose disease is in remission. *Arch. Gen. Psychiat.* 2003; 60:402–407.

41. Brown GK, Have TT, Henriques GR, Xie SX, Hollander JE, Beck AT. Cognitive therapy for the prevention of suicide attempts: a randomized controlled trial. *J. Amer. Med. Assoc.* 2005; 294:563–570.

42. Klein DN, Santiago NJ, Vivian D, Arnow BA, Blalock JA, Dunner DL, et al. Cognitive-behavioral analysis system of psychotherapy as a maintenance treatment for chronic depression. *J. Consult. Clin. Psych.* 2004; 72(4):681–688.

43. Bockting CLH, Schene AH, Spinhoven P, Koeter MWJ, Wouters LF, Huyser J, Kamphuis JH, DELTA Study Group. Preventing relapse/recurrence in recurrent depression with cognitive therapy: a randomized controlled trial. *J. Consult. Clin. Psych.* 2005; 73:647–657.

44. Beck AT. *Cognitive Therapy and the Emotional Disorders.* New York: International Univ. Press; 1976.

45. Moore RG. It's the thought that counts: the role of intentions and meta-awareness in cognitive therapy. *J. Cog. Psychother.* 1996; 10:255–269.

46. Reisberg D. *Cognition: Exploring the Science of Mind.* New York, Norton; 1997.

47. Simons AD, Murphy GE, Levine JL, Wetzel RD. Cognitive therapy and pharmacotherapy for depression: sustained improvement over one year. *Arch. Gen. Psych.* 1986; 43:43–48.

48. Robins CJ, Hayes AM. An appraisal of cognitive therapy. *J. Consult. Clin. Psych.* 1993; 61:205–214.

49. Rush AJ, Kovacs M, Beck AT, Weissenburger J, Hollon SD. Differential effects of cognitive therapy and pharmacotherapy on depressive symptoms. *J. Affect. Disord.* 1981; 3:221–229.

50. Rush AJ, Beck AT, Kovacs M, Hollon SD. Comparative efficacy of cognitive therapy and pharmacotherapy in the treatment of depressed outpatients. *Cog. Ther. Res.* 1994; 1:17–37.

51. Segal ZV, Ingram RE. Mood priming and construct activation in tests of cognitive vulnerability to unipolar depression. *Clin. Psych. Rev.* 1994; 14(7):663–695.

52. Alloy LB, Abramson LY, Neeren AM, Walshaw PD, Urosevic S, Nusslock R. "Psychosocial Risk factors for Bipolar disorder: current and early environment and cognitive styles," in *The Psychology of Bipolar Disorder: New Developments and Research Strategies,* ed. Jones S, Bentall R. Oxford, Oxford. Univ. Press; 2006.

53. Alloy LB, Abramson LY, Walshaw PD, Neeren AM. Cognitive vulnerability to unipolar and bipolar mood disorders. *J. Soc. Clin. Psych.* 2006; 25(7):726–754.

54. Oei TPS, Free ML. Do cognitive behaviour therapies validate cognitive models of mood disorders? a review of the empirical evidence. *Int. J. Psych.* 1995; 30:145–179.

第 16 章

1. Klein DF. *Understanding Depression: A Complete Guide to Its Diagnosis and Treatment.* New York, Oxford Univ. Press; 1993.

2. Butler AC, Chapman JE, Forman EM, Beck AT. The empirical status of cognitive-behavioral therapy: a review of meta-analyses. *Clin. Psych. Rev.* 2006; 26:17–31.

3. Dobson KS. A meta-analysis of the efficacy of cognitive therapy for depression. *J. Consult. Clin. Psych.* 1989; 57,3:414–419.

4. Hollon SD, DeRubeis RJ, Evans MD. "Cognitive Therapy in the Treatment and Prevention of Depression," in *Frontiers of Cognitive Therapy*, ed. Salkovskis PN. New York, Guilford; 1996, 293–317.

5. Robins CJ, Hayes AM. An appraisal of cognitive therapy. *J. Consult. Clin. Psych.* 1993; 61:205–214.

6. Bailar JC. The promise and problems of meta-analysis. *New England J. Med.* 1997; 337:559.

7. DeRubeis RJ, Hollon SD, Amsterdam JD, Shelton RC, Young PR, Salomon RM, et al. Cognitive therapy vs. medications in the treatment of moderate to severe depression. *Arch. Gen. Psychiat.* 2005; 62:409–436.

8. Hollon SD, DeRubeis RJ, Evans MD, Weimer MJ, Garvey MJ, Grove WM, Tuason VB. Cognitive therapy and pharmacotherapy for depression: singly and in combination. *Arch. Gen. Psychiat.* 1992; 49:774–781.

9. Elkin I, Shea MT, Watkins JT, Imber SD, Sotsky SM, Collins JF, et al. National Institute of Mental Health Treatment of Depression Collaborative Research Program: general effectiveness of treatments. *Arch. Gen. Psychiat.* 1989; 46:971–982.

10. Bowers WA. Treatment of depressed in-patients: cognitive therapy plus medication, relaxation plus medication, and medication alone. *Brit. J. Psychiat.* 1990; 156:73–78.

11. Jacobson N.S, Hollon SD. Prospects for future comparisons between drugs and psychotherapy: lessons from the CBT-versus-pharmacotherapy exchange. *J. Consult. Clin. Psych.* 1996; 64:104–108.

12. Miller IW, Norman WH, Keitner GI, Bishop SB, Dow MG. Cognitive-behavioral treatment of depressed inpatients. *Behav. Ther.* 1989; 20:25–47.

13. Covi L, Lipman RS. Cognitive behavioral group psychotherapy combined with imipramine in major depression. *Psychopharm. Bull.* 1987; 23:173–176.

14. Beck AT, Hollon SD, Young JE, Bedrosian RC, Budenz D. Treatment of depression with cognitive therapy and amitriptyline. *Arch. Gen. Psychiat.* 1985; 42:142–148.

15. Murphy GE, Simons AD, Wetzel RD, Lustman PJ. Cognitive therapy and pharmacotherapy: singly and together in the treatment of depression. *Arch. Gen. Psychiat.* 1984; 41:33–41.

16. Blackburn IM, Bishop S, Glen AIM, Whalley LJ, Christie JE. The efficacy of cognitive therapy in depression: A treatment trial using cognitive therapy and pharmacotherapy, each alone and in combination. *Brit. J. Psychiat.* 1981; 139:181–189.

17. Rush AJ, Beck AT, Kovacs M, Hollon SD. Comparative efficacy of cognitive therapy and pharmacotherapy in the treatment of depressed outpatients. *Cog. Ther. Res.* 1977; 1:17–37.

18. Kendall PC. Empirically supported psychological therapies. *J. Consult. Clin. Psych.* 1998; 26:27–38.

19. Chambless DL, Hollon SD. Defining empirically supported therapies. *J. Consult. Clin. Psych.* 1998; 66:7–18.

20. Goldfried MR, Wolfe BE. Psychotherapy practice and research: repairing a strained alliance. *Amer. Psych.* 1996; 51:1007–1016.

21. Jonas WB. Clinical trials for chronic disease: Randomized, controlled clinical trials are essential. *J. NIH Res.* 1997; 9:33–39.

22. Persons JB, Bostrom A, Bertagnolli A. Results of randomized controlled trials of cognitive therapy for depression generalize to private practice. Paper presented at 30th Annual Convention of the Association for the Advancement of Behavior Therapy, New York; 1996.

23. Task Force on Promotion and Dissemination of Psychological Procedures, Division of Clinical Psychology. Training in and dissemination of empirically validated psychological treatments: report and recommendations, *Clin. Psych.* 1995; 48:3–23.

24. Thase ME, Greenhouse JB, Frank E, Reynolds CF, Pilkonis PA, Hurley K, et al. Treatment of major depression with psychotherapy or psychotherapy-pharmacotherapy combinations. *Arch. Gen. Psychiat.*1997; 54:1009–1015.

25. Hollon SD, Shelton RC, Davis DD. Cognitive therapy for depression: Conceptual issues and clinical efficacy. *J. Consult. Clin. Psych.* 1993; 61:2,270–275.

26. Dobson KS, Pusch D, Jackman-Cram S. Further evidence for the efficacy of cognitive therapy for depression: multiple outcome measures and long-term effects. Paper presented at the 25th Annual Convention of the Association for the Advancement of Behavior Therapy, New York, New York; 1991.

27. Williams JMG. "Depression," in *Science and Practice of Cognitive Behaviour Therapy*, ed. Clark DM, Fairburn CA. Oxford: Oxford Univ. Press; 1997, 259–283.

28. McLean P, Taylor S. Severity of unipolar depression and choice of treatment. *Behav. Res. Ther.* 1992; 30:5, 443–451.C

29. Ahmed I, Soares KVS, Seifas R, Adams CE. Randomized controlled trials in Archives of General Psychiatry (1959–1995): a prevalence study. *Arch. Gen. Psychiat.* 1998; 55:754–755.

30. Jarrett RB, Schaffer M, McIntire D, Witt-Browder A, Kraft D, Risser RC. Treatment of atypical depression with cognitive therapy or phenelzine: a double-blind, placebo-controlled trial. *Arch. Gen. Psychiat.* 1999; 56:431–437.

31. Judd LL. The clinical course of unipolar major depressive disorders. *Arch. Gen. Psychiat.*1997; 54:989–991.

32. Hollon SD, DeRubeis RJ, Seligman MEP. Cognitive therapy and the prevention of depression. *Appl. Prev. Psych.y* 1992; 1:89–95.

33. Hollon SD, DeRubeis RJ, Shelton RC, Amsterdam JD, Salomon RM, O'Reardon JP, et al. Prevention of relapse following cognitive therapy vs medications in moderate to severe depression. *Arch. Gen. Psychiat.* 2005; 62:417–422.

34. Jarrett RB, Basco MR, Risser R, Ramanan J, Marwill M, Kraft D, Rush AJ. Is there a role for continuation phase cognitive therapy for depressed outpatients? *J. Consult. Clin. Psych.* 1998; 66:1036–1040.

35. Evans MD, Hollon SD, DeRubeis RJ, Grove WM, Garvey MJ, Tuason VB. Differential relapse following cognitive therapy and pharmacotherapy for depression. *Arch. Gen. Psychiat.* 1992; 49:802–808.

36. Shea MT, Elkin I, Imber SD, Sotsky SM, Watkins JT, Collins JF, et al. Course of depressive symptoms over follow-up: findings from the National Institute of Mental Health Treatment of Depression Collaborative Research Program. *Arch. Gen. Psychiat.* 1992; 49:782–787.

37. Blackburn IM, Eunson KM, Bishop S. A two-year naturalistic follow-up of depressed patients treated with cognitive therapy, pharmacotherapy and a combination of both. *J. Affect. Disord.* 1986; 10:67–75.

38. Simons AD, Murphy GE, Levine JL, Wetzel RD. Cognitive therapy and pharmacotherapy for depression: sustained improvement over one year. *Arch. Gen. Psychiat.* 1986; 43:43–48.

39. Kovacs M, Rush AJ, Beck AT, Hollon SD. Depressed outpatients treated with cognitive therapy or pharmacotherapy: A one-year follow-up. *Arch. Gen. Psychiat.* 1981; 38:33–39.

40. Rush A., Kovacs M, Beck AT, Weissenburger J, Hollon S. D. Differential effects of cognitive therapy and pharmacotherapy on depressive symptoms. *J. Affect. Disord.* 1981; 3:221–229.

41. Vos T, Haby MM, Barendregt JJ, Kruijshaar M, Corry J, Andrews G. The burden of major depression avoidable by longer-term treatment strategies. *Arch. Gen. Psychiat.* 2004; 61:1097–1103.

42. Segal ZV, Gemar MC, Williams S. (1999). Differential cognitive response to a mood challenge following successful cognitive therapy or pharmacotherapy for unipolar depression. *J. Abnorm. Psych.* 1999; 108:3–10.

43. Hollon SD, Jarrett RB, Nierenberg AA, Thase ME, Trivedi MD, Rush AJ. Psychotherapy and medication in the treatment of adult and geriatric depression: which monotherapy or combined treatment? *J. Clin. Psychiat.* 2005; 66:455–468.

44. DeRubeis RJ, Gelfand LA, Tang TZ, Simons AD. Medications versus cognitive behavior therapy for severely depressed outpatients: mega-analysis of four randomized comparisons. *Amer. J. Psychiat.* 1999; 156:1007–1013.

45. Rush, AJ. STAR*D: What have we learned? *Amer. J. Psychiat.* 2007; 164:201–204.

附录

1. Siegle GJ, Carter CS, Thase ME. Use of fMRI to predict recovery from unipolar depression with Cognitive Behavior Therapy. *Amer. J. Psychiat.* 2006; 163:735–738.

2. Mayberg HS. Defining neurocircuits in depression: insights from functional neuroimaging studies of diverse treatments. *Psych. Ann.* 2006; 36:258–267.

3. Ressler KJ, Mayberg HS. Targeting abnormal neural circuits in mood and anxiety disorders: from the laboratory to the clinic. *Nat. Neurosci.* 2007; 10(9):1116–1124.

4. Clark DA, Beck AT, Alford BA. *Scientific Foundations of Cognitive Theory and Therapy of Depression.* New York, Wiley; 1999.

5. Scher C, Ingram R, Segal Z. Cognitive reactivity and vulnerability: empirical evaluation of construct activation and cognitive diatheses in unipolar depression. *Clin. Psych. Rev.* 2005; 25:487–510.

6. Dozois DJA, Beck AT. Cognitive schemas, beliefs and assumptions, in *Risk Factors for Depression*, ed. Dobson KS, Dozois DJA. Oxford, Elsevier in press.

7. Garratt G, Ingram RE, Rand KL, Sawalani G. Cognitive processes in cognitive therapy: evaluation of the mechanisms of change in the treatment of depression. *Clin. Psych. Rev*, in press.

8. Caspi A, Sugden K, Moffitt TE, Taylor A, Craig IW, Harrington HL, et al. Influence of life stress on depression: moderation by a polymorphism in the 5-HTT gene. *Science* 2003; 301:386–389.

9. Canli T, Lesch K. Long story short: the serotonin transporter in emotion regulation and social cognition. *Nature Neurosci.* 2007; 10:1103–1109.

10. Beevers CG, Gibb BE, McGeary JE, Miller IW. Serotonin transporter genetic variation and biased attention for emotional word stimuli among psychiatric inpatients. *J Abnorm. Psych.* 2007; 116:208–212.

11. Gibb BE, Uhrlass DJ, Grassia M. Hopelessness theory of depression in children: concurrent and predictive validity of the causes, consequences, and self-characteristics dimensions. Paper presented at the annual meeting of the Association for Behavioral and Cognitive Therapies, Philadelphia, 2007.

12. Munafò MR, Brown SM, Hariri AR. Serotonin transporter (5-HTTLPR) geno-type and amygdala activation: a meta-analysis. *Biol Psychiat.* 2008; 63:852–857.

13. Hariri AR, Mattay VS, Tessitore A, Kolachana B, Fera F, Goldman D, et al. Serotonin transporter genetic variation and the response of the human amygdala. *Science* 2002; 297:400–403.

14. Hariri AR, Drabant EM, Munoz KE, Kolachana BS, Mattay VS, Egan MF, Weinberger DR. A susceptibility gene for affective disorders and the response of the human amygdala. *Arch. Gen. Psychiat.* 2005; 62:146–152.

15. Heinz A, Braus DF, Smolka MN, Wrase J, Puls I, Hermann D, et al. Amygdala-prefrontal coupling depends on a genetic variation of the serotonin transporter. *Nat. Neurosci.* 2005; 8:20–21.

16. Canli T, Omura K, Haas BW, Fallgatter A, Constable RT, Lesch KP. Beyond affect: A role for genetic variation of the serotonin transporter in neural activation during a cognitive attention task. *Proc. Natl. Acad. Sci. USA.* 2005; 102:12224–12229.

17. Pezawas L, Meyer-Lindenberg A, Drabant EM, Verchinski BA, Munozm KE Kolachana BS, Egan MF, Mattay VS, Hariri AR, Weinberger DR. 5-HTTLPR polymor-phism impacts human cingulate-amygdala interactions: A genetic susceptibility mech-anism for depression. *Nat. Neurosci.* 2005; 8:828–834.

18. Bertolino A, Arciero G, Rubino V, Latorre V, De Candia M, Mazzola V, et al. Variation of human amygdala response during threatening stimuli as a function of 5-HTTLPR genotype and personality style. *Biol. Psychia.* 2005; 57:1517–1525.

19. Furmark T, Tillfors M, Garpenstrand H, Marteinsdottir I, Langstrom B, Oreland L, Fredrikson M. Serotonin transporter polymorphism related to amygdala excitability and symptom severity in patients with social phobia. *Neurosci. Lett.* 2004; 362:189–192.

20. Dannlowski U, Ohrmann P, Bauer J, Kugel H, Arolt V, Heindel W, Kersting A, Baune BT. Suslow T. Amygdala reactivity to masked negative faces is associated with automatic judgmental bias in major depression: a 3 T fMRI study. *J. Psychiat. Neurosci.* 2007; 32:423–429.

21. Gotlib IH, Joormann J, Minor KL, Hallmayer J. HPA axis reactivity: a mecha-nism underlying the associations among 5-HTTLPR, stress, and depression. *Biol. Psychiat.* in press.

22. Manji HK, Drevets WC, Charney DS. The cellular neurobiology of depression. *Nat. Med.* 2001; 7:541–547.

23. Akil H. Stressed and depressed. *Na. Med.* 2005; 11:116–118.

24. Heim C, Meinlschmidt G, Nemeroff CB. Neurobiology of early-life stress. *Psychiat. Ann.* 2003; 33:18–26.

25. Beck AT, Rush AJ, Shaw BF, Emery G. *Cognitive Therapy of Depression.* New York, Guilford Press; 1979.

26. Beck AT. How an anomalous finding led to a new system of psychotherapy. *Nat. Med.* 2006; 12(10):xiii–xv.

27. Goel V, Dolan RJ. Explaining modulation of reasoning by belief. *Cognition* 2003; 87:B11–22.

28. Beck AT. The evolution of the cognitive model of depression and its neurobio-logical correlates. *Am. J. Psychiat.* 2008; 165(8):969–77.

创伤治疗

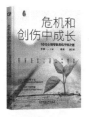

《危机和创伤中成长：10位心理专家危机干预之道》

作者：方新 主编 高隽 副主编

曾奇峰、徐凯文、童俊、方新、樊富珉、杨凤池、张海音、赵旭东等10位心理专家亲述危机干预和创伤疗愈的故事。10份危机和创伤中成长的智慧

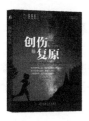

《创伤与复原》

作者：[美] 朱迪思·赫尔曼 译者：施宏达 陈文琪

自弗洛伊德以来，重要的精神医学著作之一。自1992年出版后，畅销30余年。美国创伤治疗师人手一册。著名心理创伤专家童慧琦、施琪嘉、徐凯文撰文推荐

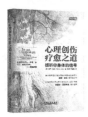

《心理创伤疗愈之道：倾听你身体的信号》

作者：[美] 彼得·莱文 译者：庄晓丹 常邵辰

美国躯体性心理治疗协会终身成就奖得主、身体体验疗法创始人莱文集大成之作。他在本书中整合了看似迥异的进化、动物本能、哺乳动物生理学和脑科学以及自己多年积累的治疗经验，全面介绍了身体体验疗法理论和实践，为心理咨询师、社会工作者、精神科医生等提供了新的治疗工具，也适用于受伤的人自我探索和疗愈

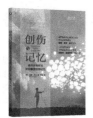

《创伤与记忆：身体体验疗法如何重塑创伤记忆》

作者：[美] 彼得·莱文 译者：曾旻

美国躯体性心理治疗协会终身成就奖得主莱文博士最新力作。记忆是创伤疗愈的核心问题。作者莱文博士创立的身体体验疗法现已成为西方心理创伤治疗的主流疗法。本书详尽阐述了如何将身体体验疗法的原则付诸实践，不仅可以运用在创伤受害者身上，例如车祸幸存者，还可以运用在新生儿、幼儿、学龄儿童和战争军人身上

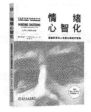

《情绪心智化：连通科学与人文的心理治疗视角》

作者：[美] 埃利奥特·尤里斯特 译者：张红燕

荣获美国精神分析理事会和学会图书奖；重点探讨如何帮助来访者理解和反思自己的情绪体验；呼吁心理治疗领域中科学与文学的跨学科对话

更多>>>

《创伤与依恋：在依恋创伤治疗中发展心智化》作者：[美] 乔恩·G.艾伦 译者：欧阳艾莅 何满西 陈勇 等
《让时间治愈一切：津巴多时间观疗法》作者：[美] 菲利普·津巴多 等 译者：赵宗金

抑郁&焦虑

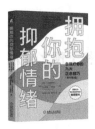

《拥抱你的抑郁情绪：自我疗愈的九大正念技巧（原书第2版）》

作者：[美] 柯克·D.斯特罗萨尔 帕特里夏·J.罗宾逊 译者：徐守森 宗焱 祝卓宏 等

美国行为和认知疗法协会推荐图书
两位作者均为拥有近30年抑郁康复工作经验的国际知名专家

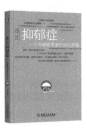

《走出抑郁症：一个抑郁症患者的成功自救》

作者：王宇

本书从曾经的患者及现在的心理咨询师两个身份与角度撰写，希望能够给绝望中的你一点希望，给无助的你一点力量，能做到这一点是我最大的欣慰。

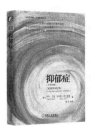

《抑郁症（原书第2版）》

作者：[美] 阿伦·贝克 布拉德A.奥尔福德 译者：杨芳 等

40多年前，阿伦·贝克这本开创性的《抑郁症》第一版问世，首次从临床、心理学、理论和实证研究、治疗等各个角度，全面而深刻地总结了抑郁症。时隔40多年后本书首度更新再版，除了保留第一版中仍然适用的各种理论，更增强了关于认知障碍和认知治疗的内容。

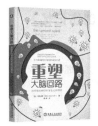

《重塑大脑回路：如何借助神经科学走出抑郁症》

作者：[美] 亚历克斯·科布 译者：周涛

神经科学家亚历克斯·科布在本书中通俗易懂地讲解了大脑如何导致抑郁症，并提供了大量简单有效的生活实用方法，帮助受到抑郁困扰的读者改善情绪，重新找回生活的美好和活力。本书基于新近的神经科学研究，提供了许多简单的技巧，你可以每天"重新连接"自己的大脑，创建一种更快乐、更健康的良性循环。

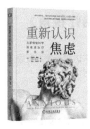

《重新认识焦虑：从新情绪科学到焦虑治疗新方法》

作者：[美] 约瑟夫·勒杜 译者：张晶 刘睿哲

焦虑到底从何而来？是否有更好的心理疗法来缓解焦虑？世界知名脑科学家约瑟夫·勒杜带我们重新认识焦虑情绪。诺贝尔奖得主坎德尔推荐，荣获美国心理学会威廉·詹姆斯图书奖。

更多>>>　《焦虑的智慧：担忧和侵入式思维如何帮助我们疗愈》 作者：[美] 谢丽尔·保罗
《丘吉尔的黑狗：抑郁症以及人类深层心理现象的分析》 作者：[英] 安东尼·斯托尔
《抑郁是因为我想太多吗：元认知疗法自助手册》 作者：[丹] 皮亚·卡列森